高等职业教育“十三五”规划教材

中药炮制

（高职高专中药相关专业用）

戴传勇　曾洁琼　主编

中国农业大学出版社
·北京·

内 容 简 介

本教材是全国医药高等职业技术学校教材之一。全书分三大模块:模块一为中药炮制的基础知识,包含4个项目12个任务,分别讲述了中药炮制的认知、中药炮制的目的及对药物的影响、中药炮制的分类及辅料与炮制品质量要求及贮藏保管;模块二为中药炮制的应用技术,包含4个项目40个任务,理实一体化地讲述了基本的炮制技术;模块三为中药饮片厂见习,从软硬件两方面熟悉饮片厂及工厂化操作。附录为国家职业技能标准、2015版药典炮制通则,文后配有炮制实例图。本教材按照模块教学的要求组织材料,任务实施增加了操作要点和评价标准,将理论与实践很好地结合起来。可供高职高专类院校中药学、中药制药技术及相关专业师生作为教材使用,也可作为行业从业人员及自学者们的参考用书。

图书在版编目(CIP)数据

中药炮制/戴传勇,曾洁琼主编. —北京:中国农业大学出版社,2019.9
ISBN 978-7-5655-1963-5

Ⅰ.①中… Ⅱ.①戴…②曾… Ⅲ.①中药炮制学 Ⅳ.①R283

中国版本图书馆CIP数据核字(2017)第317665号

书　　名 中药炮制
作　　者 戴传勇　曾洁琼　主编

策划编辑 司建新　　**责任编辑** 韩元凤
封面设计 郑　川
出版发行 中国农业大学出版社
社　　址 北京市海淀区学清路甲38号　　**邮政编码** 100083
电　　话 发行部 010-62733489,1190　　读者服务部 010-62732336
编辑部 010-62732617,2618　　出　版　部 010-62733440
网　　址 http://www.caupress.cn　　**E-mail** cbsszs@cau.edu.cn
经　　销 新华书店
印　　刷 北京溢漾印刷有限公司
版　　次 2019年9月第1版　2019年9月第1次印刷
规　　格 787×1 092　16开本　14.5印张　360千字　彩插2
定　　价 48.00元

编审人员 CONTRIBUTORS

主　编　戴传勇　广西农业职业技术学院

曾洁琼　广西农业职业技术学院

副主编　韦慧鲜　广西农业职业技术学院

参　编　左振宇　陕西中医药大学

梁　智　广西农业职业技术学院

李泰球　广西农业职业技术学院

赵珍东　广东食品药品职业学院

杨　平　南宁市华泰中药饮片有限责任公司

主　审　周改莲　广西中医药大学

前言
PREFACE

为了更好地贯彻落实《医药卫生中长期人才发展规划（2011—2020年）》和《关于印发中药发展战略规划纲要（2016—2030年）的通知》（国发〔2016〕15号）及《国务院关于加快发展现代职业教育的决定》（国发〔2014〕19号），推动中医药高职高专教育的发展，培养中医药高级技能型人才，按照全国中医药高职高专院校各专业的培养目标，推进人才培养模式创新，强化教学、学习、实训相融合的教育教学活动，开展职业技能竞赛。本教材编写贯穿"宽基础、重实践"的原则。在体例上，突出了以能力为本位的课程特色，做到概念阐述科学规范，基本理论、基本知识力求简明扼要，操作方法力求详尽，重点突出。以《中华人民共和国药典》2015年版等现行国家药品标准为依据，结合新形势教育改革和发展的需要，以培养高素质技能型人才为核心，以就业为导向、能力为本位、学生为主体的指导思想和原则，联合校、政、企、行等各方力量，按照中药传统技能竞赛中药炮制模块的赛项细则，融合技能竞赛的培训、复习经验，根据实际需要，确定了编写内容，编撰了本教程。

全书分三大模块。模块一为中药炮制的基础知识，分4个项目讲述中药炮制的基本理论、基本知识；模块二为中药炮制的应用技术，分4个项目，理实一体化，系统讲述基本的炮制技术；模块三为中药饮片厂见习，从软硬件两方面熟悉饮片厂。

本教材在编写过程中，模块一中项目一、项目三及项目四主要由曾洁琼编写；模块一中项目二、模块二中项目一由左振宇编写；模块二中项目二由梁智编写；模块二中项目三、项目四，模块三中项目一、项目二由戴传勇编写；模块三中项目三由杨平编写；李泰球老师负责校对工作；广东食品药品职业学院赵珍东参与了本书的审核；广西中医药大学周改莲为本书主审。本教材可供全国中医药高职高专院校、高等职业技术学院中药等专业专科层次使用，也可作为饮片生产企业职工培训的参考用书。

本教材在编写过程中，得到了中国农业大学出版社以及有关专家的热情鼓励和指导，全国许多兄弟院校教师给予了大力支持，在此一并表示衷心的感谢。由于编者业务水平有限，书中可能存在不足之处，敬请各院校专家和读者批评指正，以便进一步修订和完善。

戴传勇

2019年5月

前言

目录 CONTENTS

模块一　中药炮制的基础知识

模块二　中药炮制的应用技术

模块三 中药饮片厂见习

模块一　中药炮制的基础知识

☞ 项目一　中药炮制技术

☞ 项目二　中药炮制的目的及对药物的影响

☞ 项目三　中药炮制的分类及辅料

☞ 项目四　炮制品质量要求及贮藏保管

项目一 中药炮制技术

目的要求

1. 认知中药炮制的基础知识和基本概念。
2. 理解中药炮制的有关法规。
3. 熟悉古代和现代中药炮制专著。

任务1 中药炮制概述

一、中药炮制相关的基本概念

炮制是中医药学用于制备中药饮片的一门传统技术。中药炮制是以中医药理论为指导,根据临床辨证施治用药的需要和药物自身性质,以及调剂、制剂的不同要求,所采取的一项独特的制药技术。

中药炮制学是专门研究中药炮制的理论、工艺、规格、质量标准、历史沿革及其发展方向的学科。具有实践性强,知识面广的特点,是一门既传统而又新兴的综合性应用学科。

我国古代曾有“炮炙”“修治”“修制”“修事”“修合”“合和”“治削”等称谓,现代多用“炮制”。“炮炙”古代是指用火加工处理药物。“炮者,以涂烧之为名也。”“炙,炙肉也,从肉在火上。”现代一般是指除净制、切制以外其他炮制方法的统称。其中“炮”代表各种与火有关的加工处理技术;“制”代表各种更广泛的加工处理方法。

中药炮制不仅实践内容丰富,而且有它的科学依据。药材的炮制方法是否合理,直接影响着药品的质量。

二、中药炮制的起源与发展

(一)中药炮制的起源

中药炮制是随着中药的发现和应用而产生的,其历史可追溯到原始社会。中药炮制是具备如下条件的前提下产生的:中药炮制起源于用药实践。火的出现和应用,炮生为熟,形成了中药炮制的雏形。中药炮制形成的关键是火的出现。酒的发明与应用，产生了辅料制法，充实了药物炮制的内容。陶器的发明与应用，创造了必要的工具条件。

(二)中药炮制的发展

中药炮制发展大约可以分为4个历史时期。各历史时期炮制发展特点和主要文献如下：

(1)春秋战国至宋代：公元前5世纪至公元12世纪，中药炮制技术起始与形成时期。

《五十二病方》是我国发现的最古老的医书，也是我国现存记载中药炮制最早的医药文献；《黄帝内经》中，秫米半夏汤记载了有毒药物的炮制；《神农本草经》是我国第一部药学专著；《金匮玉函经》(又名《伤寒杂病论》，东汉张仲景著)中"有须烧炼炮炙，生熟有定"，开创了药物生熟异用学说的先导；《本草经集注》(梁代陶弘景)首次对中药炮制方法进行总结；《雷公炮炙论》是我国第一部炮制专著；《备急千金要方》(唐代孙思邈)是中国最早的临床百科全书；《新修本草》(唐代苏敬等著)是由国家颁布的第一部药典；《太平惠民和剂局方》(陈师文等编撰)是第一部具有炮制规范性要求的书，是宋代颁布的第一部国家成药规范，强调"凡有修合，依法炮制……"

(2)金、元、明时期：公元13至16世纪，中药炮制理论的形成时期。

王好古《汤液本草》概括了酒制药物的理论。金、元时代葛可久《十药神书》首次提出炭药止血的理论。明代陈嘉谟《本草蒙筌》指出"凡药制造，贵在适中，不及则功效难求，太过则气味反失……""酒制升提"。明代李时珍《本草纲目》将药物的炮制方法专列为一项，称为"修治"，载药1 892种，330种列有修治的方法。明代缪希雍《炮炙大法》是我国第二部炮制专著，提出雷公炮炙十七法。

(3)清代：公元17至18世纪，中药炮制品质和技术进一步扩大应用期。

张仲岩《修事指南》是我国第三部炮制专著。赵学敏此时著有《本草纲目拾遗》。

(4)现代：公元19世纪以后，中药振兴、发展时期。

中国饮片质量的国家标准有《中华人民共和国药典》(1963年起正式把中药炮制作为法定内容予以收载)《全国中药炮制规范》《中药饮片质量通则》。除此之外，还有《中药炮制经验集成》《历代中药炮制法汇典》等作为参考。

任务2 中药炮制的研究

一、研究的内容

1.炮制文献的研究

主要研究炮制历史沿革，收集各地炮制经验总结，查阅现代文献。

2.炮制原理与炮制理论的研究

炮制原理是指药物炮制的科学依据和药物炮制的作用，即探讨在一定工艺条件下，中药在炮制过程中产生的物理变化和化学变化，以及因这些变化而产生的药理作用的改变和这些改变所产生的临床意义，从而对炮制方法做出一定的科学评价。可见，炮制原理的研究是炮制学研究的关键问题，弄清原理，其他问题就可迎刃而解。

“血见黑则止”的炭药理论：鞣质含量提高，蛋白质凝固，形成痂膜；使疮面微血管收缩，产生止血作用。杜仲炭，提高生物活性，降压；蔓荆子炭，质地疏松，便于粉碎和煎出成分，并缓和辛散之性。

酒制性寒转温：如酒熟地，主补阴血，借酒力行散，行药势，通血脉；酒当归增强当归活血通经之效。

3. 炮制工艺规范化研究

研究内容包括原料药材的来源及其规格、质量，药材的净制、软化、切制、粉碎、干燥和炮炙，设备选用和配套，各测试指标和方法选择。

4. 炮制辅料的研究

研究辅料的品种、规格、质量、用法、用量等，目的在于制定辅料质量标准、确保饮片质量。

5. 中药饮片质量的研究

中药饮片质量的研究以传统中药饮片的成品性状为主要的质量标准。判断指标包括形态、质地、色泽、气味。通过眼看、品尝、鼻闻、手试等检测手段。现代中药饮片的质量标准已经趋向于多指标、数据化、标准化发展。

6. 中药饮片生产设备的研究

主要研究内容包括了净制设备、浸润机械、干燥机、包装机等新型配套设备，以实现中药饮片生产机械化、自动化、微机程控化。

7. 中药饮片片型改革的研究

研制针对性强、方便服用、起效快、长效高效的新型中药饮片，如中药配方颗粒。

8. 中药饮片包装仓储的研究

包括包装材料、包装方法、包装规格、包装的稳定性以及包装仓储对中药饮片质量的影响。

9. 中药炮制临床应用的研究

中药炮制临床研究是指对不同规格的生、熟饮片进行临床疗效考察，研究其在复方应用中作用的异同和确切的疗效。主要是通过对比观察。

二、研究的方法

1. 运用文献学研究的方法

从古至今综合分析。

2. 运用现状调查研究的方法

通过信函、电信、网络、实地考察等方法。

3 应用实验药理学方法进行研究

如毒理学等药效学验证。

4. 运用化学方法进行研究

中药的疗效，是由于其所含的化学成分决定的。中药经过炮制后，所含的化学成分的性质和含量会产生不同程度的改变，因而药理作用、临床疗效发生相应的改变，可见，研究中药在炮制前后化学成分性质和含量的变化是中药炮制研究的核心，它的研究结果不但能阐明炮制原理，而且能指导炮制工艺的设计和改进，也是制定质量标准的依据。

5. 应用临床疗效观察的方法进行研究

中药炮制是为中医临床辨证治疗服务的，目的是保证临床用药安全有效。经化学、药理学等方法进行中药炮制研究的结果，最终必须接受临床疗效的检验和验证。因此，研究中药炮制绝不能离开临床疗效。由于临床研究影响因素复杂，不可能用临床疗效指标作为炮制方法优选的手段，而往往都在各项研究指标比较成熟的条件下以临床疗效观察作为最后验证的手段。

6. 应用多学科结合研究的方法

文献学、化学、药理学等多学科结合。如半夏、熟地黄的炮制研究即是由中国中医研究院中医研究所等科研、教学、生产及医疗单位共同协作，采用多学科研究所得的成果。黄芩的临床应用需经蒸或沸水煮后才能保证临床疗效。因为黄芩炮制过程中破坏黄芩酶保存黄芩苷有效成分，故而要应用中药化学和分析化学的知识和技能进行解释和测定。同时炮制后对黄芩的抗炎、抑菌及抗病毒等药理作用均产生不同程度的改变，故而也需要应用药理学的有关知识和技能。

任务3　有关中药炮制的法规

一、国家级标准

《中国药典》中的炮制通则收载了中药炮制内容。1953 年出版了第一版，1963、1977、1985、1990、1995、2000、2005、2010、2015 年各年推出新版本。

2010 年版《中国药典》分为三部出版，一部为中药，二部为化学药，三部为生物制品。各部内容主要包括凡例、标准正文和附录三部分，其中附录由制剂通则、通用检测方法、指导原则及索引等内容构成。药典一部收载药材和饮片、植物油脂和提取物、成方制剂和单味制剂等；药典二部收载化学药品、抗生素、生化药品、放射性药品以及药用辅料等；药典三部收载生物制品。此版本药典共收载品种 4 598 种，新增 1 462 种。其中：一部收载品种 2 136 种，其中新增 990 种、修订 612 种；二部收载品种 2 220 种，其中新增 341 种、修订 1 549 种；三部收载品种 131 种，其中新增 27 种、修订 104 种。药用辅料、标准新增 130 多种。附录，其中药典一部新增 14 个、修订 54 个；药典二部新增 15 个、修订 70 个；药典三部新增 18 个、修订 38 个。

2015 年版《中国药典》(第十版)一个最大的变化是，上一版中药、化学药、生物制品三部分别收载的附录(凡例、制剂通则、分析方法指导原则、药用辅料等)三合一，独立成卷作为第四部，制定了统一的技术要求。收藏品种增加到 5 608 个。药典一部中药收载品种总数 2 598 个，新增品种 440 个，修订品种 517 个，不收载品种 7 个。药典二部化学药收载品种总数2 603 个，新增品种 492 个，修订品种 415 个，不收载品种 28 个。药典三部生物制品收载品种总数 137 个，其中新增品种 13 个，修订品种 105 个，不收载品种 6 个。药典四部收载通则总数 317 个，其中制剂通则 38 个，检测方法 240 个，指导原则 30 个，药用辅料标准收载总数270 个。

《中华人民共和国药品管理法》是饮片生产、使用、检验的基本法规。2001 年 2 月 28 日修订，2001 年 12 月 1 日起施行。

二、省部级标准

《全国中药炮制规范 》：部级中药饮片质量标准，卫生部药政局组织编写，1988 年出版。

《中药饮片质量通则》：部级质量标准，1994 年由国家中医药管理局颁布。

各省市炮制规范：各省市药材地方标准要与《中国药典》《全国中药炮制规范》相一致。

项目二　中药炮制的目的及对药物的影响

目的要求

1. 认知中药炮制的目的。
2. 理解中药炮制对药物的影响。

任务4　中药炮制的目的

一、提高药物净度，确保用药质量

中药在采收、运输、保管等过程中，常混有泥沙、杂质、霉败品、非药用部位或疗效不同的药用部位；在切制、炒、炙后产生的碎屑或残存的辅料等都不利于保证临床用药剂量的准确。通过炮制可使其达到规定的净度标准。

种子类去沙土、杂质；根类去芦头；皮类去粗皮；动物类去头、足、翅；药用部位不同的需要区分入药如麻黄、莲子、马兜铃等。

二、降低或消除药物的毒性或副作用

有的药物虽有较好的疗效，但因毒性或副作用太大，临床应用不安全，炮制后可降低其毒性或副作用，以发挥其疗效并保证用药安全。

1. 炮制除去或降低药物毒性

生川乌、草乌：大毒，通过浸、漂、蒸、煮等步骤，毒性降低，可供内服。

马钱子：砂烫，降低毒性。

斑蝥：米炒，降低毒性。

苍耳子：清炒，降低毒性。

商陆：醋炙，降低毒性。

2. 炮制还可除去或降低副作用

厚朴：生品辛辣峻烈，有刺激咽喉的副作用，姜炙消除副作用。

马兜铃：味苦劣，有恶心呕吐的副作用，蜜炙降低致呕的副作用。

麻黄："生令人烦，汗出不可止"，麻黄生用有"烦"和"出汗多"的副作用，用时"皆先煮数沸"，则可降低其副作用。

柏子仁：具宁心安神、润肠通便等作用和滑肠致泻的副作用，通过去油制霜法炮制后即消除了滑肠致泻的副作用。

三、增强疗效

中药除了通过配伍来提高疗效外，炮制是达到这一目的的又一有效途径和手段。

(1)炮制成饮片提高药效成分溶出率。如龟甲砂烫醋淬后，蛋白质的煎出率是生品的14倍，热水浸出物含量为生品的6倍。

(2)炮制中的蒸、炒、煮、煅等热处理亦可增加某些药效成分的溶出率。如种子类药物炒黄后，种皮爆裂，有效成分易于煎出，使药效增强。故有"逢子必炒"之说。

(3)辅料与药物起协同作用，增强疗效。如款冬花蜜炙后增强其润肺止咳作用，黄芪蜜炙增强其补脾益气之效。

四、改变或缓和药物的性能

中医采用寒、热、温、凉及辛、甘、酸、苦、咸来表达中药的性能。性和味偏盛的药物，在临床应用时，会带来一定的副作用。如太寒伤阳，太热伤阴，过酸损齿伤筋，过苦伤胃耗液，过甘生湿助满，过辛损津耗气，过咸助痰湿等。

为了适应不同病情和患者体质的需要，一方面可通过配伍的方法，另一方面可用炮制的方法来转变或缓和药物偏盛的性和味。

中药常通过炒、麸炒、蜜炙等缓和药性。故有"甘能缓""炒以缓其性"之说。

麻黄：生品辛温发散，发汗力强；蜜炙后发汗力减弱，止咳平喘作用增强。

生地黄：甘、苦、寒，清热凉血；熟地黄：甘、微温，滋阴补血。

蒲黄：生用，性滑，活血行瘀止痛；蒲黄炭：蒲黄炒炭后，性涩，止血。

五、改变或增强药物的作用部位和趋向

中医对疾病的部位(病所)通常以经络、脏腑来归纳，对药物作用趋向以升降沉浮来表示。疾病在病机和证候趋势上常表现为向上：如咳嗽、气喘、吐血等；向下：如泻痢、崩漏、遗尿等，这些可以利用药物升降沉浮的作用趋向以纠正机体功能的失调。炮制可以引药入经及改变作用部位和趋向。

1.炮制引药入经

香附生品(肝、脾、三焦)：上行胸膈，外达肌表；醋炙香附：引药入肝，增强疏肝止痛作用。

生小茴香(肝、肾、脾、胃)：散寒止痛，理气和胃；盐炙小茴香：引药入肾，专行下焦，暖肾散寒，疗疝止痛。

2.炮制改变药物的作用部位和趋向

生黄连：苦寒，善清心火；酒炙黄连：引药上行，清上焦头目之火。

生黄柏：性寒沉降；酒炙黄柏：借酒升腾，引药上行，转降为升，清上焦湿热。

知母生品：偏升，长于泻肺胃之火；盐知母：偏降，专于入肾，增强滋阴降火的作用。

规律性的认识：大凡"生升熟降""酒制升提""盐制入肾""醋制入肝"。如柴胡醋制，能更有效地治疗肝经疾病。

六、便于调剂和制剂

植物药经切制成不同规格的饮片，便于调剂时分剂量配方，使剂量准确，易于煎出有效成分。如切成片、丝、段、块等。

矿物药、贝壳类、动物骨骼类经煅制后，质地由坚硬变得酥脆，易于粉碎，利于煎出有效成分。如自然铜、磁石、代赭石、牡蛎、石决明、穿山甲等。

七、矫臭矫味，利于服用

动物类或其他有特异不快臭味的药物，往往难以口服或口服出现恶心、呕吐、心烦等不良反应。为便于服用，常采用漂洗、酒制、醋制、蜜炙、麸炒等方法处理，起到矫臭矫味的效果。如酒制乌梢蛇、紫河车，麸炒僵蚕、椿根皮，醋制乳香、没药，常流水漂洗人中白等。

八、利于贮藏及保存药效

药物经过加热处理可以进一步干燥药材，减少含水量，利于贮藏。某些动物类药材经过加热处理，能杀死虫卵，便于储存。如桑螵蛸经蒸制处理，可杀死虫卵，防止孵化。植物种子类药物，经加热处理，能终止种子发芽，便于贮藏不变质，如苏子、莱菔子等。某些含苷类中药经加热处理，可杀酶保苷，避免有效成分被酶解损失，以利久储，如黄芩。

九、制造新药，扩大用药品种

炮制可将非药用者转变为药物。如人发经煅为血余炭后，能止血散瘀。通过炮制多个品种，使一药多用。如黑豆生用滋补肝肾，养血祛风，解毒；经干馏制成黑豆馏油，则主外用，以消炎、抗菌、收敛见长；经发酵制成淡豆豉，又可解表除烦；经发芽制成大豆黄卷，具清热利湿、发汗解表之效。

任务5　中药炮制对药性的影响

一、炮制对四气五味的影响

1. 什么是四气五味？

四气五味是中药的基本性能之一。四气包括寒、热、温、凉，五味有酸、苦、甘、辛、咸之不同。性味是每味药物所固有的，并且各有所偏，中医就是借助其偏性来治疗阴阳偏盛偏衰的病变。炮制通过对药物的影响，达到调整药物治疗作用的目的。

2. 炮制对药物性味影响的三种情况

(1)反制：通过炮制，纠正药物过偏之性。如黄连性味苦寒，姜汁(辛温)制苦寒之性缓和以免伤中，即所谓以热制寒。

(2)从制：通过炮制，使药物的性味增强。如黄连性味苦寒，胆汁(苦寒)制苦寒之性增强，即所谓寒者益寒；又如仙茅性味辛热，酒(辛热)制增强其温肾壮阳的作用，即所谓热者益热。

(3)通过炮制，改变药物性味，扩大药物用途。如天南星辛温，善于燥湿化痰，祛风止痉；加胆汁制成的胆南星，则性味转为苦凉，具有清热化痰，息风定惊的功能。

二、炮制对升降浮沉的影响

升降沉浮是指药物作用于机体的趋向，它是中医临床用药应当遵循的规律之一。升降沉浮于性味有密切的关系。一般而言，性温热、味辛甘的药，属阳，作用升浮；性寒凉、味酸苦咸的药，属阴，作用沉降。

药物经炮制后，由于性味的变化，可以改变其作用趋向，尤其对具有双向性能的药物更明显。

(1)炮制改变性味，可以改变其作用趋向。《本草纲目》云："升者引之以咸寒，则沉而直达下焦；沉者引之以酒，则浮而上至巅顶。"

(2)生升熟降。莱菔子能升能降，生品以升为主，用于涌吐风痰；炒后则以降为主，长于降气化痰，消食除胀。

(3)加入的辅料影响升降浮沉。通常酒炒性升，姜汁炒则散，醋炒能收敛，盐水炒则下行。如黄柏原系清下焦湿热之药，经酒制后作用向上，兼能清上焦之热。黄芩酒炒可增强上行清头目之热的作用。砂仁为行气开胃、化湿醒脾之品，作用于中焦，经盐炙后，可以下行温肾，治小便频数。

由此可见，药物升降浮沉的性能并非固定不变，可以通过炮制改变其作用趋向。

三、炮制对归经的影响

药物作用的部位常以归经来表示，它是以脏腑经络理论为基础的。所谓归经，就是指药物有选择性地对某些脏腑或经络表现出明显的作用，而对其他脏腑或经络的作用不明显或无作用。

(1)以辅料炮制药物，引药归经。中药炮制很多都是以归经理论做指导的，特别是用某些辅料炮制药物，如醋制入肝经，蜜制入脾经，盐制入肾经等。

(2)炮制增强对其中某一脏腑或经络的作用，而对其他脏腑或经络的作用相应地减弱，使其功效更加专一。如益智仁入脾、肾经，具有温脾止泻、摄涎唾、固精、缩尿的功效；盐制后则主入肾经，专用于涩精、缩尿。知母入肺、胃、肾经，具有清肺、凉胃、泻肾火的作用；盐制后主要作用于肾经，可增强滋阴降火的功效。青皮入肝、胆、胃经，用醋炒后，可增强对肝经的作用。

（3）炮制改变药物归经。生地可入心经，以清营凉血为长，制成熟地后则主入肾经，以养血滋阴、益经补血见长。

四、炮制对毒性的影响

在古代医药文献中，早期的"毒药"通常是药物的总称。所谓"毒"，主要是指药物的偏性。利用"毒"来纠正脏腑的偏胜偏衰。后世医药著作中所称的"毒"则是具有一定毒性和副作用的药物，用之不当，可导致中毒，与现代"毒"的概念是一致的。

药物通过炮制，可以达到去毒的目的。去毒常用的炮制方法有净制、水泡漂、水飞、加热、加辅料处理、去油制霜等。这些方法可以单独运用，也可几种方法联合运用。

（1）使毒性成分发生改变，如川乌、草乌等。

（2）毒性成分含量减少，如巴豆、马钱子等。

（3）利用辅料的解毒作用，如白矾制天南星、半夏等。

（4）增强机体对药物毒性成分的解毒能力，如甘草制法半夏。

炮制有毒药物时一定要注意去毒与存效并重，不可偏废，并且应根据药物的性质和毒性表现，选用恰当的炮制方法，才能收到良好的效果。否则，顾此失彼，可能造成毒去效失，甚至效失毒存的结果，达不到炮制目的。

任务6　中药炮制对药物临床疗效的影响

中药炮制是中医长期临床用药经验的总结。炮制工艺的确定应以临床需求为依据。炮制工艺是否合理，方法是否恰当，直接影响到临床疗效。因此，中药炮制与药物疗效的关系十分密切。

一、净制对药物疗效的影响

由于原药材常常混有一些杂质或非药用部分，或各个部位作用不同，若一并入药，则难于达到治疗目的，甚至造成医疗事故。从古至今，医药家对中药的净度都十分重视，

如麻黄茎发汗，根敛汗，如不分别入药，很难发挥其疗效；巴戟天木心为非药用部位，若不除去，剂量不准，降低疗效。有的原药材中还可能混有外形相似的其他有毒药物，如八角茴香中混入莽草，黄芪中混入狼毒，贝母中混入光姑子（丽江慈姑），天花粉中混入王瓜根等，这些异物若不拣出，轻则中毒，重则造成死亡。

麻黄茎与根所含生物碱的生理活性各异，茎有发汗和升压作用，根有止汗和降压作用，古人亦将二者分别归在发汗药和收敛药之列；巴戟天根皮与木心化学成分尤其微量元素方面存在很大差异，如不净选分开，将很难体现其临床效果。有的原药材中混有外形相似的其

他有毒药物，生产实际中经常发生，甚至有中毒事件的报道。

二、切制对药物疗效的影响

药材切制的目的是提高煎药的质量，或者利于进一步炮制和调配。

如调和营卫的桂枝汤，方中桂枝以气胜，白芍以味胜，若白芍切厚片，则煎煮时间不好控制。如煎煮时间短，虽能全桂枝之气，却失白芍之味；如煎煮时间长，虽能取白芍之味，却失桂枝之气，不能达气味并存之目的。

药材切制前需经过润泡等软化操作，但控制水处理的时间和吸水量至关重要。若饮片切制的厚度相差太大，在煎煮过程中会出现易溶、难溶、先溶、后溶等问题，煎出物将会取气失味或取味失气，达不到气味相得的要求。饮片干燥、干燥方法和干燥温度也很重要，切制后的饮片含水量高，若不及时干燥，或干燥方法不得当，就会造成有效成分损失，甚或发霉变质，不堪药用。特别是挥发性成分或对日光很敏感的部分，若采用高温干燥或曝晒，疗效会明显降低。

三、加热炮制与临床疗效

加热是中药炮制的重要手段。一种是干热炮制，即主要用火加热，是中药炮制最重要的手段之一。如炒法、煅法、煨法、烘焙法、干馏法等，其中炒制和煅制应用最广泛。另一种是湿法炮制，即水火共制的一类炮制方法，如蒸法、煮法、提净、复制法等。

如麦芽、谷芽经炒制后产生不同程度的焦香气，有启脾开胃的作用；莱菔子、白芥子炒后不但种皮爆裂，易于煎出，还可使药性发生相应的改变；栀子炒后缓其苦寒，免伤脾阳；苍术、枳实麸炒后缓其燥烈之性；荆芥生用发汗解表，炒后止血；干姜性燥，炒炮则缓其性而持久；血余通常不入药，但煅炭后则为止血药；生地蒸制成熟地，其性味、功效都发生明显的变化；川乌、草乌加热煮制后，其毒性显著降低，保证了临床用药安全有效。矿物药如白矾煅后燥湿、收敛作用增强；自然铜煅后可提高煎出效果等。

药物炒制，其方法简便，在提高疗效，抑制偏性方面作用较大。许多中药经过炒制，可以产生不同程度的焦香气，收到启脾开胃的作用，由此可见，中药采用清炒或加辅料等法处理，能从不同途径改变药效，以满足临床用药的不同要求。煅制常用于处理矿物药、动物甲壳及化石类药物，或者需要制炭的植物药。矿物药或动物甲壳类药物，煅后不但能使质地酥脆，利于煎熬和粉碎，而且作用也会发生变化。

湿法炮制应注意：不及则达不到熟用的目的，如蒸制何首乌时间太短，则出现便溏或腹泻、腹痛。程度太过，降低疗效或丧失疗效，如苦杏仁炮制时间过长，苦杏仁苷易溶于水或水解，降低疗效。

四、辅料炮制对药物疗效的影响

中药经辅料炮制后，在性味、功效、作用趋向、归经和毒副作用方面都会发生某些变化，从而最大限度地发挥疗效。

如醋炙延胡索增强行气止痛作用；紫菀生用化痰作用较强，蜜制后能增强润肺止咳的功效；酒制大黄，用酒之辛热缓其苦寒，又可引药上行清上焦实热；盐补骨脂增强其补肾作用；姜半夏、姜竹茹，可增强其化痰止呕的作用；蜜制百部、黄芪能增强止咳药或补气药的作用；药汁制可发挥辅料与主药的综合疗效，如吴茱萸制黄连。

中药加入辅料用不同方法炮制，可借助辅料发挥协同、调节作用，使固有性能有所损益，以尽量符合治疗要求。如苦寒药通常气薄味厚，通过酒制，利用酒的辛热行散作用，既可缓和苦寒之性，免伤脾胃，又可使其寒而不滞，更好地发挥清热泻火作用。活血药酒制可使作用增强而力速，因酒能宣行药势，活血药醋制能使作用缓和而持久等，中药通过不同的方法和不同的辅料炮制后，可以从不同的途径，以不同的方式，趋利避害，以提高临床疗效。

任务7　炮制对调剂和制剂的影响

中药材必须经过一定的炮制加工制成中药饮片，才能应用于临床配方和制剂。不同的处方，对药物会有不同的炮制要求；而不同的剂型，也有它对炮制的特殊要求。同时，炮制品的质量又会直接影响调剂与制剂的质量。由此可见炮制与调剂和制剂的关系极为密切。炮制对保证调剂和制剂的质量有着重要的意义。

一、炮制对中药调剂的影响

(1)保证配方的质量和剂量的准确。

净选加工，药材符合药用净度和纯度标准。

(2)利于配方时的称量。

规格饮片，形体小，便于称量与分剂量。

(3)利于汤剂的制备。

规格饮片，表面积增大，易煎出有效成分。

(4)能满足处方对药物的特殊要求。

随方炮制，满足临床处方特殊要求。

(5)利于配方调配与复核时的识别。

固有特征及片型，便于识别，避免差错。

二、炮制对中药制剂的影响

(1)使制剂处方中的药物符合药用净度标准。

净制，保证药材品质及入药部位，提高疗效。

(2)为制剂处方提供符合要求的中药饮片。

依法炮制，符合制剂要求的中药饮片，如：首乌冲剂用制首乌；十全大补丸用熟地。

(3)利于制备时的粉碎与煎煮。

规格饮片，动物骨甲类，矿物贝壳类利于粉碎，易于煎出有效成分。

任务8　炮制对药物理化性质的影响

药物的理化性质是药物发挥临床作用的物质基础。中药炮制后，能使其理化性质发生不同的变化。分量变（成分增加或减少）和质变（成分分解或破坏，产生新的成分）两方面。

一、炮制对含生物碱类药物的影响

1. 生物碱的性质

生物碱是一类存在于生物体内含氮的有机化合物，有类似碱的性质，能与酸结合生成盐。生物碱大多有明显的生物活性。植物体内生物碱的存在方式有两种：

（1）游离生物碱：不溶或难溶于水，而溶于乙醇、氯仿等有机溶剂。

（2）生物碱盐：一般能溶于水或乙醇等有机溶剂，而难溶于非极性有机溶剂。

2. 影响因素

（1）净制：不同药用部位所含生物碱类成分及其生物活性可有不同，在净选加工时应严格区分不同药用部位，以确保疗效。如：黄柏小檗碱（清热燥湿，泻火解表，退虚热）存在于皮中，故净制除去外部粗皮和内部木质部。

（2）生物碱成分不同，作用不同，需分开入药。如：麻黄茎（麻黄碱，发汗平喘利尿）与麻黄根（麻黄考宁及麻黄新碱，止汗降压）；莲子肉（碳水化合物，补脾止泻、益肾固精、养心安神）与莲子心（莲心碱、异莲心碱 ，清心、去热、止血、涩精）。

（3）水制：在水处理的过程中，应尽量减少与水接触时间，即使含有难溶于水的生物碱类药材，也应采取少泡多润的原则，尽量减少在切片浸泡过程中生物碱的损失，以免影响疗效。

含水溶性生物碱的药物主要有：

黄连（小檗碱、黄连碱），黄柏（小檗碱、黄柏碱），槟榔（槟榔碱、槟榔次碱），苦参（苦参碱、氧化苦参碱），广豆根（苦参碱、氧化苦参碱、安那吉碱）和麻黄（麻黄碱）。

（4）加热：常用煮、蒸、炒、烫、煅、炙等加热炮制方法，可改变生物碱的结构，以达到解毒、增效的目的。如毒性大的乌头碱经过高温蒸煮炮制后水解为毒性小的乌头原碱和乌头次碱；士的宁经过高温砂烫后能生成异士的宁和氮氧化合物，从而使毒性降低。

有些药物所含生物碱遇热活性降低，而所含生物碱又是有效物质，因而炮制过程中尽量减少热处理过程，以生用为宜。如小檗碱遇热易破坏（黄连、黄柏不可高温长时炮制），槟榔碱遇热易挥发（不宜曝晒），石榴皮、龙胆、山豆根遇热生物碱活性降低（生用为宜）。

（5）炮制辅料：①不论是游离生物碱还是其盐类都较易溶于酒。所以药物经过酒制后能提高生物碱的溶出率，从而提高药物的疗效。如酒黄连的小檗碱溶出率较生品高。②醋能与游离生物碱结合成盐。生物碱的醋酸盐易被水溶出，增加水溶液中有效成分的含量，提高疗效。如醋制延胡索，延胡索乙素与醋酸结合生成醋酸盐，溶出量大，增强止痛作用。

二、炮制对含苷类药物的影响

1. 苷的性质

易溶于水或乙醇，部分溶解于氯仿及醋酸乙酯，难溶于乙醚及苯。大多有一定的生物活性。

2. 影响因素

(1)水制：苷类成分易溶于水，炮制过程中用水处理时应尽量少泡多润，以免苷类成分溶于水而流失或发生水解而减少。如大黄、甘草、秦皮、桔梗、知母等。

(2)酶解：含苷类成分的药物往往含有相应的分解酶，在一定温度和湿度条件下可酶解苷类成分，影响疗效。所以含苷类药物常用炒、蒸、烘、燀或曝晒的方法破坏或抑制酶的活性，以保证药物有效成分免受酶解，保存药效。

(3)炮制辅料：酒可提高含苷药物的溶解度，而增强疗效。酒制黄芩苷的含量较生品水煎液的含量高。

注意：苷类成分在酸性条件下容易水解，当苷类为药物的有效成分时，除医疗上有专门要求外，一般少用或不用醋处理。

三、炮制对含挥发油类药物的影响

1. 挥发油的性质

挥发油，俗称芳香油、精油。具有以下性质：

(1)油状液体，有挥发性，具芳香气味。

(2)多数比水轻，在水中溶解度小。

(3)全溶于70%以上乙醇。

(4)易溶于多种有机溶剂及脂肪油。

(5)有显著的生物活性。

2. 影响因素

(1)水制：能使挥发油随水流失或发酵变质。

水软化宜用“淋法”或“抢水洗”。对挥发油以游离状态存在的薄荷、荆芥等宜在采收后或喷润后迅速加工切制，不宜带水堆积久放，以免发酵变质，影响质量。例外：有些药材挥发油是以结合状态存在于植物体内的(如厚朴、鸢尾)，则宜经堆积发酵后香气方可逸出，才能生产出优质的饮片来。

(2)加热炮制：有的挥发油有治疗作用，加热可使挥发油损失，因此应尽量少加热或不加热。凡含挥发性成分的药材干燥时宜阴干或60℃以下烘干，如茵陈、薄荷。有的挥发油有毒性或刺激性，通过炮制以减少或除去部分挥发油，使毒性和刺激性降低，如乳香、没药、肉豆蔻，苍术等。

药物经炮制后，不仅使挥发油的含量发生变化，有的也发生了质的变化。如颜色加深，折光率增大，或产生新的成分，有的还可改变药理作用。如：荆芥解表散风，透疹；荆芥炭止血。

四、炮制对含鞣质类药物的影响

1. 鞣质的性质

鞣质是多元酚类化合物，易溶于水，有一定生物活性，可作为收敛剂和碱及重金属的解毒剂。

2. 影响因素

(1)水制：鞣质易溶于水，尤其易溶于热水。因而以鞣质为主要药用成分的药物，在炮制过程中用水处理时要缩短与水接触的时间，避免所含鞣质随水流失，如地榆、虎杖、侧柏叶、石榴皮等。

(2)氧化：鞣质暴露于日光和空气中易被氧化成鞣红，颜色加深。如槟榔、白芍切片后曝晒会泛红。

(3)加热：鞣质能耐高温，经高温处理，一般变化不大。但也有一些含鞣质药材经高温处理会影响疗效，如地榆炒炭若温度过高，鞣质的含量反而降低，其抑菌作用也大大降低，因此炮制时要掌握火候。

(4)铁器：鞣质遇铁能发生化学反应，生成墨绿色的鞣质铁盐沉淀，因而在炮制含鞣质成分的药物时，应避免使用铁器。如切制时用竹刀、钢刀切，洗涤时在木盆中洗，煎药时要用砂锅，这都是为了避免鞣质与铁的反应。

五、炮制对含有机酸类药物的影响

1. 有机酸的性质

(1)一般以与金属离子或生物碱结合成盐的形式存在于植物体内。

(2)大多易溶于水，难溶于有机溶剂。

(3)高级脂肪酸及芳香酸较易溶于有机溶剂，难溶于水。

(4)对人体营养与生理活动有重要作用。

2. 影响因素

(1)炮制过程中用水处理时宜采用少泡多润的方法，以防止有机酸类成分的损失。

(2)含有较多可溶性的草酸盐，往往有毒，如酢浆草(含草酸盐)，动物食后可产生虚弱、抑制肾脏，甚至死亡的副作用，则可通过水处理将其除去。

(3)加热炮制可使某些有机酸被破坏。具有强烈酸性的有机酸对口腔、胃黏膜刺激性较大，因此，对含有此类有机酸的药材，宜进行加热处理，以适应临床需要。如山楂。

(4)有些有机酸能与生物碱生成盐，有利于药效发挥，因而常用甘草汁制一些含生物碱的药物，以增强疗效。吴茱萸制黄连即有此类作用。

六、炮制对含油脂类药物的影响

1. 油脂的性质

(1)不溶于水,易溶于石油、苯、氯仿、丙酮和热乙醇。

(2)有一定毒性。

(3)具润肠通便或致泻作用。

2. 影响因素

(1)加热炮制:能降低油脂的含量。含油脂的种子药物,不宜久炒或炒制温度过高,以免失效。如酸枣仁久炒或温度过高,则油枯而失效。

(2)去油制霜:炮制过程中,经加热、压榨除去部分油脂类成分,以免滑肠致泻或降低毒副作用。巴豆油既是有效成分,又是有毒成分,则宜控制用量使达适中。

七、炮制对含树脂类药物的影响

1. 树脂的性质

一般不溶于水,溶于乙醇等有机溶剂。有一定的生物活性。

2. 影响因素

(1)炮制含树脂类药物时,可用辅料酒、醋处理,以提高树脂类成分的溶解度,增强疗效。如五味子。

(2)加热炮制可增强某些含树脂类药物的疗效。如藤黄。

(3)通过加热炮制可以破坏部分树脂,以适应医疗需要。如牵牛子。

(4)有的树脂如果加热不当反而影响疗效,如乳香、没药中的树脂炒制时温度过高,可促使树脂变性,反会影响疗效。

八、炮制对含蛋白质、氨基酸类药物的影响

1. 蛋白质的性质

(1)大多数蛋白质可溶于水,生成胶体溶液。

(2)氨基酸溶于水。

(3)蛋白质、氨基酸是人体生命活动不可缺少的。

2. 影响因素

(1)加热处理:含有毒性蛋白质的中药可通过加热处理,使毒性蛋白变性而降低或消除毒性。如巴豆、白扁豆、蓖麻子。蛋白质加热处理以后,往往还能产生一些新的物质,而取得一定的治疗作用。如干馏蛋黄油。

(2)氨基酸还能在少量水分存在的条件下与单糖产生化学反应,生成具有特异香味的环状化合物。如麦芽、稻芽等炒后变香而具健脾消食作用。

(3)沉淀反应：蛋白质能与许多蛋白质沉淀剂，如鞣酸、重金属盐等产生沉淀，一般不宜和鞣质类的药物一起加工炮制。

(4)某些富含蛋白质、氨基酸类成分的药材以生用为宜，如雷丸、天花粉、蜂毒、蛇毒、蜂王浆等。

(5)某些含苷类有效成分的药物，如黄芩、苦杏仁经沸水燀煮后，可破坏酶的活性，避免苷类成分被分解而影响疗效。

九、炮制对含糖类药物的影响

1. 糖的性质

(1)单糖及低聚糖易溶于水。

(2)多糖难溶于水，但能被水解成低聚糖。

(3)有一定的生物活性。

2. 影响因素

(1)单糖及小分子寡糖易溶于水，在热水中溶解度更大。多糖难溶于水，但能被水解成寡糖、单糖。因此，在炮制含糖类成分的药物时，一般应尽量少用水处理。

(2)糖与苷元可结合成苷，故一些含糖苷类药物在加热处理后，可分解出糖。如生地制成熟地后甜度增加，何首乌制后还原糖含量亦随之增加，这都与糖类成分变化有关。

十、炮制对含无机化合物类药物的影响

矿物类药物通常采用煅烧或煅烧醋淬的方法，除了可改变其物理性状，使之易于粉碎，有利于有效成分的溶出，如磁石、自然铜、礞石。某些含结晶水的矿物药，经煅制后失去结晶水而改变药效，如石膏、明矾等。

在加热炮制过程中，还可改变某些药物的化学成分，产生新的治疗作用，如炉甘石。

有的药物中所含无机成分在加热后可转化为有毒物质，如雄黄(As_2S_2)应严格避免加热炮制。水飞法可除去部分有毒的无机物。

炮制过程中，有时水处理时间过长，可使所含水溶性无机盐类成分流失而降低疗效。如夏枯草中含有大量钾盐，若经长时间水处理，会大大降低其降压、利尿作用。

项目三　中药炮制的分类及辅料

目的要求

1. 掌握中药炮制常用辅料的作用。
2. 熟悉中药炮制的各种分类方法。
3. 了解炮制常用辅料的一般用量。

中药炮制方法是在漫长的医疗实践过程中积累起来的。我国药学史上第一位总结炮制方法的医药学家陶弘景在《本草经集注·序》的“合药分剂料理法则”中，把炮制方法与药用部位结合起来进行记述。但方法粗略，只是炮制分类的开端。

任务9　中药炮制的分类

一、雷公炮炙十七法

明代缪希雍在《炮炙大法》卷首把当时的炮制方法进行了归纳，载述了“按雷公炮炙法有十七：曰炮、曰爁、曰煿、曰炙、曰煨、曰炒、曰煅、曰炼，曰制、曰度、曰飞、曰伏、曰镑、曰摋，曰晒、曰曝、曰露是也，用者宜如法，各尽其宜。”

(1)炮：将药物埋于灰火中，“炮”到焦黑。现代的“炮”即用炒法 ，是以高温砂烫到发炮(泡)鼓起，如炮姜，炮山甲。

(2)爁：焚烧、烘烤。

(3)煿：是以火烧物，使之干燥爆裂(有爆裂的响声)。

(4)炙：①近火外烤黄，如炙蚕卵(蚕卵能产生具有药理学活性的产物)。这种活性产物能有效提高人体内的白细胞水平，从而提高人体的免疫功能，有效延缓人体机能的衰老进程。②炙同于炒，炙阿胶(补血，止血，滋阴润燥)。③药物加液体辅料后，用文火炒干，或边炒边加液体辅料，继续以文火炒干。如羊脂油炙淫羊藿(补肾阳，强筋骨，祛风湿。用于阳痿遗精，筋骨痿软，风湿痹痛，麻木拘挛)。

(5)煨：将药物埋在尚有余烬的灰火中缓慢令熟。现代采用药物用湿面或湿纸包裹，放入加热的滑石粉中缓慢令熟的方法。

(6)炒：汉代以前“炒”法少见，多为“熬”法，均是置药于火上，使之达到所需的程度。

(7)煅：火上煅烧。药物煅后趁热投入液体辅料中以便于粉碎和增强疗效的方法称煅淬。

(8)炼：将药物长时间的用文火烧制。如炼丹、炼蜜。

(9)制：制其药物的偏性，如姜制厚朴、酒制大黄。

(10)度：度量药物大小、长短、厚薄，也有程度限度之意，如淫羊藿炙待脂尽为度。

(11)飞：指“研飞”或“水飞”。研细→混悬→沉淀→干燥→极细粉。

(12)伏：一般指的是“伏火”，指药物按一定程序于火中处理，经过一定时间，在相应温度下达到一定要求。如伏龙肝(灶心土)，有弱碱性。此外，也指药材加工处理的时间要求。如自然铜先“甘草汤煮一伏时”，后“用火煅两伏时”。

(13)镑：利用一种多刃的刀具，将坚韧的药物刮削成极薄片。

(14)掇：打击之意，使药物破碎。

(15)□：即晒，在阳光下晒干。

(16)曝：强烈的阳光下曝晒。

(17)露：药物不加遮盖地日夜暴露。

二、三类分类法

(1)明代陈嘉谟在《本草蒙筌》提出火制(渍、泡、洗)、水制(煅、炮、炙、炒)，水火共制(蒸、煮等)三大类方法。

(2)2015 年版《中国药典》第四部附录收载“药材炮制通则”净制、切制和炮炙三大类。

三、五类分类法

五类分类法包括：修治、水制、火制、水火共制及其他制法。

四、药用部位来源分类法

全国中药炮制规范及各省市制定的炮制规范以药用部位进行分类，即根及根茎类、果实类、种子类、全草类、叶类、花类、皮类、藤木类、动物类、矿物类等。

五、工艺与辅料相结合分类法

(1)突出辅料对药物所起的作用，以辅料为纲、以工艺为目的分类法。如分为酒制法、醋制法、蜜制法、盐制法、姜制法、药汁制法等，在酒制法中再分为酒炙、酒蒸、酒煮、酒炖等。这种分类法在工艺操作上会有一定的重复。

(2)突出炮制工艺的作用，以工艺为纲，以辅料为目的分类法。如分为炒、炙、煅、蒸、煮、熚等，在炙法中再分为酒炙法、醋炙法、姜炙法、蜜炙法等。体现了这种分类方法的系统性、条理性，吸收了工艺法的长处，采纳了辅料分类的优点，便于掌握，一般多为教材所采用。

任务 10 中药炮制常用辅料

辅料是炮制过程中添加的具有辅助作用的附加物料，它对主药可起协调作用，或增强疗效，或降低毒性，或减轻副作用，或影响主药的理化性质，或作为主药的中间传热体。分为固体辅料和液体辅料两大类。

一、固体辅料

1. 稻米

稻米为禾本科植物稻的种仁。主要成分为淀粉、蛋白质、脂肪、矿物质等，含少量的 B 族维生素、多种有机酸及糖类。

性味甘、平。具有补中益气、健脾和胃、除烦止渴、止泻痢的作用。与药物共制，可降低刺激性和毒性，增强补中益气作用。

中药炮制多选用大米或糯米。常用米制的药物有党参、斑蝥、红娘子等。

2. 麦麸

麦麸为小麦的种皮，呈褐黄色。主含淀粉、蛋白质及维生素等。

性味甘、淡，平。具有和中益脾的作用。与药物共制能缓和药物的燥性，增强健脾和中作用，除去药物不快之气味，使药物色泽均匀一致。麦麸还能吸附油脂，亦有作为煨制的辅料。

常以麦麸制的药物有枳壳、枳实、僵蚕、苍术、白术等。

3. 土

中药炮制常用的是灶心土（伏龙肝），也可用黄土、赤石脂等。灶心土呈焦土状、黑褐色，附烟熏气味。主含硅酸盐、钙盐及多种碱性氧化物。

灶心土性味辛、温。有温中和胃、止血、止呕、涩肠止泻等作用。与药物共制后可缓和燥性，增强补脾安胃、收涩止泻等作用。

常以土制的药物有白术、当归、山药。

4. 河砂

筛取粒度均匀适中的河砂，淘净泥土，除尽杂质，晒干备用。

中药炮制常用河砂作中间传热体拌炒药物，河沙有温度高，传热快，受热均匀的作用。

经砂炒后药物质地变松脆，利于粉碎和煎出有效成分。此外高温砂烫还可破坏药物毒性，易于除去非药用部位。

常以砂烫炒的药物有穿山甲、骨碎补、狗脊、龟甲、鳖甲、马钱子等。

5. 蛤粉

蛤粉是帘蛤科动物文蛤、青蛤等的贝壳，经煅制粉碎后的灰白色粉末。主要成分为氧化钙等。

蛤粉性味咸、寒。有清热化痰、软坚散结、制酸止痛的作用。与药物共制可除去药物的腥味，增强清肺化痰作用，蛤粉可作为中间传热体，使药物受热均匀，质地变酥脆，利于粉碎。

蛤粉主要用于烫制阿胶。

6. 滑石粉

为单斜晶系鳞片状或斜方柱状的硅酸盐类矿物滑石经精选净化、粉碎、干燥而制得的细粉。本品为白色或类白色、细微、无砂性的粉末，手摸有滑腻感。无臭无味，主要成分为水硅酸镁。

滑石粉性味甘，寒。有利尿通淋、清热解暑、祛湿敛疮的作用。中药炮制常用滑石粉作中间传热体拌炒药物，可使药物受热均匀，形体鼓起，质变酥松，还能降低毒性，矫臭矫味。

常用滑石粉烫炒的药物有刺猬皮、鱼鳔胶、水蛭等。

7. 豆腐

豆腐为大豆种子粉碎后经特殊加工制成的乳白色固体，主含蛋白质、维生素、淀粉等物质。

豆腐性味甘、凉。有益气和中、生津润燥、清热解毒作用。豆腐具有较强的沉淀与吸附作用，与药物共制后可降低药物毒性，去除污物。

常与豆腐共制的药物有藤黄、珍珠（花珠）、硫黄等。

8. 白矾

白矾又称明矾，为硫酸盐类矿物明矾矿石经提炼而成的不规则块状结晶体，无色或淡黄白色，透明或半透明，有玻璃样色泽，质硬而脆，味微酸而涩，易溶于水，主要成分为含水硫酸铝钾［$KAl(SO_4)_2 \cdot 12H_2O$］。

白矾性味酸、寒。有解毒杀虫、燥湿止痒、防腐（外用）、止血止泻、祛风痰的作用。与药物共制后，可防止腐烂，降低毒性，增强疗效。

常以白矾制的药物有半夏、天南星等。

9. 朱砂

朱砂为三方晶系硫化物类矿物辰砂，主要成分为硫化汞。中药炮制用的朱砂，系经水飞而成的洁净朱红色极细粉末，其硫化汞含量不能少于98.0%。

朱砂性味甘、微寒。有镇惊、安神、解毒等作用。

药物经朱砂拌制后，能起协同作用，增强疗效。

常用朱砂拌制的药材有麦冬、茯苓、茯神、远志等。

10. 萝卜

为新鲜萝卜。含大量水分，尚含粗纤维、蛋白质、维生素等成分。

萝卜性味甘、温。有消导降气、利尿的作用。与药物共制后，能缓和药性，增强疗效。

萝卜多用作提净芒硝的辅料。

二、液体辅料

1. 酒

黄酒为米、麦、黍等用曲酿制而成，含乙醇 15%～20%，相对密度 0.98，尚含糖类、酯类、氨基酸、矿物质等。一般为棕黄色透明液体，气味醇香特异。

白酒为米、麦、黍、薯类、高粱等用曲酿制并经蒸馏而成。含乙醇 50%～60%，相对密度 0.82～0.92，尚含有机酸类、酯类、醛类等成分。一般为无色澄明液体，气味醇香特异，且有较强的刺激性。

酒性大热，味甘、辛。能活血通络，祛风散寒，行药势，矫味矫臭。酒可以助溶、矫味、引药上行、协同药力。浸药多用白酒，炙药用黄酒。

2. 醋

古称酢、醯、苦酒，习称米醋。

醋是以米、麦、高粱以及酒精等酿制而成。主要成分为醋酸，占 4%～6%，尚有维生素、灰分、琥珀酸、草酸、山梨糖等。

醋性味酸苦、温。具有引药入肝、理气、止血、行水、消肿、解毒、散瘀止痛、矫味矫臭等作用。同时，醋具酸性，能与药物中所含的游离生物碱等成分结合成盐，从而增加其溶解度而易煎出有效成分，提高疗效。此外，醋还具有杀菌防腐作用。

3. 食盐水

为食盐的结晶体加适量水溶化，经过滤而得的澄明液体。主含氯化钠，尚含少量的氯化镁、硫酸镁、硫酸钙等。

食盐性味咸、寒。能强筋骨，软坚散结，清热，凉血，解毒，防腐，并能矫味。药物经食盐水制后，能改变药物的性能，增强药物的作用。

4. 生姜汁

取姜科植物鲜姜的根茎经捣碎取汁，或用干姜加适量水共煎去渣而得的黄白色液体。

姜汁有香气，其主要成分为挥发油、姜辣素（姜烯酮、姜酮、姜萜酮混合物），另外尚含有多种氨基酸、淀粉及树脂状物。

生姜性味辛、温。升腾发散而走表，能发表，散寒，温中，止呕，开痰，解毒。药物经姜汁制后能抑制其寒性，增强疗效，降低毒性。

5. 蜂蜜

主要成分为果糖、葡萄糖，两者约占蜂蜜的 70%，尚含少量蔗糖、麦芽糖、矿物质、蜡质、含氧化合物、酶类、氨基酸、维生素等物质。

蜂蜜生则性凉，故能清热；熟则性温，故能补中；以其甘而平和，故能解毒；柔而濡泽，故能润燥；缓可去急，故能止痛；气味香甜，故能矫味矫臭；不冷不燥，得中和之气，故十二脏腑之病，无不宜之。因而认为蜂蜜有调和药性的作用。

中药炮制常用的是炼蜜，即将生蜜加适量水煮沸，滤过，去沫及杂质，稍浓缩而成。

用炼蜜炮制药物，能与药物起协同作用，增强药物疗效或起解毒、缓和药物性能、矫味矫臭等作用。

6. 羊脂油

羊脂油为牛科动物山羊或绵羊的脂肪经熬制而成，以尾油为佳。主要成分为油脂。含饱和脂肪酸和不饱和脂肪酸。

羊脂油性味甘、热。有温散寒邪、补肾助阳、润燥、解毒的作用。经羊脂油制后，能增强补肾助阳作用。

羊脂油多用作炙法的辅料，常用羊脂油制的药物有淫羊藿。

7. 麻油

麻油为胡麻科植物脂麻的干燥成熟种子经冷压或热压所得的油脂，主要成分为亚油酸甘油酯、芝麻素等。

麻油性味甘，微寒。能清热，润燥，生肌。因沸点较高，常用以炮制质地坚硬或有毒药物，使之酥脆，降低毒性。凡混入杂质或酸败者不可用。

常以麻油制的药物有马钱子、地龙、豹骨等。

8. 黑豆汁

黑豆汁为大豆的黑色种子，加适量水煮熬去渣而得的黑色混浊液体。黑豆含蛋白质、脂肪、维生素、色素、淀粉等物质。

黑豆性味甘、平。能活血，利水，祛风，解毒，滋补肝肾。药物经黑豆汁制后能增强药物的疗效，降低药物毒性或副作用等。

常以黑豆汁制的药物有何首乌等。

9. 甘草汁

取甘草饮片水煎去渣而得的黄棕色至深棕色的液体。甘草主要成分为甘草甜素及甘草苷、还原糖、淀粉及胶类物质等。

甘草性味甘，平。具补脾益气，清热解毒，祛痰止咳，缓急止痛作用。

用甘草汁炙能缓和药性，降低毒性。甘草为药引，调和诸药，在炮制和煎煮过程中亦起到增溶的作用。

甘草汁降毒机理：甘草甜素对毒物有吸附作用，甘草甜素水解后产生葡萄糖醛酸，能和有羟基的毒物生成在体内不易吸收的产物，分解物从尿中排出。甘草甜素具有肾上腺皮质激素样的作用，能增强肝脏的解毒功能。

10. 胆汁

系牛、猪、羊的新鲜胆汁，为绿褐色、微透明的液体，略有黏性，有特异腥臭气，主要成分为胆酸钠、胆色素、黏蛋白、脂类及无机盐类等。

胆汁性味苦，大寒。能清肝明目，利胆通肠，解毒消肿，润燥。与药物共制后，能降低药物的毒性或燥性，增强疗效。

用于制备胆南星。

11. 米泔水

为淘米时第二次滤出之灰白色混浊液体，其中含少量淀粉和维生素等。因易酸败发酵，应临用时收集。米泔水性味甘、凉,无毒。能益气,除烦,止渴,解毒。

米泔水对油脂有吸附作用,常用来浸泡含油脂较多的药物,以除去部分油脂,降低药物辛辣之性,增强补脾和中的作用。

常以米泔水制的药物有苍术、白术等。

目前,因米泔水不易收集,大生产也有用 2 kg 米粉加水 100 kg,充分搅拌代替米泔水用。

12. 清水

清水为天然水经净化处理所得的水,又称饮用水。在"饮片切制"项目中称常水。其质量应符合中华人民共和国国家标准 GB 5479—2006《生活饮用水卫生标准》。

清水作为中药炮制的用水,常用作洗漂、喷淋、浸泡、渍润等洗涤、软化用水和蒸、煮、提净、水飞等法中的用水,以及制备液体辅料(如姜汁、盐水、甘草水、黑豆汁)时的用水等。

其他的液体辅料还有吴茱萸汁、萝卜汁、鳖血、石灰水等,根据临床需要而选用。

项目四　炮制品质量要求及贮藏保管

目的要求

1. 掌握炮制品的质量要求。
2. 熟悉影响质量的因素及贮藏保管法。
3. 了解中药炮制品贮藏保管研究现状与发展趋势。

任务 11　中药饮片的质量要求

控制炮制品的质量，从原药材开始，包括产地、采收及加工、炮制工艺、贮存方法及时间等因素全面考虑。

检测炮制品的质量从外观和内在质量两方面入手。外观质量主要看饮片的净度及形色气味、包装等；内在质量主要看饮片的水分、灰分、浸出物、有毒及有效成分、卫生学检查等。

一、净度

净度系指炮制品的纯净程度，可以用炮制品含杂质及非药用部位的限度来表示。要求炮制品中不应含有泥沙、灰屑、霉烂品、虫蛀品、杂物及非药用部位等。国家中医药管理局关于《中药饮片质量标准通则（试行）》的通知中均有规定：

果实种子类，全草类，树脂类含药屑、杂质不得超过 3%；

根、根茎类，叶类，花类，藤木类，皮类，动物类，矿物类及菌藻类等含药屑、杂质不得超过 2%；

炙品中酒炙品、醋炙品、盐炙品、姜炙品、米泔炙品等含药屑、杂质不得超过 1%；

药汁煮品、豆腐煮品、煅制品等含药屑、杂质不得超过 2%；

发酵制品、发芽制品等含药屑、杂质不得超过 1%；

煨制品含药屑、杂质不得超过 3%；

炒制品中的炒黄品、米炒品等含药屑、杂质不得超过 1%；

炒焦品、麸炒品等含药屑、杂质不得超过 2%；

炒炭品、土炒品等含药屑、杂质不得超过 3%。

二、片型

《中药饮片质量标准通则(试行)》规定：饮片应均匀、整齐、色泽鲜明，表面光洁，无污染，无泛油，无整体，无枯梗，无连刀片、掉片、翘边等。

异型片不得超过 10%；极薄片不得超过该片标准厚 0.5 mm；薄片、厚片、丝、块不得超过该片标准厚度 1 mm；段不得超过该标准厚度 2 mm。

三、破碎度

一些药物经净制处理后，用手工或机器直接破碎成不同规格的颗粒，这种颗粒的大小就是破碎度。颗粒应粒度均匀，无杂质，无药面细粉。

四、色泽

生饮片和熟饮片的光泽不同；药材经炮制后应显其固有色泽；以饮片表面或端面的色泽变化作为控制炮制程度的直观指标；炮制品色泽的不正常变化说明其内在质量的变异；《中药饮片质量标准通则(试行)》规定：炮制品的色泽要均匀。

炒黄品、麸炒品、土炒品、蜜炙品、酒炙品、醋炙品、盐炙品、油炙品、姜汁炙品、米泔水炙品、烫制品等含生片、糊片不得超过 2%；

炒焦品含生片、糊片不得超过 3%；

炒炭品含生片和完全炭化者不得超过 5%；

蒸制品应色泽黑润，内无生心，含未蒸透者不得超过 3%；

煮制品含未煮透者不得超过 2%，有毒药材应煮透；

煨制品含未煨透者及糊片不得超过 5%；

煅制品含未煅透及灰化者不得超过 3%。

五、气味

中药及其炮制品应有其固有的气味或香味，是鉴别品质的重要依据，如桂枝的辛辣味等；炮制后仍需带有原有气和味，如当归、薄荷等；具辅料的气味，如酒炙、醋炙、盐炙、蜜炙、姜炙等；有异味的中药则须用炮制方法加以去除，如动物类药材。

六、水分

水分是指在中药饮片中存在的不影响其质量的允许含水数值。炮制品中含有多量水分，在贮存保管过程中易生虫、霉变，使有效成分分解、酶解变质，且在配方称量时相对减少了实际用量，影响应有的治疗效果，某些炮制品含水量过少又会影响其质量，如胶类药物易出现龟裂。一般炮制品的水分含量宜控制在 7%～13%。

《中药饮片质量标准通则(试行)》中规定：蜜炙品不得超过 15%；酒炙品、醋炙品、盐炙品、姜汁炙品、米泔水炙品、蒸制品、煮制品、发芽制品、发酵制品均不得超过 13%；烫制后醋淬制品不得超过 10%。

七、灰分

灰分是将药材或饮片在高温下灼烧、灰化，所剩残留物的重量。将干净而又无任何杂质的合格炮制品高温灼烧，所得之灰分称为“生理灰分”。在生理灰分中加入稀盐酸滤过，将残渣再灼烧，所得之灰分为“酸不溶性灰分”。

通过对不挥发性无机盐的测试来鉴定和评价炮制品的质量和净度。灰分的测定是控制炮制品纯净度的有效方法。

八、浸出物

浸出物是炮制品用不同溶媒进行浸提所得的干膏重量。对于那些有效成分尚不完全清楚或没有准确定量方法的炮制品，具有重要意义。

根据炮制品中主要成分的性质和特点，选用不同的溶媒。一般最常用的溶媒是水和不同浓度的乙醇。

九、有效成分

量变指含量增加或减少；质变指新的成分产生。

测定具有明显治疗作用的有效成分含量，探索炮制品中有效成分的变化。运用先进的设备和技术，制定出中药炮制品的有效成分的含量标准；测定炮制品中有效成分的含量，是评价炮制品质量的最可靠、最准确的方法；可为工艺的改进提供准确的实验依据及指标。

十、有毒成分

通过炮制降低中药有毒成分的含量；通过炮制将其转化为无毒的有效成分；建立毒性成分限量标准；完善毒剧药物饮片定点生产与批准文号管理。

《中华人民共和国药典》2015 年版规定：

制川乌含酯型生物碱以乌头碱($C_{34}H_{47}NO_{11}$)计，不得超过 0.15%；含生物碱以乌头碱($C_{34}H_{47}NO_{11}$)计，不得少于 0.20%。

马钱子含士的宁($C_{21}H_{22}N_2O_2$)应为 1.20%～2.20%；其炮制品马钱子粉含士的宁($C_{21}H_{22}N_2O_2$)应为 0.78%～0.82%。

巴豆的炮制品巴豆霜含脂肪油应为 18.0%～20.0%。

十一、有害物质

(1)重金属:铜,汞,铅,铬。
(2)砷盐。
(3)农药残留量:有机磷,有机氯。
(4)黄曲霉毒素。

十二、卫生学检查

细菌总数、霉菌总数、活螨、大肠杆菌、沙门氏菌。

十三、包装检查

(1)保护药物,便于贮存、运输和装卸。
(2)新包装技术:无菌包装。

任务12 中药饮片的贮藏保管

一、中药饮片贮藏保管的意义

中药饮片的贮藏保管是中药采集、加工、炮制后的一个重要环节。良好的贮藏条件、合理的保管方法是保证饮片质量的重要手段。贮藏保管的核心是保持饮片的固有品质,减少贮品的损耗。

二、中药炮制品贮存的历史

传统时期(从春秋战国到清代):主要有通风、晾晒、烘烤、吸潮、对抗、密封等法。

化学时期(从中华人民共和国建立以后到20世纪80年代以前):主要靠硫黄、氯化苦、磷化铝等化学熏蒸剂来杀虫。

现代技术时期(20世纪80年代以后):主要有气调养护、环氧乙烷防霉、机械吸湿、冷藏、真空、辐射等。

(一)贮藏中的变异现象

1. 虫蛀

含义:指中药及其炮制品被仓虫啮蚀的现象。

来源:①采集时污染;②容器污染;③贮藏过程中外界虫侵入。

虫类生长的条件：温度16～35℃；湿度≥60％。

药材本身的因素：含淀粉、糖、脂肪、蛋白质等成分。

危害：药物被污染；药物失去部分或大部分有效成分。

2.发霉

药物受潮后，在适宜温度下造成霉菌的滋生和繁殖，在药物表面布满菌丝的现象。

原因：①自身发热；②受潮。

危害：霉药不治病。

3.变色

变色是指药物的固有颜色发生了变化，或变为其他颜色，或失去原来颜色。由浅变深，或由白色变为黄色：如白芷、泽泻、天花粉、山药等；由深变浅：如黄芪、黄柏等；由鲜艳变黯淡：如花类的金银花、菊花、红花、蜡梅花等，叶类的大青叶、荷叶、人参叶等。

变色因素：①酶的作用 ；②日光的照射；③氧化聚合。

危害：不仅改变药物的外观，而且也影响药物内在的质量。

4.口味改变或气味散失

主要是指口味变浓、变淡或失去，或变为其他味，如变苦、变涩、变酸、哈喇等；另外就是气味的散失，如荆芥、薄荷、香薷。

原因：①口味的改变多是由于泛油、泛糖、发霉、虫蛀等造成的；②气味散失多数是由于含挥发油类药材中挥发性成分散失所导致，是药物质量受到严重影响的标志。

5.泛油

泛油又称走油。是指含有挥发油、脂肪油的药物，在一定温度、湿度的情况下，造成油脂外溢，质地返软、发黏、颜色变浑，并发出油败气味的现象。如苦杏仁、桃仁、柏子仁、郁李仁、炒莱菔子、炒酸枣仁等。

含脂肪油的药材或饮片，在水分多，温度高，同时在空气和日光的作用下，加之酶的催化作用，使油脂被水解为游离脂肪酸，从而透过细胞和组织，溢出表面，再进一步氧化、分解，则出现酸败气味，俗称“哈喇”。

含糖类药材或饮片也同样可出现类似泛油的现象，而称为“泛糖”。如天冬、麦冬、玉竹、牛膝、黄精、熟地等。

危害：一般不宜药用。

原因：①温度高；②贮藏过久。

6.风化

指某些含有结晶水的矿物药，经风吹日晒或过分干燥而逐渐失去结晶水成为粉末的现象。

对药物的影响：质量和药性也随之改变。

7.潮解溶化

潮解是指某些盐类固体药物容易吸收潮湿空气中的水分，使其表面慢慢溶化成液体状态。如咸秋石、硇砂、大青盐、芒硝等。

危害：一旦变异后更难贮存。

8. 黏连

黏连是指某些熔点比较低的固体树脂类或动物胶类药物，受潮、受热后则容易黏结成块。如乳香、没药、阿魏、芦荟、儿茶、阿胶、鹿角胶、龟板胶等。

9. 挥发

某些含挥发油的药物，因受空气和温度的影响以及贮存日久，使挥发油散失，失去油润，产生干枯或破裂的现象，如肉桂、沉香、厚朴等。

10. 腐烂

腐烂是指某些鲜活药物，因受温度、空气及微生物的影响，引起发热，使微生物的繁殖和活动增加，导致药物酸败、臭腐。如鲜生地、鲜生姜、鲜芦根、鲜石斛、鲜茅根、鲜菖蒲等。

危害：药物一经腐烂，即不能再入药。

11. 冲烧

冲烧又叫自燃。质地轻薄松散的植物药材，如红花、艾叶、甘松等易发生，另有柏子仁也容易产生自燃现象。

由于本身干燥不适度，或在包装码垛前吸潮，在紧实状态中细胞代谢产生的热量不能散发，当温度积聚到67℃以上时，热量便能从中心一下冲出垛外，轻者起烟，重者起火。

（二）造成变异的自然因素

1. 基源因素

基源因素主要包括采收、加工、包装、运输。

2. 环境因素

（1）光：主要是可见光，也就是日光。

（2）空气：氧和臭氧。

（3）温度：15～20℃稳定。

（4）湿度：炮制品本身的绝对含水量为7%～13%，湿度环境在60%～70%之间最好。

3. 生物因素

生物因素主要包括微生物、仓虫、仓鼠以及鸟类、蛇类等。

4. 时间因素

时间因素是指药物的贮存时间的长短，采取先进先出的原则。

（三）贮藏保管方法

1. 传统贮藏保管方法

（1）清洁养护法：清洁养护法是“以防为主，防治并举”保管方针的一项重要措施，内容包括对中药材及其饮片、仓库及周围环境保持清洁和库房的消毒工作。

（2）防湿养护法：是利用通风、吸湿、曝晒或烘烤等方法来改变库房的小气候，起到抑制霉菌和害虫活动的作用。

通风：把库房的潮湿空气换出去，但又不能把外部的潮湿空气放进来以保证库房的空气相对恒定。

吸湿：通过保管技术来改变库房的小气候，或利用自然吸湿物，如生石灰等在密封不严下吸湿养护。

曝晒：即日光暴晒。是利用太阳热能和紫外线杀灭害虫。

(3)密封贮藏法：使中药及其炮制品与外界的空气、温度、湿度、光线、细菌、害虫等隔离，尽量减少外界因素对药物影响的贮藏方法。

(4)对抗贮藏法：是采用两种以上药物同贮或采用一些有特殊气味的物品与药物同贮而起到相互克制，抑制虫蛀、霉变、泛油的贮存方法。

丹皮与泽泻(泽泻不生虫、丹皮不变色)、山药、白术、天花粉等同贮；花椒与蕲蛇、白花蛇、蛤蚧、全蝎、海马等同贮；人参与细辛同贮；明矾与柏子仁同贮；冰片与灯心草同贮；土鳖虫与大蒜同贮；吴茱萸与毕澄茄同贮；胶类(鹿角胶、阿胶等)与滑石粉或米糠同贮可防止黏连；毕澄茄、丁香等与人参、党参、三七等同贮等。

采用特殊气味的物品密封同贮的，主要用的是白酒和药用乙醇。如蕲蛇、地龙、柏子仁、郁李仁等可与乙醇或白酒一起密封保存。含糖多的，贵重药也可用此法。

2.现代贮藏保管新技术

(1)干燥技术：远红外辐射干燥技术、微波干燥技术。

(2)气幕防潮：防止库内冷空气排出库外，库外潮热空气侵入库内的装置，从而达到防潮的目的。

(3)气调贮藏技术：是采用降氧充氮，或降氧充二氧化碳的方法，人为地造成低氧或高浓度二氧化碳状态，达到杀虫，防虫，防霉抑霉，防止泛油、变色、气味散失等目的。优点是有效杀灭害虫保证药材质量，减轻劳动强度，成本低。

(4)气体灭菌技术：气体灭菌主要是指环氧乙烷防霉技术和混合气体防霉技术。

①环氧乙烷防霉技术：环氧乙烷和细菌蛋白分子上活泼氢加成反应生成羟乙基衍生物，是不可逆代谢，杀灭细菌。

特点：扩散性和穿透力强，杀灭范围广。

②混合气体防霉技术：环氧乙烷与氟里昂按国际通用配方混合。

优点：效果可靠、安全、操作简便。

(5)低温冷藏技术：机械制冷。

特点：不影响药物质量，适用于贵重中药及受热易变质的饮片。

(6)蒸汽加热技术：分为低高温长时灭菌、亚高温短时灭菌和超高温瞬间灭菌3种。

我国常用的是低高温长时灭菌方法。超高温灭菌：迅速加热至于150℃，2～4 s完成灭菌。优点：无残毒、成本低、成分损失少。

(7)中药挥发油熏蒸防霉技术：是使某些中药挥发油挥发，来熏蒸中药材或饮片，而达到抑菌和灭菌作用的方法。

(8)无菌包装技术：先将中药材或炮制品灭菌，然后把无菌的中药材或炮制品放进一个霉菌无法生长的环境，使中药材或饮片在规定的时间内不会发生霉变。

(四)贮藏保管的注意事项

(1)待贮存的饮片必须达到中药饮片的质量。

(2)要求运用先进技术,进行科学贮存与管理。

(3)要随时注意季节和贮存时间的变化,保证先进先出。

(4)高度的责任心,要做到三勤,即勤检查,勤通风,勤倒垛。

模块二　中药炮制的应用技术

☞ 项目一　净选加工

☞ 项目二　饮片切制

☞ 项目三　炒法

☞ 项目四　炙法

项目一　净选加工

目的要求

1. 掌握各种净选加工的操作方法。
2. 熟悉净选加工的目的与意义。
3. 了解净选加工的各种设备工作原理。

任务 13　净选加工

净制：药材在切制、炮炙或调配、制剂前，选取规定的药用部分，除去非药用部位、杂质及霉变品、虫蛀品、灰屑等，使其达到药用的纯度标准的方法。

汉代张仲景《玉函》"或须皮去肉，或去皮须肉，或须根去茎，又须花须实，依方拣采，治削，极令净洁"。历代医籍中又有不少记载，归纳起来，不外是去除杂质，去除质次部位，以去除毒、副作用，利于切制和炮炙，保证用药安全有效。净制理论自明代开始至清代才逐渐趋于完整。如明代《本草蒙筌》"有剜去瓤免胀，有抽去心除烦"；清代《修事》"去芦者免吐，去核者免滑，去皮者免损气，去丝者免昏目，去筋脉者免毒性，去鳞甲者免毒存也"。

一、现代研究概况

一些传统的净制方法费时费工，增大药材损耗及成本。对其要具体分析，系统研究，不可轻易否定，但也不要盲从。

实验发现：厚朴的粗皮占全重的 15.47%，厚朴酚、和厚朴酚、β-桉叶醇的含量内皮远远高于粗皮。诃子的核占 50%以上，但鞣质仅含 4.0%，而果肉含 26.06%。这些净制是必要的。

但是有些则值得研究：如丹皮的粗皮仅占 2.06%，含微量的丹皮酚，干燥后难于除去；过去都在产地趁鲜刮去，商品称"刮丹皮"，结果含量测定发现其丹皮酚的含量反而降低了。《药典》未规定丹皮去粗皮是合理的。

再如杏仁过去称"皮尖双仁者有毒"，实验证实杏仁的皮尖与仁的成分种类一致，去皮是为了增加溶出和破酶保苷。古称马钱子去毛可降低毒性，研究发现其茸毛中毒性成分士的宁和马钱子碱的含量只有种仁的 30.7%和 16.1%。

《证类本草》中要求人参去芦头，曰“不去者吐人”，以后历代都去芦，参芦占人参全重的12%～15%，研究发现参芦没有催吐作用，且成分与人参没有不同，仅含量略有差别，参芦人参皂苷Rg含量高，参体人参皂苷Rb含量高，两者LD_{50}也无差别。《药典》1990年版人参已不要求去芦，但实际园参（栽培）仍需去芦。

二、净选加工的目的

（1）除去泥沙杂质及虫蛀霉变品，主要是去除产地采集、加工、贮运过程中混入的泥沙杂质、虫蛀及霉变品。

（2）进行分档，便于在水处理和加热过程中分别处理，使其均匀一致，防止太过与不及。如半夏、白术、川芎、川乌、附子等。

（3）区分疗效不同的药用部位，如麻黄去根，草果去皮，莲子去心（莲子肉与心，分别能健脾补肾与清心火），扁豆去皮，使作用不同的部位区分开来，使之更好地发挥疗效。

（4）除去非药用部位，使调配时剂量准确或减少服用时的副作用，如去粗皮、去瓤、去心、去芦等，去质次效差（厚朴粗皮、诃子核）、毒性大（蕲蛇头）、副作用强（枇杷叶绒毛）者。

三、净制药材的质量标准

净制药材的质量必须符合《中国药典》《全国中药炮制规范》《中药饮片质量标准通则（试行）》中的规定要求。

质量要求：《中药饮片质量标准通则（试行）》要求，经净制后的药材必须大小粗细分档，无虫蛀、霉变、走油泛黑，无杂质。

（一）杂质的含义

《中国药典》（2015年版一部）规定：

（1）来源与规定相同，但其性状、部位与规定不符；

（2）来源与规定不同的物质；

（3）无机杂质，如砂石、泥块、尘土等。

（二）质量指标

《中国药典》（2015年版一部）对药材中所含的杂质做了具体规定（略）。

（三）检查方法

（1）取定量样品→摊开→观察。

（2）拣选或筛选→称量→计算。

任务14　清除杂质

清除杂质包括挑选、筛选、风选、水选等方法。

一、挑选

挑选是清除混在药物中的杂质及霉变品等，或将药物按大小、粗细等进行分档，以便使其洁净或进一步加工处理。

操作方法：将药物放在竹长匾内或摊放在桌上，用手拣去簸不出、筛不下且不能入药的杂质。

(1)莱菔子、桑螵蛸、蛇床子、石膏等含有木屑、砂石等杂质；

(2)苏叶、藿香、淡竹叶、香薷等常夹有枯枝、腐叶及杂草等；

(3)枸杞子、百合、薤白等亦常有霉变品混入，这些均须挑选除去；

(4)天南星、半夏、白芍、白附子、白术、大黄、木通等药物，均需按大小、粗细分开。

此外，挑选往往筛簸交替进行。

二、筛选

筛选是根据药物和杂质的体积大小不同，选用不同规格的筛和箩，以筛去药物中的砂石、杂质，使其达到洁净。或者利用不同孔径的筛分离药材大小和粉末粗细，使大小规格趋于一致。

筛选的对象是：①与药物的体积大小相差悬殊的杂质；②药渣和残留的辅料；③用不同规格的筛箩对药物进行大小分档。

传统使用竹筛、铁丝筛、铜筛、箩等进行筛选。目前，许多地区采用机器筛选，如震荡式筛药机等。有些药物形体大小不等，需用不同孔径的筛子进行筛选分开。

传统的竹筛常分为 6 种型号：

(1)菊花筛：孔眼内径为 16～20 mm，如筛菊花、桑叶等用。

(2)玄胡筛：孔眼内径为 10 mm，如筛延胡索、浙贝母等用。

(3)大中眼筛：孔眼内径为 7 mm，如筛半夏等用。

(4)小中眼筛：孔眼内径为 5 mm，如筛香附米等用。

(5)大紧眼筛：孔眼内径为 3 mm，如筛薏苡仁、牵牛子等用。

(6)小紧眼筛：孔眼内径为 2 mm，如筛牛蒡子等用。

1～4 号筛主要用于药材的分档操作，5～6 号筛多用于筛去药材中的杂质。

三、风选

风选是利用药物和杂质的比重不同，经过簸扬(一般可利用簸箕或风车)，借药材起伏的风力，使之与杂质分离，以达到纯净之目的。其对象是与药物的质量相差较大的杂质。如苏子、车前子、吴茱萸、青葙子、莱菔子、葶苈子等。有些药物通过风选可将果柄、花梗、干瘪之物等非药用部位除去。

四、水选

药物通过水，将杂质选出或漂去杂质的常用方法。其对象是：药物表面或内部附着的泥土盐分，如蝉蜕、海藻；浮选药物与非药用部位，如酸枣仁与核的分离。水选时注意不可在水中浸泡过长，防止溶失药效。

（1）洗净：系用清水将在药材表面的泥土、灰尘、霉斑或其他不洁之物洗去。

（2）淘洗：用大量清水荡洗附在药材表面的泥沙或杂质。如蝉蜕、蛇蜕、地鳖虫等。

（3）浸漂：将药物置于大量清水中浸较长时间，适当翻动，每次换水；或将药材用竹筐盛好，置清洁的长流水中漂较长的时间，至药材毒质、盐分或腥臭异味得以减除为度，取出，干燥，或进一步加工。如乌梅、山茱萸、海藻、昆布等。

（4）"抢水洗"法：快速洗涤药材，缩短药材与水接触时间，以免损失药效。

任务 15　分离和清除非药用部位

分离不同药用部位和去除非药用部位，两者的方法相同，目的各异。

一、分离不同药用部位

许多中药具有同一来源，如植物莲，药用的就有：藕（地下根茎，清热凉血），藕节（茎节，止血散瘀），藕粉（根茎制的淀粉，益血调冲），荷梗（叶柄花柄，清热祛暑利水），荷叶（叶面，清暑利湿止血），莲花（活血止血），莲须（雄蕊，清心涩精），莲房（成熟花托，散瘀止血祛湿），莲子（种子，健脾益肾），莲子心（胚芽，清心火）。又如青木香、天仙藤、马兜铃，分别入药。有的药性各异，如麻黄发汗，根止汗。

二、去除非药用部位

（一）去根或茎（用地上部分者去残根，用地下部分者去残茎）

（1）去残根：用茎或根茎的药物须除去非药用部位的残根，一般指除去主根、支根、须根等非药用部位。常用于石斛、荆芥、麻黄、薄荷、黄连、芦根、藕节、马齿苋、马鞭草、泽兰、茵陈、益母草、瞿麦等。

（2）去残茎：用根的药物须除去非药用部位的残茎，如龙胆、白薇、丹参、威灵仙、续断、防风、秦艽、广豆根、柴胡等。

现代研究认为，柴胡根、茎、叶的化学成分不完全相同，根含皂苷，具有解热、镇痛、镇静、抗炎等作用；茎叶不含皂苷，无根的作用，但挥发油含量为根的 3 倍。因此，柴胡只用根入药是合理的。

（3）同一类植物根、茎均能入药，但二者作用不同，须分离，分别入药。如麻黄根能止汗，茎能发汗解表，故须分开入药。制作：一般采用剪切、搓揉、风选、挑选等。

（二）去枝梗

指除去某些果实、花、叶类药物非药用部位，如去除老茎枝、柄蒂（花柄、果柄），使用量准确。

现代常要求去枝梗的药物有五味子、花椒、连翘、槐角、夏枯草、辛夷、密蒙花、桑叶、侧柏叶、钩藤、女贞子、桑寄生、栀子、桑螵蛸等。

如钩藤，习惯上以钩入药为佳，并认为双钩比单钩好，嫩枝较老枝好。现代研究认为，钩藤的钩与茎所含化学成分基本一致，但含量有差别，老枝、枯枝含量极少。药理实验结果表明，嫩枝、钩的降压作用维持时间长，老枝、茎降压作用较弱，维持时间短，说明古人强调钩藤用钩、嫩枝并去除老茎枝是有道理的。

制作：一般采用挑选、切除、摘等方法。

（三）去皮壳

去皮壳是指除去某些药材中的栓皮、表皮、种皮或果皮等非药用部位。“去皮免损气”，现代认为去皮壳的主要目的一是除去非药用部位，二是分离药用部位。

1. 制作

树皮类药物，如厚朴、杜仲、黄柏、肉桂等可用刀刮去栓皮、苔藓及其他不洁之物。

果实类药物如草果、益智、使君子、白果、大风子、榧子、巴豆等，可砸破皮壳，去壳取仁。种子类药物，如苦杏仁、桃仁等，可用燀法去皮。

有些药物多在产地趁鲜去皮。如知母、桔梗（传统要求桔梗去“浮皮”后入药）等。若不趁鲜及时去皮，干后不易除去。

2. 去皮的研究

“刮丹皮”药材中丹皮酚的含量降低。秦皮去粗皮历代本草中多无记载，且加工较繁。肉桂粗皮不含挥发油，故药典明确规定去粗皮。苦楝皮粗皮含微量有效成分，药典在采收项下对苦楝皮的规定是“晒干，或除去粗皮”，要求不一。海桐皮“带钉刺者佳”，实际上钉刺、粗皮均不具有内皮的生物碱反应，而是作为鉴别海桐皮的特征。

（四）去毛

去毛是指有些药材的表面或内部，常着生许多绒毛，服后能刺激咽喉引起咳嗽或具有其他有害作用，故须除去。采用刷除、砂烫、筛选、风选、挑拣等方法。

（1）刷去毛（叶类药材）：部分叶类药材如枇杷叶、石韦等，其下表面密被绒毛，传统方法将枇杷叶、石韦等逐张用棕刷刷除绒毛，洗净，润软，切丝，干燥。一般用于少量者。枇杷叶毛绒中皂苷含量较叶中为低。毛绒中并不含有能致咳或产生其他副作用的特异化学成分。也有研究发现枇杷叶的绒毛在煎煮过程中不易脱落，即使有少量脱落也可以通过过滤而除去。现主张枇杷叶不必刷去毛，既省工又省时。

（2）挖去毛（果实类药材）：金樱子果实内部生有淡黄色绒毛，本品在产地加工时，纵剖二瓣，用手工工具挖净毛核。将金樱子用清水淘洗，润软，置切药机上切 2 mm 厚片，筛去已脱落的毛、核，置清水中淘洗，沉去种核，捞出干燥。或将浸泡至七八成干的金樱子置碾盘上，碾至花托全破开，瘦果外露时，置筛孔直径为 0.5 cm 的筛子里进行筛选，可除去 95%绒毛及瘦果，晒干，再进行筛选即可。

（3）燎去毛：如鹿茸，先用瓷片或玻璃片将其表面茸毛基本刮净后，再用酒精燃着火将剩余的毛燎焦，注意不能将鹿茸燎焦。

（4）烫去毛：某些根茎类药材如骨碎补、香附、知母等，砂烫烫至鼓起、毛焦时，撞去绒毛，待其表面绒毛在撞击中被擦净时，取出过筛。现代多用滚筒式炒药机砂烫法，即在炒药机内投入适量河砂预热，投入药材炒至鼓起，此时转锅带动河砂与药材快速均匀的摩擦，待绒毛被擦净，取出过筛。

(5)撞去毛：香附、苍耳子

(五)去心

1. 去心的作用

“心”，一般指根类药物的木质部或种子的胚芽。关于去心的目的，从历代文献中，其去心作用理论可归纳为如下几个方面：

(1)除去非药用部位，如牡丹皮、地骨皮、白鲜皮、五加皮、巴戟天的木质心不入药用。

(2)分离不同药用部位，如莲子心(胚芽)和肉作用不同，莲子心能清心热，而莲子肉能补脾涩精，故须分别入药。

(3)消除药物的副作用，如远志、麦冬等。梁·陶弘景云：麦冬，“汤浸抽去心，不尔令人烦。”《雷公》载远志，“若不去心，服之令人闷”。以后的历代本草，均有类似的记载，说明古人在医疗实践中确实认识到个别药物的心，对临床治疗会带来不利的影响。

2. 化学成分分析研究

远志皮皂苷含量相当于木心的25倍。远志皮与远志心的化学成分相同，但皂苷含量高低有别，皮为12.1%，心为0.48%。麦冬不同炮制品中总黄酮的含量，去心麦冬明显高于其他炮制品。丹木中含牡丹酚、芍药苷和氧化芍药苷与丹皮相似，细根的牡丹酚和单萜苷含量较粗根为高。丹皮和全根在相同条件下，总提取物收率分别为41%和38%。巴戟天经薄层色谱和紫外光谱比较，根皮与木心所含化学成分差异很大。无机元素含量比较，根皮中有毒元素Pb较木心中含量为低，Fe、Mn、Zn等16种微量元素含量较木心中为丰富，特别是与中医的“肾”、心血管和造血机能密切相关的Zn、Mn、Fe、Cr等元素，在根皮中含量较高。

3. 药理作用比较研究

远志有祛痰作用，远志心无效；在镇静方面，全远志＞远志皮＞远志心，说明远志心对镇静有协同作用，而在祛痰方面无此作用。水煎液分别经小鼠酚红测定，皮有明显的祛痰作用，而心则无祛痰作用，但溶血作用和毒性，远志皮＞全远志＞远志心。

丹木与丹皮血小板凝集抑制作用的比较，其作用程度相同，而抑制纤维蛋白溶酶原活性和抗纤维蛋白溶酶作用的比较，丹木比丹皮强。

连翘能清热解毒，散结，通过老翘与老翘心，青翘与老翘心毒性实验表明：青翘与老翘的毒性比心大，青翘比老翘毒性大。

4. 去心的方法

(1)捶破后去心，如巴戟天等须去木质心的药物，一般是趁鲜捶破，或润软后捶破，除去心。

(2)剖开后去心，如莲子肉和莲子心的分离。

(六)去芦

“芦”又称“芦头”，一般指药物的根头、根茎、残茎、茎基、叶基等部位。通常认为需要去芦的药物有人参、党参、桔梗、续断、牛膝、草乌、茜草、地榆、玄参等。

去芦的目的，历代亦很少说明。宋《证类》中人参项下有“采根用时，去其芦头，不去者吐人，慎之”的记载。明·张浩《仁术》：“去芦，芦与参相反，吐药中有用芦者。”龚廷贤在《回春》中也指出“肺气短少气虚喘烦热去芦用之”。罗周彦《粹言》：“去芦，其芦能上涌吐痰。”李中梓在《通玄》中说“芦能耗气，又能发吐耳。”清代《修事》则总结为“去芦者免吐”并沿用至今。

由于中药去芦经历了中药去芦的提出（汉代），中药去芦的发展（唐代、宋代、元代），不去芦和去芦中药同入处方（明代），以及对中药去芦不多（清代）的发展过程，尤其在清代，很少提出中药去芦的要求。为进一步探讨古人关于中药去芦的合理性，现代学者对部分中药的芦头和入药部位从成分、药理、临床方面做了一些研究。

如人参，其主根和芦头的皂苷种类、数目均相同，后者含量是前者的3倍左右，其他如多肽、氨基酸、无机元素等也是大同小异，药理资料表明，未发现人参芦头有催吐作用，认为人参去芦没有必要，以避免药材的损失。

另外，据对桔梗主根和芦头的成分比较表明，桔梗芦头和主根的成分基本一致，但所含皂苷量，芦头略多于根20%～30%，其他如前胡、防风、玄参、独活等，其芦头和主根均具有相同或相近的有效成分和临床效果。现多主张不去芦头使用，即使去除，与“令药洁净”有一定联系，以达符合中药净度要求。

（七）去核

有些果实类药物，常须用果肉而不用核（或种子）。其中有的核（或种子）属于非药用部分，有的果核与果肉作用不同，故须分别入药。

关于去核的目的，《雷公》中曾提出“使山茱萸，须去肉核，……核能滑精”。至清代《修事》中则总结为“去核者免滑精”。现代对去核的解释多沿用此说。此外，去核还有其他说法，如宋代《证类》中说蜀椒“椒目冷，别入药用，不得相杂”。明代《品汇》中说川楝“使肉即不使核，使核即不使肉。”也有二者作用不同之意。即核与肉功用不一，须分别入药。

制作：一般采用风选、筛选、挑选、浸润、切挖等方法。

乌梅，按医疗要求有用肉者，且核的分量较重，并无治疗作用，故须除去。去核方法：质地柔软者可砸破，剥取果肉去核；质地坚韧者可用温水洗净润软，再取肉去核。

山茱萸，果实分量较重，无治疗作用。且古人认为核能滑精，故须除去，本品多在产地即已去核。如仍有未去核者，可洗净润软或蒸后将核剥去，晒干。

去核的现代研究：山茱萸果核与肉的成分相似，但含量有差别，鞣质和油脂主要分布于核中，而具有降低血清转氨酶作用和安定、降湿、抗菌消炎作用的熊果酸主要存在于肉中，核为肉的1/6。临床有带核入药治疗遗精致病情加剧的报道。因此山茱萸不去核必然会影响临床疗效。诃子为收涩药，历代强调“去核用肉”。现代研究认为诃子主要成分为鞣质，生诃子肉中鞣质含量为40.60%，核中鞣质含量仅为4.16%，含量相差近十倍，故须去核入药，以去除其质次部分，提高有效成分含量比，从而增加其收敛止泻之功。

（八）去瓤

有些果实类药物，须去瓤用于临床。药材去瓤，历代品种并不多，有枳实（汉代），枳壳（唐代），青皮、木瓜、罂粟壳（宋代），臭橘（明代）等。去瓤的目的，古代主要是去除质次部位。唐代《新修》中说枳实“用当去核及中瓤乃佳”，至明代《蒙筌》中始有“去瓤者免胀。”如枳壳，通常用果肉而不用瓤，瓤无治疗作用。据研究，枳壳及其果瓤和中心柱三者均含挥发油、柚苷及具升压作用的辛弗林和N-甲基酪胺，但果瓤和中心柱挥发油含量甚少，且不含柠檬烯。

枳壳瓤占枳壳重量的20%，又易霉变和虫蛀，水煎液极为苦酸涩，不堪入口；同时，还有瓤会引起胀气的说法，故枳壳瓤作为非药用部分除去是有一定道理的。其方法是，原药用小刀挖去瓤，洗净泥沙，捞起，润过液，用铁锚压扁，再上木架压3～5 d，压扁后，使对合成扁半圆形，切成0.2 cm厚的凤眼片，晒干。

(九)去头尾足翅

部分动物类或昆虫类药物，有些需要去头尾或足翅。其目的是除去有毒部分或非药用部分。如乌梢蛇、金钱白花蛇、蕲蛇等均去头尾，斑蝥、红娘子、青娘子均去头足翅，蛤蚧须除去鳞片头爪，蜈蚣须除去头足。

近年来，通过对蝉蜕的研究结果表明，其头、足、壳身的主要成分是氨基酸，带头足的蝉蜕其镇静、镇痛及降低毛细血管通透性的作用最强，因此有人认为蝉蜕不必去头足，而以整体入药。

(十)去残肉

某些动物类药物，如龟甲、鳖甲、豹骨、猫骨等，均须除去残肉筋膜，纯净药材。

制作：传统方法一般采用刀刮、挑选、浸漂(如石灰、碱面浸，比例按照龟板∶石灰∶碱面＝100∶20∶2.5)等。现代可用胰脏净制法和酵母菌法。

1.浸泡法

清水浸泡→分离→洗净→日晒夜露→干燥。

2.蒸法

沸水蒸→热水中刷去皮肉→洗净→干燥。

3.胰脏净制法

(1)加工方法：取新鲜或冰冻的猪胰脏，除去外层脂肪和结缔组织称量后绞碎，用水少许搅匀，置于纱布上过滤，取滤液配制成约0.5%的溶液，用Na_2CO_3调pH在8.0～8.4之间。水浴加热至40℃，每隔3 h搅拌1次，经12～16 h，残皮和残肉能全部脱落，捞起龟甲、鳖甲，洗净晒干，至无臭味即得。

(2)加工原理：胰脏分泌胰酶(胰蛋白酶、糜蛋白酶、胰淀粉酶和胰脂肪酶)。其中胰蛋白酶在适宜的条件下(温度40℃，pH 8.0～8.4，糜蛋白酶要求pH为8.0)，对不同形式的肽链发生水解作用，使蛋白质水解成氨基酸和多肽。而龟甲上的残肉、残皮含有丰富的蛋白质，可被胰酶水解而除去。其方法优点是，产品色泽好，无残肉，易裂开，胰脏易得，设备简单，操作方便，成本低，时间短，但对产品质量有影响。

4.酵母菌法

取龟甲0.5 kg，用冷水浸泡2 d，放弃浸泡液，加卡氏罐酵母菌300 mL，加水淹过龟甲1/6～1/3体积，盖严。2 d后溶液上面起一层白膜，7 d后将药物捞出，用水冲洗4～6次，晒干至无臭味即得。其优点是酵母菌法比原来传统净制法时间可缩短5～6倍，设备简单，去腐干净，对有效成分(动物胶)无损失，出胶率比传统净制品还高，适应大量生产。

另外，有些动物类药材需要去毛丝、角塞和皮膜，如僵蚕、穿山甲、象皮、羚羊角、熊胆、紫河车、麝香等。

任务16　其他加工

一、碾捣

某些矿物、动物、植物类药物，由于质地特殊或形体较小，不便切制，不论生熟，均需碾或捣碎，以便调配和制剂，使其充分发挥疗效。

传统上有“逢石必捣”和“逢子必捣”之说。采用碾碎或捣碎的药物大致可分为以下几类：

(1)矿物类：如自然铜、龙骨、云母石等。

(2)甲壳类：如穿山甲、龟甲、瓦楞子等。

(3)果实种子类：本类药物大多数含脂肪油或挥发油。如芥子、莱菔子、川楝子、紫苏子、决明子等。

(4)根及根茎类：本类药物大多数切成饮片供临床应用，但有的品种形体很小，不便切制，如川贝母、制半夏、珠儿参、三七等须在调剂时捣碎。

在碾或捣碎药材时，为防细粉飞扬，常需要加盖；同时富含脂肪油或挥发油的果实种子类在碾或捣碎后不宜贮存过久，以免泛油变质或挥发而失效。

二、制绒

某些纤维性药材经捶打，推碾成绒絮状，以缓和药性或便于应用。如麻黄碾成绒，则发汗作用缓和，适用于老年、儿童和体弱者服用。另外，艾叶制绒，便于配制“灸”法所用的艾条或艾柱。

三、拌衣

将药物表面用水湿润，使辅料粘于药物上，从而起到一定的治疗作用。

(1)朱砂拌(2%)：将药物湿润后，加入定量的朱砂细粉拌匀，晾干。如朱砂拌茯神、茯苓、远志等，以增强宁心安神的作用。

(2)青黛拌(2%)：基本与朱砂拌法相同，如青黛拌灯心草，有清热凉肝的作用。

四、揉搓

某些质地松软而呈丝条状的药物，须揉搓成团，便于调配和煎熬，如竹茹、谷精草等。另如荷叶、桑叶须揉搓成小碎块，便于调剂和制剂。

任务 17 实战训练 净选加工

一、能力目标

(1)掌握净选加工的目的。

(2)能根据药材性状选择适宜的工具与方法清除杂质。

二、知识准备

净制:选取药用部分,分离或去除非药用部位、杂质及霉变品、虫蛀品、灰屑等,符合净度要求。净度系指炮制品的纯净度,以及炮制品中所含杂质及非药用部位的限度。炮制品应有一定的净度标准,以保证调配剂量的准确。饮片的“质”与“量”是影响临床疗效的主要因素。炮制品中不应夹带泥沙、灰屑、杂质、霉烂品、虫蛀品。应该剔除非药用部位如壳、核、芦头、栓皮、头足、翅等。

三、任务引入

根据《中国药典》2015 年版附录炮制通则要求,将药材进行净选加工,按药材质地、药性和炮制目的的不同要求,分别使用挑选、筛选、风选、水选等方法清除杂质。

四、任务分析

清除杂质是个净制处理的过程,目的是使药材达到净度要求。在此过程中,去除非药用部分、除杂、大小分档,便于调剂与制剂。

五、任务实施

1. 挑选

挑选是清除混在药物中的杂质及霉变品等,或将药物按大小、粗细等进行分档,以便使其洁净或进一步加工处理。

操作方法:将药物放在竹长匾内或摊放在桌上,用手拣去簸不出、筛不下且不能入药的杂质。计算药物的净度[净度(%)=净药重量/供试药物重量×100%],使其达到《中药饮片质量标准通则》要求。

药材:枸杞子、钩藤。

2. 筛选

是根据药物和杂质的体积大小不同,选用不同规格的筛和箩,以筛去药物中的砂石、杂质，使其达到洁净。或者利用不同孔径的筛分离药材大小和粉末粗细，使大小规格趋于一致。

药材：菊花、桑叶、香附米、牵牛子、牛蒡子。

3. 风选

风选是利用药物和杂质的比重不同，经过簸扬（一般可利用簸箕或风车），借药材起伏的风力，使之与杂质分离，以达到纯净之目的。其对象是与药物的质量相差较大的杂质。

药材：苏子、车前子、吴茱萸、莱菔子等。

4. 水选

药物通过水，将杂质选出或漂去杂质的常用方法。

药材：蝉蜕，海藻、乌梅、山茱萸、昆布。

六、考核内容

（1）分组操作，每组根据药材完成挑选、筛选、风选、水选 4 种方法操作。

（2）达到净度要求。

（3）药材保质保量。

（4）完成清场任务。

项目二　饮片切制

目的要求

1. 认知饮片的含义、饮片切制的目的。
2. 认知药材切制前的软化方法、饮片的类型及规格。
3. 认知手工切制的方法及机械切制设备的原理或使用方法。

任务 18　切制的概念

一、饮片切制

将净选后的药物进行软化，切成一定规格的片、丝、块、段等形状的炮制工艺，称为饮片切制。

二、饮片的含义

广义：凡是直接供中医临床调配处方或中成药生产用的所有中药，统称为饮片。在中医药理论指导下，将中药材制备成一定规格的炮制品称为饮片。

狭义：指切制成一定规格的片、丝、段、块等形状的药材。

三、饮片切制历史沿革

"口父咀"指以口咬碎。《五十二病方》中，就载有"细切""削""剡"等早期饮片切制用语。历经汉、唐发展到南宋时期制药事业日臻完善。元朝周密在回忆南宋的《武林旧事》一书中，曾记载杭州已有制售"熟药圆散，生药饮片"的作坊了。至明代中期陶华的《伤寒六书》制药法中，明确提出了饮片一词，曰："一用川大黄，须锦纹者，佳。锉成饮片，用酒搅匀，干燥，以备后用。"

四、饮片切制的目的

1. 便于有效成分煎出

采取“质坚宜薄，质松宜厚”的切制原则。

2. 利于炮炙

药材切制饮片后，便于炮炙时控制火候，使药物受热均匀。还有利于各种辅料的均匀接触和吸收，提高炮炙效果。

3. 利于调配和制剂

药材切制成饮片后，体积适中，方便配方；在制备液体剂型时，药材切制后能增加浸出效果，并有“细而不粉”（可避免药材细粉在煎煮过程中糊化、粘锅等现象）的特色。制备固体剂型时，由于切制品便于粉碎，从而使处方中的药物比例相对稳定。

4. 便于鉴别

对性状相似的药材，切制成一定规格的片型，显露其组织结构的特征，有利于区别不同药材，防止混淆。

5. 利于贮存

药物切制后，含水量下降，减少了霉变、虫蛀等因素而利于贮存。

任务 19 药材切制前的软化处理

水处理的目的主要为：洁净药物，除去泥沙杂质；缓和药性，降低毒性；软化药材，便于切制饮片。水处理软化药材的原则为“少泡多润，药透水尽”。

软化工艺是饮片切制的重要工艺之一，俗语有“三分切工，七分润工”之称。除了通草、丝瓜络、灯心草等质地柔软的药物可以直接切制外，植物药切制前都必须经过适当的软化处理，使其质地柔软适中，才能切制成不同规格的饮片。软化工序有利于药材切制时减少破碎，保持片型整齐，外表均匀，平整美观。药材在软化处理之前，首先要经过净制工艺，除去非药用部分和泥土杂质，然后大小分类，并根据药物的种类和质地，季节温度等情况，选用不同的软化方法，依次软化处理，防止软硬不匀及有效成分的大量损失。

一、常水软化法

（一）淋法（喷淋法）

1. 定义

即用清水喷淋或浇淋药材。

2. 操作方法

操作时，将药材整齐堆放，用清水均匀喷淋或自上而下浇淋，喷淋的次数根据药材质地而异，一般为2～4次，均须稍润，以适合切制。

3. 适应范围

多适应于气味芳香、质地疏松的全草类、叶类、果皮类和有效成分易随水流失的药材，如薄荷、荆芥、佩兰、香薷、枇杷叶、陈皮、甘草等。

4. 注意事项

(1)淋法处理药物应注意防止堆积过密，返热烂叶。

(2)若用淋法处理后仍不能软化的部分，可选用其他方法再进行处理。如对根部粗大的药材可采用上淋下泡法，使之软化程度一致。

(二)洗法(抢水洗)

1. 定义

是用清水洗涤或快速洗涤药材的方法。

2. 操作方法

将药材投入清水中，经淘洗或快速洗涤后及时取出，稍润，即可切制。

3. 适用范围

适用于质地松软、水分易渗入及有效成分易溶于水的芳香药材，如五加皮、瓜蒌皮、白鲜皮、合欢皮、南沙参、石斛、瞿麦、陈皮、防风、龙胆、细辛等。

4. 注意事项

(1)洗法应在保证药材洁净和易于切制的前提下，快速洗涤，尽量缩短药材与水接触的时间，以防止药材“伤水”和有效成分的流失。

(2)洗法还可以用作清洁药物，洗净泥土杂质的方法。

(3)表面泥土较重的药物，取一定量洗毕的样品置清水中淘洗，洗涤水中不应有明显沉积物。

目前，大生产中多采用滚筒式洗药机洗涤药材。

(三)泡法

1. 定义

是将药材用清水泡一定时间，使其吸入适量水分的方法。

2. 操作方法

操作时，先将药材洗净，再注入清水至淹没药材，放置一定时间，视药材的质地、大小、季节、水温等灵活掌握，中间不换水，一般浸泡至6～7成透，捞起，润软，再切制。

3. 适用范围

适用于质地坚硬，水分较难渗入的药材，如萆薢、天花粉、木香、乌药、土茯苓、泽泻、姜黄、三棱等。动物类药物也可采取泡法，如龟甲、鳖甲、鹿角、狗骨等。

4. 注意事项

(1)泡法操作时受药材体积、质地、季节等因素的影响。一般体积粗大、质地坚实者，泡的时间宜长些；体积细小，质轻者，泡的时间宜短些。质轻遇水漂浮的药材，如枳壳、青皮，在浸泡时，要压一重物，使其泡入水中。

(2)春、冬季节气温较低，浸泡的时间宜长些；夏、秋季节气温较高，浸泡的时间宜短些。本着“少泡多润”的原则，使之软硬适度便于切制为准，保证药物的质量。

(3)动物类药物采取不换水法进行，即将药材置缸内，放水淹过药面，加盖泡之，由于微生物繁殖，造成筋膜腐烂，以除去附着的筋、肉、膜、皮等，而留下需要的骨质。洗净，干燥。

(四)漂法

1. 定义

漂法是将药材用多量清水，并定时换水，多次漂洗的方法。

2. 操作方法

将药材放入大量的清水中，每日换水 2～3 次。

3. 适用范围

本法适用于毒性药材、用盐腌制过的药物及具腥臭异常气味的药材，如川乌、草乌、天南星、半夏、附子、肉苁蓉、昆布、海藻、紫河车、五谷虫、人中白等。

4. 注意事项

(1)漂的时间根据药材的质地、季节、水温灵活掌握，以去除其刺激性、咸味及腥臭气味为度。

(2)有毒药物如乌头、半夏等，漂至取个大体实者切开内无干心，或取少量放于舌上，以半分钟内不出现刺舌感为准。

(3)含盐分和有特异腥臭气味的药物，漂至内无咸味，或漂去瘀血、无腥臭气味为准。

(五)润法

把泡、洗、漂过的药材，以湿物遮盖或继续喷洒适量清水，保持湿润状态，使药材外部的水分徐徐渗透到药物组织内部，达到内外湿度一致，利于切制。适用于质地较坚硬的药材。

1. 类型

(1)浸润：以定量水或其他溶液浸润药材，经常翻动，使水分缓缓渗入内部，以“水尽药透”为准，如酒浸黄连、木香，水浸郁金、枳壳、枳实等。

(2)伏润(闷润)：经过水洗、泡或以其他辅料处理的药材，用缸(坛)等在基本密闭条件下闷润，使药材内外软硬一致，利于切制，如郁金、川芎、白术、白芍、山药、三棱、槟榔等。

(3)露润(吸潮回润)：将药材摊放于湿润而垫有篾席的土地上，使其自然吸潮回润，如当归、玄参、牛膝等。

(4)晾润：将抢水洗后的药材，置阴凉通风处，摊开，不加遮盖，使部分水分渗入内部。若没被润软，要喷淋清水，继续滋润至适合切制的程度。如北沙参、茯苓等。

(5)复润：药材若一次难以闷润透，可在闷透后，经晾晒再行闷润，或喷淋清水后再闷润，如此反复操作，直至药材润透，适合切的程度。如大黄、何首乌、乌药、常山、三棱、泽泻、川芎、白芷等。复润不仅避免了过多用水造成有效成分损失，而且因中途淋水和晾晒，防止了发热霉变。

润药得当，既保证质量，又可减少有效成分损耗，有“七分润工，三分切工”之说法。润药是关键。

2. 优点

(1)有效成分损失少。

(2)饮片颜色鲜艳。

(3)水分均匀，饮片平坦整齐。很少有炸心、翘片、掉边、碎片等现象。

3. 注意事项

(1)润法时间长短应视药物质地而定，如质地坚硬的需浸润 3～4 d 或 10 d 以上；质地较软的 1～2 d 即可。夏、秋宜短，冬、春宜长。

(2)质地特别坚硬的药物，一次不易润透，需反复闷润才能软化。如大黄、何首乌、泽泻、槟榔等。

(3)夏季润药，由于环境温度高，要防止药物霉变，对含淀粉多的药物如山药、天花粉、泽泻等，要防止发黏、变红、变霉、变味现象出现。一经发现，要立即以清水快速洗涤，晾晒后再适当闷润。

二、其他软化方法

有些药材不适宜用常水软化，可根据自身的性质，采用其他的软化方法。

(一)湿热软化法

1. 定义

是通过蒸或煮使药材软化的方法。

2. 适用范围

质地坚硬的药材，常水不易渗入，久泡易损失药效，如宣木瓜(外皮坚硬，不易浸透，泡后松软易碎)、红参、天麻(苷类易流失)等。有效成分易酶解的药材，如黄芩(酶易分解苷类而变绿)。

3. 优点

(1)加速软化。

(2)利于保存有效成分和保持片形美观。

(3)缩短干燥时间。

4. 操作方法

将净药材抢水洗或不洗，置蒸制容器内蒸制或置沸水中煮制一定时间，取出趁热润软，切片，干燥。

5. 举例

(1)蒸润：如黄芩要蒸润后趁热切片；木瓜蒸后呈棕红色，趁热切片。

(2)蒸汽喷雾润：鹿茸刮去茸毛，加酒稍润，置高压锅脐上喷汽趁热切片。

(二)干热软化法

1.定义

指通过烘、煨等方法直接加热,使药材软化的方法。

2.举例

(1)阿胶蛤粉:烫制前烘箱 60℃烘软化,趁热切制成阿胶丁(立方块)。

(2)肉豆蔻:煨制趁热切厚片。

(三)酒处理软化

1.动物类药材选用酒软化的原因

(1)遇水易变质。

(2)难以软化。

2.举例

(1)鹿茸:去毛→布缠茸体→灌热白酒→蒸软→切薄片→压平→干燥。

(2)蕲蛇、乌梢蛇:黄酒润透切寸段干燥。

(四)鲜药切制

部分药材可在产地采集后趁鲜切制,节省了软化过程。例如一些质地坚硬,不易软化的药材如萆薢、乌药、鸡血藤、黄药子等一般在产地切制;山楂一般也在产地切片。一些鲜活药材如鲜石斛、鲜地黄、鲜芦根、生姜等以鲜品入药,也要趁鲜切制。

三、药材软化新技术

1.减压冷浸法

减压冷浸法的原理是利用减压抽真空的方法,抽出药材组织间隙中的气体,使之接近真空,维持原真空度不变,将水注入罐内至浸没药材,再恢复常压,使水迅速进入药材组织内部,达到与传统浸润方法相似的吃水量,将药材润至可切,以此提高软化效率。

2.真空加温润药法

(1)装置:用 4 只(或 3 只)大铁筒(每只容积 150～200 kg)作真空筒,安装成“田”字形(或“品”字形),中有转轴一根。通过动力转动,几只圆柱形筒可交替使用。

(2)操作方法:药物经洗药机洗净后,自动投入圆柱形筒内,待水沥干后,密封上下两端筒盖,然后打开真空泵,使筒内真空度上升到 83.7 kPa 时(即不到一个大气压),约 4 min 后,开始放入蒸汽,这时筒内真空度逐步下降,温度逐步上升到规定的范围(可自行调节),此时真空泵自动关闭,保温 15～20 min 后,关闭蒸汽(时间可根据药物性能掌握),然后由输送带将药物运到切药机上切片,每筒药物 15 min 即可切完。

3.加压冷浸法

将药材和水装入耐压容器中,通过机械加压的方法将水压入药材组织中,加快药材的软化速度。由于加压需要加至 140 kPa 以上,对设备要求高,目前未有定型设备。

四、药材软化程度的检查方法

1."看水性""看水头"

药材在水处理过程中，要检查其吸水量是否合适，其软化程度是否符合切制要求。

2.常用的检查方法

(1)弯曲法：适用于长条状药材。药材软化后握于手中，大拇指向外推，其余四指向内缩，以药材略弯曲，不易折断为合格，如白芍、山药、木通、木香等。

(2)指掐法：适用于团块状药材。以手指甲能掐入软化后药材的表面为宜，如白术、白芷、天花粉、泽泻等。

(3)穿刺法：适用于粗大块状药材。以铁扦能刺穿药材而无硬心感为宜，如大黄、虎杖等。

(4)手捏法：适用于不规则的根与根茎类的药材。软化后以手捏粗的一端，感觉其较柔软为宜，如当归、独活等。

(5)手握法：有些体积小的块根、果实、菌类药材，需润至手握无吱吱响声及无坚硬感，如黄芩、槟榔、延胡索、枳实、雷丸等。

(6)刀劈法：质地坚硬的药材，软化至用刀剖开，内心有潮湿的痕迹为宜，如泽泻、大黄。(可观察吸水情况，检验是否宜切。)

五、药材机械切制时软化程度的特点

1.机械切制的"水头"特点

(1)吸水量：较手工少。

(2)软化程度：较手工硬。

2.机切药材注意事项

(1)少浸多润，润透药材。

(2)软硬适宜，应能承受挤压与冲击，片型美观；过软则黏滞难切，或成败片；过硬则损坏设备，难切成片。

任务 20　饮片的类型及切制方法

一、常见饮片类型、规格及选择原则

(一)常见的饮片类型及规格

1.极薄片

厚度为 0.5 mm 以下，适宜木质类及动物骨、角质类药材。如羚羊角、鹿角、松节、苏木、降香等。

2. 薄片

厚度为1～2 mm，适宜质地致密坚实、切薄片不易破碎的药材。如白芍、乌药、槟榔、当归、木通、天麻、三棱等。

3. 厚片

厚度为2～4 mm，适宜质地松泡、黏性大、切薄片易破碎的药材。如茯苓、山药、天花粉、泽泻、丹参、升麻、南沙参等。

4. 斜片

厚度为2～4 mm，适宜长条形而纤维性强的药材。倾斜度小的称瓜子片，如桂枝、桑枝；倾斜稍大而体粗者称马蹄片，如大黄；倾斜度更大而药材较细者称柳叶片，如甘草、黄芪、川牛膝等。

5. 直片（顺片）

厚度为2～4 mm，适宜形状肥大、组织致密、色泽鲜艳和需突出其鉴别特征的药材。如大黄、天花粉、白术、附子、何首乌、防己、升麻等。

6. 丝（包括细丝和宽丝）(slivers)

细丝2～3 mm，宽丝5～10 mm。适宜皮类、叶类和较薄果皮类药材。如黄柏、厚朴、桑白皮、秦皮、合欢皮、陈皮等均切细丝；荷叶、枇杷叶、淫羊藿、冬瓜皮、瓜蒌皮等均切宽丝。

7. 段（咀、节）(segments)

短段（咀）长度为5～10 mm，长段（节）长度为10～15 mm。适宜全草类和形态细长，内含成分易于煎出的药材。如薄荷、荆芥、香薷、益母草、党参、青蒿、佩兰、瞿麦、怀牛膝、北沙参、白茅根、藿香、木贼、石斛、芦根、麻黄、忍冬藤、谷精草、大蓟、小蓟等。

8. 块

为8～12 mm^3的立方块。有些药材煎熬时，易糊化，需切成不等的块状。如阿胶丁等。

（二）饮片类型的选择原则

（1）质地致密、坚实者，宜切薄片。

（2）质地松泡、粉性大者，宜切厚片。

（3）为了突出鉴别特征，或为了饮片外形的美观，或为了方便切制操作，视不同情况，选择直片、斜片等。

（4）凡药材形态细长，内含成分有易煎出的，可切制一定长度的段。

（5）皮类药材和宽大的叶类药材，可切制成一定宽度的丝。

（6）为了对药材进行炮炙，切制时，可选择一定规格的块或片。

二、饮片的切制方法

（一）机械切制

机械切制优点是加工能力大，减轻劳动强度，提高生产效率。但一些特殊的片型、出口和贵重饮片（西洋参）等，不宜采用机械切制，否则败片率较高。主要的切制机械有：

（1）剁刀式切药机：这种切药机结构简单，适应性强，功率高。一般根、根茎、全草类药材均可切制，但不适宜切制颗粒状（团块状）药材。

（2）旋转式切药机：这种机器分为动力、推进、切片、调节四部分。其特点是，可以进行颗粒类药物的切制，全草类药物则不宜切制。

（3）多功能切药机：这种切药机主要适用于根茎、块状及果实类药材，圆片、直片以及多种规格斜形饮片的加工切制。

机械切制歌诀：刀快上线喂药匀，润透操作饮片平，时多时少厚薄片，刀钝曲线斧头形。

（二）手工切制

操作时，将软化好的药物，整理成把（称“把活”）或单个（称“个活”）置于刀床上，用手或一特别的压板向刀口推进，然后按下刀片，即切成饮片。饮片的厚薄长短，以推进距离控制。

手工切药刀主要有：

（1）切药刀（铡刀）：主要由刀片、刀床（刀桥）、压板、装药斗、控药棍等部件组成。较多用于切横薄片及草类药物，如桂枝、白芍、荆芥、香薷等。

（2）片刀（类似菜刀）：多用于切厚片、直片、斜片等，如浙贝母、白术、甘草、黄芪、苍术等。

（三）其他切制

（1）镑：镑片所用的工具是镑刀。操作时，将软化的药材用钳子夹住，另一只手持镑刀一端，来回镑成极薄的饮片。此法适用于动物角类药物，如羚羊角、水牛角等。

近年来，一些地区已使用镑片机。无论用手工镑片还是机器镑片，均需将药物用水处理后，再进行操作。

（2）刨：利用刨刀刨成薄片。木质或角质坚硬类药材，如檀香、松节、苏木、牛角等，适用于本法切制。操作时，将药材固定，用刨刀刨成薄片即可。若利用机械刨刀，药材则需预先进行水处理。

（3）锉：有些药材，习惯上用其粉末。但由于用量小，一般不事先准备，而是随处方加工，如水牛角、羚羊角等。调配时，用钢锉将其锉为末，或再加工继续研细即可。

（4）劈：本法是利用斧类工具将动物骨骼类或木质类药材劈成块或厚片，如降香、松节等。

除上述方法外，还可采用擂、研、捣、打、磨等方法粉碎坚硬的矿物及果实种子类药物，如擂朱砂、捣碎栀子等。常用的工具有铁或铜制的“冲钵”、碾槽、石制的“臼”、瓷制的研钵等。

任务21　饮片的干燥

药物切成饮片后，为保存药效，便于贮存，必须及时干燥，否则影响质量。饮片的干燥方法较多，一般分为自然干燥与人工干燥 。

一、自然干燥

自然干燥是指把切制好的饮片置日光下晒干或置阴凉通风处阴干。

1. 晒干法

一般饮片的干燥均可应用“晒干法”，将饮片平摊在席子、竹匾或洁净的水泥地面上，不时翻动至干燥即可。

2. 阴干法

含芳香挥发性成分类药物宜用“阴干法”，即将饮片薄摊于空气流通的阴凉场所，使水分缓缓蒸发，直至干燥。对于一些色泽鲜艳、日照易变色或走味的药材如红花、黄连、槟榔、黄柏、降香等，可置于通风处自然风吹至干。

晒干法和阴干法都不需要特殊设备，具有经济方便、成本低的优点。但本法占地面积较大，易受气候的影响，饮片亦不太卫生。

人工干燥时若遇阴雨天气，可根据饮片的性质适当采用烘焙法干燥。

GMP 规定：洗涤或切制后的中药饮片或中药材不宜露天干燥。

3. 适宜于自然干燥的药材

(1)黏性类：黏性类药物如天冬、玉竹等含有黏性糖质类药材，潮片容易发黏，多采用烘焙法或晒干法 。

(2)粉质类：粉质类就是含有淀粉较多的药物，如山药、浙贝母等。宜采用晒干法或烘焙法。

(3)油质类：油质类药材如当归、怀牛膝、川芎等，宜采用日晒法或微火烘焙法 。

(4)芳香类：芳香类药材如荆芥、薄荷、香薷、木香等，多采用阴干法。

(5)色泽类：色泽类药材如桔梗、浙贝母、泽泻、黄芪等。根据色泽不同，分别采用日晒法和烘焙法。

此外，有些根须类和根皮类药物可采用日晒法和烘焙法，如白薇、龙胆草，厚朴、黄柏等；草叶类药物要薄摊曝晒，勤翻动，不宜用烘焙法，以防燃烧，如仙鹤草、泽兰、竹叶、地丁草等。

二、人工干燥

人工干燥是利用一定的干燥设备，对饮片进行干燥。本法的优点是，不受气候影响，比自然干燥卫生，并能缩短干燥时间。主要有直火热风式、蒸汽式、电热式、远红外线式、微波式等干燥设备。

人工干燥的温度：一般药物以不超过 80℃为宜。含芳香挥发性成分的药材以不超过 60℃为宜。干燥后的饮片含水量应控制 7%～13%为宜。已干燥的饮片需放凉后再贮存，否则余热会使饮片回潮，易发生霉变或虫蛀。

几种干燥设备：翻板式干燥机，热风循环烘箱，远红外线辐射干燥技术，微波干燥技术，太阳能集热器干燥技术。

任务 22　饮片切制过程的质量标准

《中药饮片生产过程质量标准通则(试行)》对药材软化、切制及饮片干燥后的质量都做了明确的规定。现分述如下。

一、软化药材的质量标准

(一)质量要求

经软化后的药材,必须无泥沙等杂质,无伤水、腐败,无霉变异味,软硬适度。

(二)质量指标

(1)喷淋:经清水喷洒或喷淋的药材应略润或润透。未润透或水分过大者不得超过5%。

(2)淘洗:经清水淘洗、冲洗或抢水洗的药材,不得伤水。水分过大或未润透者不得超过5%。

(3)浸泡:经清水或液体辅料浸泡的药材,应软硬适度,不流失有效成分。未泡透者不得超过5%,伤水者不得超过3%。

(4)漂洗:经漂洗需去除腥味咸味。毒性或需浸洗透心的药材,漂洗后应无或微有腥味、咸味,内无白心;有毒药材略有麻辣味。不得有霉变、腐烂、酸败。

(5)润:经清水润过的药材,应软硬适度,不伤水、不酸败,润透程度一致。未润透者不得超过10%。

(6)渍:经清水或液体辅料浸渍的药材,未渍透者不得超过5%。

(三)检查方法

取定量样品,用下列方法拣出未润透和水分过大的药材,合并称重计算。

(1)刀劈:质地坚硬的药材用刀劈开,内心应有潮湿痕迹。

(2)指掐:团块状的药材用指甲应能掐入药材表体。

(3)穿刺(针刺法):用钢针穿刺药材中心,应无坚硬感。

(4)弯曲:长条形药材用手弯曲,应曲而不折断。

(5)口尝:断面应无咸味或略有麻辣感。

(6)鼻闻:应无或微有腥味。

表面泥土较重的药材,取定量样品置于清水中淘(冲)洗,洗水不得明显混浊。

二、切制饮片的质量标准

(一)质量要求

切制后的饮片应均匀、整齐、表面光洁,片面无机油污染,无整体,无长梗,无连刀片和斧头片。

(二)质量指标

(1)标准饮片:极薄片厚度为0.5 mm以下,薄片厚度为1～2 mm,厚片厚度为2～4 mm;短段长度为5～10 mm,长段长度为10～15 mm;块为边长8～12 mm的方块;细丝宽度为2～3 mm,宽丝宽度为5～10 mm。

(2)不合格饮片:各类不合规格的饮片不得超过10%。其中,极薄片不得超过该品种标准厚度的0.5mm;薄片、厚片、丝、块不得超过标准的1mm;段不得超过标准的2mm。

(3)破碎片(碎丝)不得超过8%。

(4)斜长片不得超过 5%。

(5)总的异形片不得超过 15%。

(三)检查方法

取定量样品拣出不合格片、破碎片和斜长片,分别称重计算。

三、干燥饮片的质量标准

(一)质量要求

干燥后的饮片,必须湿度均匀,保持固有色泽、气味,片型整齐。

(二)质量指标

一般饮片的水分应控制在 7%~13%。饮片干燥后不得变色。

任务 23　饮片的包装

一、饮片包装的定义

系指对饮片盛放、包扎并加以必要说明的过程。

目前多数饮片厂生产出的饮片无统一的包装标准。包装材料都采用麻袋、化纤袋、蒲包、竹筐、木箱等,混乱不一,致使饮片污染严重,易沾上麻袋纤维和灰尘,含糖类和淀粉类的药材易虫蛀和霉变。由于中药饮片品种繁多,包装不善而带来的饮片混淆和发错药的现象也时有发生,后果不堪设想。另外,饮片的包装不善严重影响饮片的保管、贮存、运输和销售。

二、饮片包装的作用

(1)便于饮片的存取、运输、销售。

(2)有利于饮片的经营和防止再污染。

(3)有利于饮片的美观、清洁、卫生和定期监督检查。

(4)有利于促进饮片生产的现代化、标准化。

(5)有利于中医临床调配使用。

(6)有利于中药饮片的国际交流。

三、饮片包装具体方法

(1)对于根、根茎类,种子、果实类,花类,动物类药材的饮片,全部用小包装加大包装的方法。小包装用无毒聚乙烯塑料透明袋,根据饮片的质地不同而固定装量,一般为 0.5 kg、1.5 kg、2 kg 等。

(2)对于全草类和叶类药材的饮片,可用无毒聚丙烯塑料编织袋包装,固定装量 10~

15 kg 一件。

(3)对于矿物类和外形带钩刺药材的饮片宜用双层或多层无毒聚丙烯塑料编织袋装，以防泄漏。

(4)对于贵重、毒剧药材的饮片宜用小玻璃瓶、小纸盒分装到一日量或一次量的最小包装，并贴上完整的使用说明标签。

任务 24　影响饮片质量的因素

在饮片生产中，如果药物处理不当，或切制工具及操作技术欠佳，或切制后干燥不及时，或贮存不当，都可以影响饮片质量，一般易出现下述现象。

一、败片

在中药饮片切制过程中所有不符合切制规格、片型标准的饮片，都称为败片。

(1)连刀片(拖胡须)：是饮片之间相牵连、未完全切断的现象。系药物软化时，外部含水量过多，或刀具不锋利所致。如桑白皮、黄芪、厚朴、麻黄等。

(2)掉边(脱皮)与炸心：前者药材切断后，饮片的外层与内层相脱离，形成圆圈和圆芯两部分；后者药材切制时，其髓芯随刀具向下用力而破碎。系药材软化时，浸泡或闷润不当，内外软硬度不同所致。如郁金、桂枝、白芍、泽泻等。

(3)皱纹片(鱼鳞片)：饮片切面粗糙，具鱼鳞样斑痕。系药材未完全软化"水性"不及或刀具不锋利或刀与刀床不吻合所致。如三棱、莪术等。

(4)翘片(马鞍片)：饮片边缘卷翘而不平整，或呈马鞍状的现象。槟榔、白芍、泽泻、木通等药材易出现翘片。原因是药材切制前闷润不当，内部"水头"太过所致。

(5)油片：饮片的切面有油分或黏液质渗出的现象。当归、白术、独活等药材易出现油片，其原因是药材软化时"伤水"所致。

(6)斧头片：饮片一边厚、一边薄，形如斧刃的现象。原因是药材网润的"水"不及，或刀刃不锋利，或操作技术不当所致。

二、变色与走味

变色是指饮片干燥后失去了原药材的色泽；走味是指干燥后的饮片失去了药材原有的气味。系药材软化时浸泡时间太长，或切制后的饮片干燥不及时，或干燥方法选用不当所致。如槟榔、白芍、大黄、薄荷、荆芥、藿香、香薷、黄连等。

三、发霉

是药材或饮片表面长出菌丝。系干燥不透或干燥后未放凉即贮存，或贮存处潮湿所致。如枳壳、枳实、白术、山药、白芍、当归、远志、麻黄、黄芩、泽泻、芍药等。

现象	软化	切制	干燥
连刀(拖胡须)	药材外部含水过多	刀具不锋利	
掉边与炸心	药物内外软硬度不一致		
败片(破碎、厚薄不均匀)	药材软化不良	切制技术欠佳或刀具安装不好	
翘片	浸泡时间过长,内部含水过多		
皱纹片(鱼鳞片)	软化不足,药材硬度过大	刀具不锋利或刀具与刀床不吻合	
变色与走味	浸泡时间过长,药物成分损失		干燥不及时或干燥方法不当
油片(走油)	药物伤水或软化时温度过高		干燥不及时
发霉	浸泡过度		干燥不透或未放凉

任务 25 实战训练 软化切制

一、能力目标

(1)能按照药材性质和切制要求进行药材软化处理。

(2)能正确判断饮片的类型并按照生产要求采取适宜的切制方法进行切制。

二、知识准备

(一)水处理的主要目的

洁净药物,除去泥沙杂质;缓和药性,降低毒性;软化药材,便于切制饮片。水处理软化药材的原则为"少泡多润,药透水尽"。

(二)药材软化程度的检查方法

"看水性""看水头":药材在水处理过程中,要检查其吸水量是否合适,其软化程度是否符合切制要求。

常用的检查方法如下:

(1)弯曲法:适用于长条状药材。药材软化后握于手中,大拇指向外推,其余四指向内缩,以药材略弯曲,不易折断为合格,如白芍、山药、木通、木香等。

(2)指掐法:适用于团块状药材。以手指甲能掐入软化后药材的表面为宜,如白术、白芷、天花粉、泽泻等。

(3)穿刺法:适用于粗大块状药材。以铁扦能刺穿药材而无硬心感为宜,如大黄、虎杖等。

(4)手捏法:适用于不规则的根与根茎类的药材。软化后以手捏粗的一端,感觉其较柔软为宜,如当归、独活等。

(5)手握法：有些体积小的块根、果实、菌类药材，需润至手握无吱吱响声及无坚硬感，如黄芩、槟榔、延胡索、枳实、雷丸等。

(6)刀劈法：质地坚硬的药材，软化至用刀剖开，内心有潮湿的痕迹为宜。如泽泻、大黄。(可观察吸水情况，检验是否宜切。)

(三)常见的饮片类型及规格

极薄片、薄片、厚片、斜片、直片(顺片)、丝、段、块。

(四)饮片切制的目的

1. 便于有效成分煎出

采取"质坚宜薄，质松宜厚"的切制原则。

2. 利于炮炙

药材切制饮片后，便于炮炙时控制火候，使药物受热均匀。还有利于各种辅料的均匀接触和吸收，提高炮炙效果。

3. 利于调配和制剂

药材切制成饮片后，体积适中，方便配方。在制备液体剂型时，药材切制后能增加浸出效果，并有"细而不粉"(可避免药材细粉在煎煮过程中糊化、粘锅等现象)的特色。制备固体剂型时，由于切制品便于粉碎，从而使处方中的药物比例相对稳定。

4. 便于鉴别

对性状相似的药材，切制成一定规格的片型，显露其组织结构的特征，有利于区别不同药材，防止混淆。

5. 利于贮存

药物切制后，含水量下降，减少了霉变、虫蛀等因素而利于贮存。

三、任务引入

根据《中国药典》2015年版附录炮制通则要求，按照药材的性质和切制要求进行药材软化处理并选用合适的切制方法切制药材。

四、任务分析

软化切制就是选用适宜的软化与切制方法处理药材，洁净药材、降低毒性、软化药材，将药材切制成片、丝、段、块等形状规格的操作技术。

五、任务实施

(一)常水软化法

1. 淋法(喷淋法)

操作时，将药材整齐堆放，用清水均匀喷淋或自上而下浇淋，喷淋的次数根据药材质地而异，一般为 2～4 次，均须稍润，以适合切制。

多适应于气味芳香、质地疏松的全草类、叶类、果皮类和有效成分易随水流失的药材如薄荷、荆芥、佩兰、香薷、枇杷叶、陈皮、甘草等。

注意事项：①淋法处理药物应注意防止堆积过密，返热烂叶。②若用淋法处理后仍不能软化的部分，可选用其他方法再进行处理。如对根部粗大的药材可采用上淋下泡法，使之软化程度一致。

2. 洗法（抢水洗）

将药材投入清水中，经淘洗或快速洗涤后及时取出，稍润，即可切制。

适用于质地松软、水分易渗入及有效成分易溶于水的芳香药材，如五加皮、瓜蒌皮、白鲜皮、合欢皮、南沙参、石斛、瞿麦、陈皮、防风、龙胆、细辛等。

注意事项：① 洗法应在保证药材洁净和易于切制的前提下，应快速洗涤，尽量缩短药材与水接触的时间，以防止药材“伤水”和有效成分的流失。② 洗法还可以用作清洁药物，洗净泥土杂质的方法。③表面泥土较重的药物，取一定量洗毕的样品置清水中淘洗，洗涤水中不应有明显沉积物。

目前，大生产中多采用滚筒式洗药机洗涤药材。

3. 泡法

操作时，先将药材洗净，再注入清水至淹没药材，放置一定时间，视药材的质地、大小、季节、水温等灵活掌握，中间不换水，一般浸泡至 6～7 成透，捞起，润软，再切制。

适用于质地坚硬，水分较难渗入的药材。例如草薢、天花粉、木香、乌药、土茯苓、泽泻、姜黄、三棱等。动物类药物也可采取泡法，例如龟甲、鳖甲、鹿角、狗骨等。

注意事项：①泡法操作时受药材体积、质地、季节等因素的影响。一般体积粗大、质地坚实者，泡的时间宜长些；体积细小，质轻者，泡的时间宜短些。质轻遇水漂浮的药材，如枳壳、青皮，在浸泡时，要压一重物，使其泡入水中。②春、冬季节气温较低，浸泡的时间宜长些；夏、秋季节气温较高，浸泡的时间宜短些。本着“少泡多润”的原则，使之软硬适度便于切制为准，保证药物的质量。③动物类药物采取不换水法进行，即将药材置缸内，放水淹过药面，加盖泡之，由于微生物繁殖，造成筋膜腐烂，以除去附着的筋、肉、膜、皮等，而留下需要的骨质。洗净，干燥。

4. 漂法

将药材放入大量的清水中，每日换水 2～3 次。

本法适用于毒性药材、用盐腌制过的药物及具腥臭异常气味的药材，如川乌、草乌、天南星、半夏、附子、肉苁蓉、昆布、海藻、紫河车、五谷虫、人中白等。

注意事项：①漂的时间根据药材的质地、季节、水温灵活掌握，以去除其刺激性、咸味及腥臭气味为度。②有毒药物如乌头、半夏等，漂至取个大体实者切开内无干心，或取少量放于舌上，以半分钟内不出现刺舌感为准。③含盐分和有特异腥臭气味的药物，漂至内无咸味，或漂去瘀血、无腥臭气味为准。

5. 润法

把泡、洗、漂过的药材，以湿物遮盖或继续喷洒适量清水，保持湿润状态，使药材外部的水分徐徐渗透到药物组织内部，达到内外湿度一致，利于切制。适用于质地较坚硬药材。

润药得当，既保证质量，又可减少有效成分损耗，有“七分润工，三分切工”之说法。润药是关键。

（二）切制

1. 机械切制

机械切制优点是加工能力大，减轻劳动强度，提高生产效率。但一些特殊的片型、出口和贵重饮片（西洋参）等，不宜采用机械切制，否则败片率较高。主要的切制机械有：

（1）剁刀式切药机：这种切药机结构简单，适应性强，功率高。一般根、根茎、全草类药材均可切制，但不适宜切制颗粒状（团块状）药材。

（2）旋转式切药机：这种机器分为动力、推进、切片、调节四部分。其特点是，可以进行颗粒类药物的切制，全草类药物则不宜切制。

（3）多功能切药机：这种切药机主要适用于根茎、块状及果实类药材，圆片、直片以及多种规格斜形饮片的加工切制。

机械切制歌诀：刀快上线喂药匀，润透操作饮片平，时多时少厚薄片，刀钝曲线斧头形。

2. 手工切制

操作时，将软化好的药物，整理成把（称“把活”）或单个（称“个活”）置于刀床上，用手或一特别的压板向刀口推进，然后按下刀片，即切成饮片。饮片的厚薄长短，以推进距离控制。

手工切药刀主要有：

（1）切药刀（铡刀）：主要由刀片、刀床（刀桥）、压板、装药斗、控药棍等部件组成。较多用于切横薄片及草类药物，如桂枝、白芍、荆芥、香薷等。

（2）片刀（类似菜刀）：多用于切厚片、直片、斜片等，如浙贝母、白术、甘草、黄芪、苍术等。

六、考核内容

（1）会软化处理各种药材。

（2）会使用适宜设备切制合格的中药饮片。

（3）清场工作。

项目三 炒法

目的要求

1.认知炒法的含义、目的、操作方法、成品质量、辅料用量、注意事项。
2.认知重点药物的成品性状、炮制作用。
3.认知机械炒药机的原理和操作方法。

一、含义

将净选或切制过的药物，置于温度适宜的炒制容器内，加辅料或不加辅料，用不同火力连续加热，并不断翻动或搅拌，使之达到一定程度的炮制方法，称为炒法。

二、历史沿革

汉以前《五十二病方》中就有“嚣盐令黄”的记载。“嚣”即今之“炒”也。汉代《神农本草经》亦记载了露蜂房、蛇蜕和蜣螂“火熬之良”。《金匮玉函经》熬法就更多了，如芫花“熬”，水蛭“熬”，虻虫“熬去翅足”等，多用“熬”法。寒凉派名医刘河间说过“仲景乡语，云炒作熬”。《汤液本草》中有“方言熬者，即今之炒也”的记载。

三、分类

按方法分有清炒法和加辅料炒法。

(1)清炒法(单炒法)：清炒法按火力分为炒黄、炒焦、炒炭。

(2)加辅料炒法(合炒法)：加辅料炒法按辅料应用分为麸炒、米炒、土炒、砂炒、蛤粉炒和滑石粉炒等。

四、加热的热源

最初用火为柴火，有柳木火、桑木火、炭火等；后来逐渐发展为煤火；现代多用煤气、油、电。

五、基本概念

(1)火力:是指火的大小(强弱)或温度的高低。一般分文火、中火、武火及文武火。

文火即小火，武火即大火或强火。文武火是先文火、后武火，或文火、武火交替使用。介于文火和武火之间的即为中火。

(2)火候:药物炮制的时间和程度。

(3)火色:药物炒制受热后色泽的改变。

(4)挂火色:指炮制的药材表面有被火加热过的痕迹。

六、炒法的操作

(一)手工炒

1.用具

有铁锅、铁铲、刷子、簸箕等。

2.操作方法及工序

(1)预热

①清炒法是先将空锅(多将其倾斜30°～45°于灶上)预热,便于掌握锅温,使药物均匀受热,保证质量。测试锅温的方法有感温法和试投法。

② 加辅料炒法则先将辅料入锅处理至一定程度后,再投入药物,目的同前。总之,容器预热后投药是几乎所有炮炙方法都应遵循的法则。

(2)投药与翻炒

① 药物在入锅前要大小分档,以免生熟不均。

② 投药量以能翻炒均匀为度。

③ 投药的同时应调整火力,并均匀翻炒药物。火力的选择与炒制方法、药物质地体积以及炒制过程有关。翻炒时应注意"亮锅底"及翻炒的速度。

(3)火候与出锅

火候指药物炮炙的时间和程度,原指古代道家炼丹时火力文武大小久暂的节制。炒制的时间控制与方法和药物性质有关。相对而言,炒炭＞炒焦＞炒黄,砂炒＞滑石粉炒、蛤粉炒、米炒＞土炒＞麸炒。

炮炙的火候主要从四个方面看:

①观颜色,包括药物表面、断面及内部的颜色变化。取出少量,在日光下或白盘子内观察。

②嗅气味,炒制后药物透出固有气味或辅料的气味,如芥子辛辣气味,土炒有土香气。

③听声音,药物的外皮受热爆裂,有爆裂声出现。

④看形状变化,有些药物炒制后发生明显的形状变化,如膨胀、裂隙、爆开白花。判断到火候应及时出锅,避免炮炙太过。

(4)后处理

药物出锅后应及时摊开晾凉。炒焦特别是炒炭时由于锅温较热，某些药物易产生火星，应在锅内喷淋适量清水，灭尽火星，炒干出锅，摊开充分晾凉，防止余烬复燃。加辅料炒时出锅后应筛去残留的辅料。

(二)机器炒

(1)平锅式炒药机：适用于种子类药材的炒制。

(2)滚筒式炒药机：适用于大多数药物的炒制。以煤、油、气、电加热，滚筒内壁有螺齿，打正转时炒药，打反转时出药。大大降低了劳动强度，又保证了药物炒制质量。

(3)电脑程控炒药机：自动和手动，能保证炒制品程度均一，质量稳定。特别是采用烘烤与锅底"双给热"方式炒制，良好的温场更保证了饮片上下受热均匀，并可缩短炒制时间。

任务 26 清炒法

含义：不加任何辅料的炒法称为清炒法。

分类：炒黄、炒焦和炒炭。

一、炒黄（包括炒爆）

1.含义

炒黄是将净制或切制过的药物，置于炒制容器内，用文火或中火加热，并不断翻动或转动，使药物表面呈黄色或颜色加深，或发泡鼓起，或爆裂，并逸出固有气味的方法。

2.炒制程度判定方法

(1)对比看：与生品比较，颜色加深即可。

(2)听爆声：一般在爆鸣声减弱时即已达到炒制程度，不要等到爆鸣声一点没有。

(3)闻香气：闻到固有的香气逸出。

(4)看断面：用两手将种子掰开，种子断面呈淡黄色时即达到了炒制程度。

3.炒黄程度

(1)炒响：牵牛子、决明子

(2)炒香：酸枣仁、白芥子

(3)炒爆花：王不留行

(4)炒去刺：苍耳子

(5)炒变色：冬瓜子

(6)炒出汗：侧柏叶

4.炒黄目的

(1)增强疗效，"逢子必炒"。

(2)降低毒性或副作用。如牵牛子 莱菔子、栝楼仁等。

(3)缓和药性。如葶苈子、牵牛子等。

(4)保证疗效,利于贮存。杀酶保苷,如槐米、苦杏仁等。可以除去水分、杀死微生物,或杀死虫卵,从而利于贮存。

(5)矫臭矫味。如九香虫有异臭,炒黄后能产生香气,矫其腥臭气味。

5. 炒黄的操作方法

取净药物,置于预热的锅内,用文火(或中火)加热,翻炒至药物表面呈黄色或较原色加深,或膨胀鼓起,或有密集爆裂声,并透出药物的固有气味时,取出放凉。种子类药物宜用时捣碎。

6. 炒爆的操作方法

取净药物,置于预热的锅内,用中火加热,翻炒至药物大部分爆花时,取出放凉。

7. 掌握火候

(1)颜色:浅者炒至黄色,深者至较原色加深,如苍耳子为深黄色。

(2)气味:炒至透出药物的固有气味(挥发性的芥子油、紫苏醛等)。

(3)声音:加热种皮膨胀爆裂的声响,注意其爆裂声的大小和多少。

(4)形态变化:膨胀鼓起,甚至爆裂开花。如王不留行、水红花子爆开白花。

白芥子

【来源】 本品为十字花科植物白芥 *Sinapis alba* L. 或芥 *Brassica juncea* (L.) Czern. et Coss. 的干燥成熟种子。前者习称"白芥子",后者习称"黄芥子"。夏末秋初果实成熟时采摘植株,晒干,打下种子,除去杂质。

【炮制规格】 芥子、炒芥子。

【炮制方法】

炮制品名	操作要点
芥子	取原药材,去净杂质,用时捣碎。
炒芥子	取净芥子,置于炒制容器内,用文火加热,炒至颜色加深,有爆鸣声,断面浅黄色,有香气逸出时即可。用时捣碎。

【成品性状】

炮制品名	鉴别要点
芥子	为圆球形,表面呈灰白色或淡黄色(白芥子)或黄色至棕黄色(黄芥子)。味辛辣。
炒芥子	表面颜色加深,微见裂纹,有香气。

【炮制作用及应用】

炮制品名	炮制作用及应用
芥子	性味辛、温。归肺经。具有温肺豁痰利气、散结通络止痛的功能。生芥子辛散力强,善于通络止痛。多用于胸闷胁痛、关节疼痛、痈肿疮毒。如治疗痰饮胸闷胁痛的控涎丹(《三因极一病症方论》),治疗寒痰凝滞、关节疼痛的白芥子散(《校注妇人良方》)。
炒芥子	后可缓和辛散走窜之性,可避免耗气伤阴,并善于顺气豁痰。多用于痰多咳嗽,如三子养亲汤(《韩氏医通》)炮制后更利于粉碎和煎出,同时起到杀酶保苷的作用。

【炮制研究】

芥子主要含有硫苷化合物。

芥子内服后能刺激黏膜，引起胃部温暖感，增加消化液的分泌，有健胃作用。此苷本身无刺激性，酶解后生成异硫氰酸酯类（芥子油），具有辛辣味和刺激性。炒后可杀酶保苷，使其被服用后，在肠胃道环境中缓慢分解，逐渐释放出芥子油而发挥治疗作用。

对芥子炮制前后的芥子苷进行含量测定，结果表明，炒芥子中芥子苷含量高于生品，其水煎液中芥子苷含量，炒芥子粗粉＞生芥子粗粉＞炒芥子＞生芥子，故芥子入煎剂以打碎为宜。炒芥子煎液中只含芥子苷，生芥子煎液中则含芥子苷和芥子油。外用以生品研末为宜，以免因炒后酶失去活性不能水解苷而难以奏效。

用清炒法、电热恒温烘烤和远红外线烘烤炮制白芥子，结果表明，远红外线烘烤白芥子，色泽均匀，烘烤时间短，含苷量高，损耗低，方法简单，易于操作。

槐花

【来源】本品为豆科植物槐的干燥花及花蕾。

【炮制规格】槐花、炒槐花、槐花炭。

【炮制方法】

炮制品名	操作要点
槐花	取原药材，除去杂质及梗，筛去灰屑。
炒槐花	取净槐花，用文火加热至深黄色，取出晾凉。
槐花炭	取净槐花，用中火加热至焦褐色，取出凉透。

【炮制作用及应用】

炮制品名	炮制作用及应用
槐花生品	以清肝泻火，清热凉血见长。多用于血热妄行，肝热目赤，头痛眩晕，疮毒肿痛。如治杨梅疮、下疳的槐花蕊。
炒槐花	苦寒之性缓和，并因破坏了所含之酶，利于保存有效成分。其清热凉血作用弱于生品，止血作用逊于槐花炭而强于生品，用于脾胃虚弱的出血患者。古方治出血症多用炒槐花。
槐花炭	清热凉血作用极弱，具涩性，以止血为胜。用于咯血、衄血、便血、痔血、崩漏下血等多种出血症。如治久痢血不止、无腹痛和里急后重症状的槐花散。

【炮制研究】

(1)芦丁含量的变化：炒槐花芦丁含量与生品无显著差异，槐花炭芦丁含量则明显低于生品。槐花炭芦丁含量与加热的温度及加热程度有密切的关系。当加热温度控制在200℃以内(190℃左右)，炮制品呈褐色者，芦丁含量部分降低；当加热温度在200℃以上，炮制品外部黑褐色，内部深黑褐色，芦丁含量显著降低或含量很少。

(2)槲皮素含量变化：槲皮素是芦丁分解产物之一，其结构与缩合鞣质前体物很相似，槐花炒炭后槲皮素含量为生品的10倍以上。

(3)鞣质含量变化:温度是影响鞣质含量的关键因素。多数实验结果表明,槐花在170℃以下受热,鞣质含量开始下降;170～190℃内受热,鞣质含量迅速增高达数倍;190℃以上受热,鞣质含量开始下降;230℃左右鞣质含量可下降至生品以下;若温度再高,则鞣质含量极低。

(4)浸出物含量变化:总浸出物含量以炒槐花最高,槐花炭次之,生品最低;热水浸出物以炒槐花为高,槐花炭与生品相近;乙醇浸出物,炒槐花较生品略高,槐花炭较低。

莱菔子

【来源】本品为十字花科植物萝卜的干燥成熟种子。

【炮制规格】莱菔子、炒莱菔子。

【炮制方法】

炮制品名	操作要点
莱菔子	取原药材,去杂质,洗净,干燥。用时捣碎。
炒莱菔子	文火炒至微膨胀鼓起,有爆裂声,色泽加深,并有香气透出。

【成品性状】

炮制品名	鉴别要点
莱菔子	表面黄棕、红棕或灰褐色,质较坚硬,味微苦辛。
炒莱菔子	鼓起,色泽加深,质脆,有香气。

【炮制作用及应用】

炮制品名	炮制作用及应用
莱菔子	莱菔子生用能升能散,长于涌吐风痰。
炒莱菔子	炒后性降,药性缓和,有香气,可避免生品服用后恶心的副作用。长于降气化痰,消食除胀。

【炮制研究】

莱菔子能增强实验动物胃和小肠运动机能,抑制胃排空,从而使食物不致过快进入小肠,有利于减轻小肠的消化负担,是其"消食除胀"机理。其作用强度,炒品>生品。

苍耳子

【来源】本品为菊科植物苍耳的干燥成熟种子。

【炮制规格】苍耳子、炒苍耳子。

【炮制方法】

炮制品名	操作要点
苍耳子	取原药材,去杂质。用时捣碎。
炒苍耳子	中火炒至表面深黄色,刺焦时取出,碾去或撞去刺,筛净。

【成品性状】

炮制品名	鉴别要点
苍耳子	表面黄棕或黄绿色，全体有钩刺体，轻、质坚。
炒苍耳子	表面焦黄色，刺尖焦脆，微有香气，去刺后碾压或捣碎呈碎粒或饼状。

【炮制作用及应用】

炮制品名	炮制作用及应用
苍耳子	生品消风止痒力强，常用于皮肤痒疹、疥癣及其他皮肤病。
炒苍耳子	炒后降低毒性，长于通鼻窍、祛湿止痛，多用于风寒头痛、鼻渊流涕、风湿痹痛。

【炮制研究】

古人认为其毒在刺钩上，去刺即可去毒。现代研究发现其毒性成分是毒性蛋白或苍耳苷，其不耐高温，120℃即可破坏苍耳苷，在此温度下苍耳蛋白也可完全变性失活，使其毒性成分凝固在细胞中不易溶出而降低毒性。特别入丸散剂，更应炒制以保证安全。

决明子

【来源】本品为豆科植物决明子或小决明子的干燥成熟种子。

【炮制规格】决明子、炒决明子。

【炮制方法】

炮制品名	操作要点
决明子	取原药材，去杂质，洗净，干燥。用时捣碎。
炒决明子	文火炒至微有爆裂声，色泽加深，并有香气透出。

【成品性状】

炮制品名	鉴别要点
决明子	表面绿色或暗棕色，质坚硬，味微苦。
炒决明子	颜色加深，偶有焦斑，有裂隙，质稍脆，微有香气。

【炮制作用及应用】

炮制品名	炮制作用及应用
决明子	生品长于清肝热、润肠燥，疗肝火上炎、目赤涩痛、大便秘结。
炒决明子	炒后缓和其寒泻之性，有平肝养肾之功，可用于肝肾阴虚，肝阳上亢之高脂血症、高血压、白内障等。

王不留行

【来源】本品为石竹科植物麦蓝菜的干燥成熟种子。

【炮制规格】王不留行、炒王不留行。

【炮制方法】

炮制品名	操作要点
王不留行	取原药材，去杂质，洗净，干燥。
炒王不留行	中火炒至大部分爆成白花。

注意：①锅温不够，易成“僵子”“哑子”，过高易焦糊，应先试投。②中火炒制，翻炒先慢而均匀，然后逐渐加快。每次投药量不可过大。③爆花率应大于80%，小批量炒制应尽量都爆花。

【成品性状】

炮制品名	鉴别要点
王不留行	小圆球形，表面乌黑或红黑色，质坚硬。
炒王不留行	大部分呈类球形小白花，质脆。

【炮制作用及应用】

炮制品名	炮制作用及应用
王不留行	生品长于消痈肿、疗乳痈或其他疮痈肿毒。
炒王不留行	炒后体泡，易于煎出有效成分，且走散力强，长于活血通经、下乳、通淋。多用于产后乳汁不下，经闭，痛经，石淋，小便不利。

【炮制研究】

古代通乳多用生品，近代则多用炒品。王不留行在近代多炒用，全国有21省市只用炒品，只有6省市生炒兼用。北京地区习用炒品。

研究发现，王不留行炒爆花时不同的爆花率对于药物的浸出物量有很大的影响，不爆花时浸出物量较生品增加0.2倍，刚爆花时增加0.6倍，完全爆花则增加1.1倍。

爆花率	60%	70%	80%	90%	100%
浸出物	11.69%	12.26%	13.11%	13.80%	14.93%

酸枣仁

【来源】本品为鼠李科植物酸枣的干燥成熟种子。

【炮制规格】酸枣仁、炒酸枣仁。

【炮制方法】

炮制品名	操作要点
酸枣仁	取原药材，去杂质，水洗淘去硬壳，洗净，干燥。用时捣碎。
炒酸枣仁	文火微炒至鼓起，有爆裂声，色微变深，具香气。

注意：不可久炒，掌握火候，防止油枯失效。

【成品性状】

炮制品名	鉴别要点
酸枣仁	表面紫红色或紫褐色，味淡。
炒酸枣仁	鼓起，表面颜色加深，有裂隙，具香气。

【炮制作用及应用】

炮制品名	炮制作用及应用
酸枣仁	性平，宜入清剂，有养心安神、补益肝肾的作用。用于心阴不足和肝肾亏损的惊悸、健忘、眩晕、耳鸣和胆热不眠。
炒酸枣仁	性偏温补，宜入补剂，长于养心敛汗。用于心血不足或心气不足的惊悸、健忘、盗汗、自汗及胆虚不眠。

【炮制研究】

(1)酸枣仁生用和炒用均有镇静安神作用。炒后便于粉碎和煎出药效。但自宋代起古人就认为“睡多生使，不得睡炒熟”；谓生用催醒，疗嗜睡不醒，炒熟则催眠，治虚烦不眠。中医或谓生者性平，宜入清剂，养心安神；炒者性偏温，宜入温剂，长于养心敛汗。但目前临床多为炒后使用。

(2)研究证实：生炒品都具有镇静催眠作用，二者无明显差别。药理和临床研究均未见有催醒作用。临床 5 例嗜睡者服用生枣仁散 1 周，未见睡眠减少或催醒作用。动物长期连续使用可出现耐受性，连用 6 d，小鼠睡眠逐渐变浅，持续时间缩短，停药 1 周后可消除。

(3)实验证明酸枣仁炒后其总皂苷和皂苷 A 的溶出明显高于生品，说明炒后易于煎出有效成分。但酸枣仁久炒油枯后，则失去镇静作用。

二、炒焦(make brown by stir-heating)

1. 定义

将净制或切制后的药物，置于预热的炒制容器中，用中火或武火加热，翻炒至药物表面呈焦黄或焦褐色，内部颜色加深，并具有焦香气味。

2. 适用药物

消导药炒焦后可以增强其健脾开胃、消食导滞功效，如焦三仙。一些药性过偏的药物炒焦后可缓和药性，如焦栀子缓和苦寒，焦山楂缓和酸性，焦苍术缓和辛燥，焦槟榔缓和克伐伤正。

3. 目的

增强药物消食健脾的功效或减少药物的刺激性。

4. 炮制方法

(1)炒焦工序

①锅预热。

②投药分档，火力一般为中火；操作时先用小火挥发去水分再提高火力。

③翻炒均匀，防止局部过热炭化。

④看火候出锅，摊开晾凉。

(2)火候

①颜色：质地轻薄、体小如槟榔、栀子、麦芽炒至焦黄色，质地坚实、体大如山楂、神曲、苍术炒至焦褐色。

②气味：均应透出焦香气味。

山　楂

【来源】本品为蔷薇科山里红或山楂的果实。另有《药典》未收载的野山楂，药材名南山楂。

【炮制规格】山楂、炒山楂、焦山楂、山楂炭、南山楂、南楂炭。

【炮制方法】

炮制品名	操作要点
山楂	产地趁鲜切厚片，干燥。除去脱落的果核。
炒山楂	中火炒至颜色加深。
焦山楂	中火炒至表面焦褐色，内部焦黄色。
山楂炭	武火炒至表面焦黑色，内部焦褐色。

注：南山楂个小、肉薄核大、酸味较弱，具有活血化瘀功效，多生用或炒炭用。

【成品性状】

炮制品名	鉴别要点
山楂	外皮红色，断面黄白色，味酸，微甜。
炒山楂	表面颜色加深，酸味减弱，微甜。
焦山楂	表面焦褐色，内部黄褐色，味微酸苦。
山楂炭	表面焦黑色，内部焦褐色，味涩。

【炮制作用及应用】

炮制品名	炮制作用及应用
山楂	生山楂长于活血化瘀，常用于瘀血经闭、产后瘀阻、心血瘀阻、心腹刺痛、疝气疼痛以及冠心病、高血压、心绞痛、高脂血症等。但生山楂酸味大，刺激性强，多食易损齿伤胃。
炒山楂	炒山楂酸味减弱，药性缓和，可缓解对胃的刺激性，长于消食化积。多用于脾虚食滞或食积停滞、食欲不振、神倦乏力。
焦山楂	焦山楂不仅酸味减弱，且可增加苦味，长于消食除胀止泻利。多用于食积泄泻或湿热痢疾。
山楂炭	山楂炭有止血止泻功效，用于脾虚泄泻兼有食滞或小儿乳积泄泻。

【炮制研究】

炮制对理化性质的影响：山楂的有机酸是其消食和抑菌的成分，黄酮是其活血化瘀的成分。

炒山楂和焦山楂可以减少其有机酸的含量，缓和刺激性。山楂多产地切片，可以减少干后再软化时有机酸的损失。山楂果核占全部药材的40%，但其中有机酸和黄酮含量甚微，因此去核有科学道理。

栀 子

【来源】本品为茜草科植物栀子的干燥成熟果实。

【炮制规格】栀子、炒栀子、焦栀子、栀子炭。

【炮制方法】

炮制品名	操作要点
栀子	去杂质，碾碎。
炒栀子	取栀子碎块，文火炒至深黄色。
焦栀子	取栀子碎块，中火炒至焦黄色。
栀子炭	取栀子碎块，武火炒至黑褐色；喷淋清水，灭尽火星。

【成品性状】

炮制品名	鉴别要点
栀子	表面红黄色或棕红色。
炒栀子	表面深黄色或黄褐色。
焦栀子	表面焦黄色。
栀子炭	表面黑褐色或焦黑色。

【炮制作用及应用】

炮制品名	炮制作用及应用
栀子	生品长于泻心、清热、利湿、凉血解毒。但苦寒之性甚强，易伤中气(脾阳)，且对胃有刺激性，脾胃虚弱者生用易吐。
炒栀子、焦栀子	炒后可缓和苦寒之性，消除刺激性，免伤脾胃。炒品同焦品功能相近，均可清热除烦，但炒栀子的苦寒清热之性略胜于焦栀子，一般临床上热甚者用炒栀子，脾胃虚弱者用焦栀子。
栀子炭	栀子炭善于凉血止血。

【炮制研究】

(1)化学成分及药理作用：栀子主要含有环烯醚萜苷类、黄酮、三萜、有机酸酯等。具有明显的利胆作用和抑制胃肠运动、解热、降压、泻下、抗菌消炎等作用。

(2)炮制对栀子理化性质的影响：实验证实，①生、焦、姜栀子均有解热、利胆作用，而栀子炭不明显；②生、炭均有止血作用，炭>生，而焦、姜品作用不明显；③生、焦品镇静作用(除烦)较强，而栀子炭无明显作用；④姜栀子除了有上述的解热、利胆等作用外，药理实验证实还有止呕作用。

(3)研究发现：栀子苷在仁中的含量是皮的 2.5 倍，熊果酸主要含于皮中，仁中未检出。

槟　榔

【来源】本品为棕榈科植物槟榔的干燥成熟种子。

【炮制规格】槟榔、炒槟榔、焦槟榔。

【炮制方法】

炮制品名	操作要点
槟榔	去杂质，用水浸泡 3～5 d，润透，切薄片，低温干燥。或去除杂质后直接捣碎，称“碎槟榔”。
炒槟榔	取槟榔片，文火炒至微黄色。
焦槟榔	取槟榔片，中火炒至焦黄色。

【成品性状】

炮制品名	鉴别要点
槟榔	类圆形片状，表面呈白、棕相间的大理石样花纹。碎槟榔不规则颗粒状。
炒槟榔	片状，表面浅黄色。
焦槟榔	片状，表面焦黄色。

【炮制作用及应用】

炮制品名	炮制作用及应用
槟榔	槟榔生用峻猛，以杀虫、降气、行水、截疟为胜。驱虫尤以用碎槟榔更好。
炒槟榔	炒后可缓和药性，以免克伐太过而耗伤正气，并可减少服后的恶心呕吐、腹痛等副作用。
焦槟榔	炒黄和炒焦的功能相似，均长于消食导滞。但炒品的作用和克伐之性均强于焦品，一般虚人宜用焦槟榔。

【炮制研究】

(1)槟榔碱是驱虫的有效成分，为小分子季铵碱，易溶于水。槟榔的质地坚硬，为了切成薄片，传统的软化方法需长时间浸泡，少者三五天，多者一个月，且每天换水或经常换水，造成槟榔碱的大量流失。因此全国有 6 个省市《规范》规定槟榔生用捣碎入药，21 个省市则生品、炮炙品兼用。可是实验证明，捣碎入药，虽然可以减少槟榔碱的流失，但在汤剂煎煮时槟榔碱的溶出不好，且易糊锅底。1990 年版《药典》起已取消捣碎用的方法。

片型	颗粒	极薄片	薄片	厚片
厚度/mm		0.5	1～1.5	2～3
槟榔碱/%	0.070	0.124	0.077	0.044

(2)研究证实：槟榔的软化切制工艺是饮片质量的决定因素。

槟榔切制的最佳工艺为：①先减压后加水浸泡；②水温 25℃左右；③切 0.5mm 以下极薄片；④阴干。

(3)槟榔中含大量的鞣质，用晒干或烘干法令饮片泛红，这是因为鞣质被氧化生成鞣红的结果。因此含鞣质的药物如大黄、白芍、槟榔等宜阴干。

(4)槟榔碱受热不稳定，随着温度增高和时间延长，槟榔碱的含量逐渐降低。生品＞微波烘制品＞炒黄品＞炒焦品。

三、炒炭

(一)概念

(1)炒炭定义：将净选或切制后的药物，置于炒制容器内，用武火或中火加热，炒至药物表面焦黑色，内部呈焦黑色或焦褐色。

(2)炒炭存性(preserve the nature of the drug after carbonization by stir-heating)：炒炭药物只能部分炭化，更不能灰化，未炭化部分仍应保存药物的固有气味；花、叶、草等炒炭后仍可清晰辨别药物原形，如槐花、菊花、侧柏叶、荆芥之类。

(二)炮制目的及历史沿革

炭药是一类表面炭化而具有特殊作用的中药，中药制炭后多具有增强或产生止血作用、降低毒性和副作用等目的。炒炭多适用于止血类药物，传统有“血为赤色，见黑则止”之说。如地榆、蒲黄、荆芥、干姜等 。

炭药的应用历史悠久。《五十二病方》中已有“燔发”“燔艾”；《金匮要略》有王不留行炭治金疮，血余炭治小便不利；《千金方》有大黄炭治带下，石榴皮炭治下痢等。炭药在古代最主要的用途是“止血”，元代葛可久《十药神书》中首先提出了炭药止血的理论。以五行学说和“取类比象法”解释炭药止血的现象。其书首方为“十灰散”，前人张秉成、王孟英谓“十灰散”：此方汇集凉血、涩血、散血、行血之品，各炒炭存性，使凉者凉，涩者涩，散者散，行者行，故可用于热瘀兼有之崩漏。止涩之品仅棕榈一味，余皆清血之热、行血之滞、破血之瘀之品。

(三)炮制方法

炒炭的工艺要点为：

(1)炒炭时要控制火力，一般质地坚实的根、根茎、厚片类药物，宜用武火炒至表面焦黑色，内部棕褐色；质地疏松轻薄的花、花粉、叶、全草、薄片类药物，宜用中火炒至表面黑褐色或棕黄色。

(2)炒炭过程中由于锅温较高，植物类药物易出现火星迸起现象，为防止燃烧，宜喷淋适量清水熄灭锅中的火星，防止燃烧灰化或酿成火灾。但注意喷水量不宜过多，且要炒干后出锅，防止饮片的含水量过大。

(3)炭药出锅后必须摊开冷却(1 周左右)，或置于密闭容器中隔氧冷却，防止余烬复燃；待充分冷却后再入库收贮。

(四)注意事项

制炭必须存性，即使之外部炭化，内部保留其固有的药性(一般指药物原有的气味功效，花叶全草类甚至保留原有外形)，切勿全部炭化乃至灰化。

（1）操作时要适当掌握好火力，即达到“炒炭存性”的要求，质地坚实的药物宜用武火，质地疏松的花、花粉、叶、全草类药物可用中火，视具体药物灵活掌握。

（2）在炒炭过程中，药物炒至一定程度时，因温度很高，易出现火星，特别是质地疏松的药物，须喷淋适量清水熄灭，以免引起燃烧。取出后必须摊开晾凉，经检查确无预热后再收贮，避免复燃。

（五）现代研究

现代研究炭药止血的机理可能有以下几个方面：

（1）炭素对止血作用的影响：许多植物药经过制炭处理，高温炭化后产生大量的活性炭（炭素），炭是一类多孔性的疏松物质，具有收敛吸附之性，可以直接接触出血部位，机械性帮助止血。

（2）钙离子对止血作用的影响：钙离子具有缩短凝血时间，促进血液凝固等止血作用。而绝大部分植物中都含有钙，大多以草酸钙的形式存在。在高温下植物中的草酸钙被破坏，释放出游离的可溶性钙离子，从而增强止血作用。

（3）鞣质对止血作用的影响：鞣质内服或外用时具有收缩毛细血管等收敛止血作用。

（4）其他成分对止血作用的影响：实验证明除了钙离子、鞣质外还有其他止血成分具有止血作用，例如大黄中的黄酚和大黄素-6-甲醚也具有止血作用。

由于炭药的止血作用往往与其中含有的止血成分有关，因此制炭时要注意存性，防止止血成分被破坏。如果全部炭化，不仅其他止血成分破坏失效，比较耐热的鞣质类也将被破坏。

干　姜

【来源】本品为姜科植物姜的干燥根茎。

【炮制规格】干姜、炮姜、姜炭。

【炮制方法】

炮制品名	操作要点
干姜	洗净润透，切厚片或块，干燥。
炮姜	干姜块或片，砂炒至鼓起，棕褐色。
姜炭	干姜块，武火炒至表面焦黑，内部棕褐色。

注：炮姜和姜炭在历史上是两个炮制品种，曾分别应用；后来逐渐混用，其混用历史已有上百年之久，各家议论不一。

【成品性状】

炮制品名	鉴别要点
干姜	表面灰棕色或淡黄棕色，切面黄白色，有特异香气，味辛辣。
炮姜	表面棕黄色，内部深黄色，鼓起，气香，味辛辣。
姜炭	表面焦黑色，内部棕褐色，味苦，微辣。

【炮制作用及应用】

炮制品名	炮制作用及应用
干姜	干姜辛热，功能温中散寒、回阳通脉、燥湿消痰，能守能走。
炮姜	炮姜苦辛温，功能温中散寒、温经止血，其辛燥之性和温里作用均弱于干姜，但作用持久，长于温中止痛、止血止泻。
姜炭	姜炭苦涩温，长于温经止血，其辛味消失，守而不走，温经作用弱于炮姜，但止血之力强之。

【炮制研究】

(1)挥发油：干姜含 0.82%，炮姜含 0.52%，姜炭含 0.40%，因此炮姜的辛温之性和温中散寒之力均强于姜炭。

(2)药理：炮姜可显著缩短动物的出血时间，但对凝血时间无影响；而姜炭既能显著缩短出血时间，又能缩短凝血时间，显示姜炭止血作用强于炮姜，不能混用！

地　榆

【来源】本品为毛茛科植物地榆或长叶地榆的干燥根。

【炮制规格】地榆、地榆炭。

【炮制方法】

炮制品名	操作要点
地榆	去杂质，洗净，润软，切厚片，干燥。
地榆炭	武火炒至表面焦黑色，内部棕褐色。

【成品性状】

炮制品名	鉴别要点
地榆	表面棕红色或棕褐色。
地榆炭	表面焦黑色，内部棕褐色。

【炮制作用及应用】

炮制品名	炮制作用及应用
地榆	以清热凉血为胜。
地榆炭	炒炭后长于收敛止血，用于各种出血症。

【炮制研究】

(1)地榆主含三萜皂苷和鞣质。炒炭的温度适宜，鞣质的含量可以增大为生品的 2 倍，但温度过高，鞣质含量反而下降。炒炭还能增加钙盐的溶出，为生品的 2 倍，也能增强止血作用。

(2)工艺研究

锅温/℃	200	250	300
鞣质含量/%	8.14	10.39	3.28

注:研究表明,地榆炭的最佳炒炭工艺为在锅温 250℃时炒制 7.5 min。

蒲　黄

【来源】本品为香蒲科植物水烛香蒲、东方香蒲或同属植物的干燥花粉。

【炮制规格】蒲黄、蒲黄炭。

【炮制方法】

炮制品名	操作要点
蒲黄	揉碎结块,去杂质。
蒲黄炭	中火炒至棕褐色。喷淋清水,灭尽火星。火力不可过大,极易燃烧。

【成品性状】

炮制品名	鉴别要点
蒲黄	淡黄色粉末状。
蒲黄炭	颜色棕褐色。

【炮制作用及应用】

炮制品名	炮制作用及应用
蒲黄	生品性滑,以行血化瘀,利尿通淋为胜;多用于瘀血阻滞的心腹疼痛、痛经、产后瘀痛、跌仆损伤、血淋涩痛。
蒲黄炭	炒炭性涩,能增强止血作用。常用于咯血、吐血、衄血、尿血、便血、崩漏及外伤出血。

【炮制研究】

生蒲黄、蒲黄炭均有止血作用,但蒲黄炭具有加快血小板凝聚速度的作用,能缩短出血时间和凝血时间。

荆　芥

【来源】本品为唇形科植物荆芥的干燥地上部分。

【炮制规格】荆芥、荆芥炭。

【炮制方法】

炮制品名	操作要点
荆芥	抢水洗净,稍润,切段,干燥。
荆芥炭	荆芥段,武火炒至黑褐色,喷淋清水,灭尽火星。

【成品性状】

炮制品名	鉴别要点
荆芥	表面淡黄绿色或淡紫红色，断面类白色。气芳香，味涩而辛凉。
荆芥炭	表面黑褐色，内部焦黄色。气微辛香，味苦涩。

【炮制作用及应用】

炮制品名	炮制作用及应用
荆芥	生用辛散力强，解表透风；用于感冒、头痛、麻疹、风疹、咽喉不利、疮疡初起。
荆芥炭	炒炭后辛散作用极弱，具有止血作用，用于衄血、便血、崩漏等出血症及产后血晕。

注：荆芥穗的发散作用强于荆芥，古代荆芥多去梗用穗，明清时期始连梗带穗用。

【炮制研究】

荆芥的挥发油含量穗是梗的1.5倍，但其中的止痛成分薄荷酮的含量梗高于穗；炒炭后挥发油含量明显下降，且产生了9种生荆芥油没有的成分。药理研究，2%荆芥炭挥发油乳剂有明显的止血作用，而生荆芥油无止血作用。

藕　节

【来源】本品为睡莲科植物莲的干燥根茎节部。

【炮制规格】藕节、藕节炭。

【炮制方法】

炮制品名	操作要点
藕节	去杂质和残留根茎，洗净，干燥。
藕节炭	武火炒至表面焦黑色，内部深褐色。喷淋清水，灭尽火星。

【成品性状】

炮制品名	鉴别要点
藕节	表面灰黄色或灰棕色。
藕节炭	表面焦黑色，内部深棕色或深褐色。

【炮制作用及应用】

炮制品名	炮制作用及应用
藕节	性偏凉，止血兼能化瘀，功能凉血止血而不留瘀。用于吐血、咯血等多种出血症，尤适于卒暴出血。
藕节炭	收敛作用增强，化瘀作用较弱，多用于出血反复不止。

【炮制研究】

藕节炭的鞣质含量比生藕节高，制炭程度对成分的影响较大。药理研究证实，藕节炒炭后止血作用显著增强。

任务 27 实战训练 炒黄

一、能力目标

(1)掌握炒黄法的炮制目的及注意事项。

(2)能根据药材质地选择适合的火候进行炒黄操作。

(3)掌握炒黄质量标准。

(4)掌握酸枣仁、王不留行、莱菔子、决明子、芥子等药材的炮制操作。

二、知识准备

(一)炒法的基本概念

(1)火力:是指火的大小(强弱)或温度的高低。一般分文火、中火、武火及文武火。文火即小火,武火即大火或强火。文武火是先文火,后武火,或文火、武火交替使用。介于文火和武火之间的即为中火。

(2)火候:药物炮制的时间和程度。

(3)火色:药物炒制受热后色泽的改变。

(4)挂火色:指炮制的药材表面有被火加热过的痕迹。

(二)炒法的操作

1. 手工炒

用具:有铁锅、铁铲、刷子、簸箕等。

操作方法及工序:

(1)预热

①清炒法是先将空锅(多将其倾斜 30°～45°于灶上)预热,便于掌握锅温,使药物均匀受热,保证质量。测试锅温的方法有感温法和试投法。

②加辅料炒法则先将辅料入锅处理至一定程度后,再投入药物,目的同前。总之,容器预热后投药是几乎所有炮炙方法都应遵循的法则。

(2)投药与翻炒

①药物在入锅前要大小分档,以免生熟不均。

②投药量以能翻炒均匀为度。

③投药的同时应调整火力,并均匀翻炒药物。火力的选择与炒制方法、药物质地体积和炒制过程有关。翻炒时应注意“亮锅底”及翻炒的速度。

(3)火候与出锅:火候指药物炮炙的时间和程度,原指古代道家炼丹时火力文武大小久暂的节制。炒制的时间控制与方法和药物性质有关。相对而言,炒炭＞炒焦＞炒黄,砂炒＞

滑石粉炒、蛤粉炒、米炒＞土炒＞麸炒。

炮炙的火候主要从四个方面看：

①观颜色：包括药物表面、断面及内部的颜色变化。从锅内取出少量，在日光下或白盘子内观察。

②嗅气味：炒制后药物透出固有气味或辅料的气味，如芥子辛辣气味，土炒有土香气。

③听声音：药物的外皮受热爆裂，有爆裂声出现。

④看形状变化：有些药物炒制后发生明显的形状变化，如膨胀、裂隙、爆开白花。判断到火候应及时出锅，避免炮炙太过。

(4)后处理：药物出锅后应及时摊开晾凉。炒焦特别是炒炭时由于锅温较热，某些药物易产生火星，应在锅内喷淋适量清水，灭尽火星，炒干出锅，摊开充分晾凉，防止余烬复燃。加辅料炒时出锅后应筛去残留的辅料。

2. 机器炒

(1)平锅式炒药机：适用于种子类药材的炒制。

(2)滚筒式炒药机：适用于大多数药物的炒制。以煤、油、气、电加热，滚筒内壁有螺齿，打正转时炒药，打反转时出药。大大降低了劳动强度，又保证了药物炒制质量。

(3)电脑程控炒药机：自动和手动，能保证炒制品程度均一，质量稳定。特别是采用烘烤与锅底“双给热”方式炒制，良好的温场更保证了饮片上下受热均匀，并可缩短炒制时间。

三、任务引入

根据《中国药典》2015 年版炮制通则要求，将药材按炒黄的炮制要求进行炮制，操作中注意药材质地、药性与炮制目的等不同的要求，选择相应的火力，控制相应的炮制时间，以炮制出符合质量标准的药材。

四、任务分析

通过任务，让学生了解操作设备及用具，掌握炒黄的目的及实际药材炒黄的操作方法、注意事项等。

五、任务实施

1. 酸枣仁

(1)炮制方法：取净酸枣仁，称重，置于热锅内，用文火炒至鼓起微有爆裂声，颜色微变深，并嗅到药香气时，出锅放凉，称重。注意：不可久炒，掌握火候，防止油枯失效。

(2)成品性状：鼓起，表面颜色加深，有裂隙，具香气。

(3)炮制作用：酸枣仁性平，宜入清剂中，有养心安神、补益肝肾的作用，用于心阴不足和肝肾亏损的惊悸、健忘、眩晕、耳鸣和胆热不眠。炒酸枣仁性偏温补，宜入补剂，长于养心敛汗，用于心血不足或心气不足的惊悸、健忘、盗汗、自汗及胆虚不眠。

2.王不留行

(1)炮制方法：取净王不留行，称重，置于热锅内，用中火加热，不断翻炒至大部分爆成白花，迅速出锅放凉，称重。注意：①锅温不够，易成“僵子”“哑子”，过高易焦糊，应先少量试投。②中火炒制，翻炒先慢而均匀，然后逐渐加快。每次投药量不可过大。③爆花率应大于80%，小批量炒制应尽量都爆花。

(2)成品性状：大部分呈类球形小白花，质脆。

(3)炮制作用：生用长于消痈肿，疗乳痈或其他疮痈肿毒。炒后体泡，易于煎出有效成分，且走散力强，长于活血通经、下乳、通淋；多用于产后乳汁不下，经闭，痛经，石淋，小便不利。

3.莱菔子

(1)炮制方法：文火炒至微膨胀鼓起，有爆裂声，色泽加深，并有香气透出。

(2)成品性状：鼓起，色泽加深，质脆，有香气。

(3)炮制作用：莱菔子生用能升能散，长于涌吐风痰。炒后性降，药性缓和，有香气，可避免生品服用后恶心的副作用；长于降气化痰，消食除胀。

4.决明子

(1)炮制方法：文火炒至微有爆裂声，色泽加深，并有香气透出。

(2)成品性状：颜色加深，偶有焦斑，有裂隙，质稍脆，微有香气。

(3)炮制作用：生品长于清肝热、润肠燥，疗肝火上炎，目赤涩痛，大便秘结。炒后缓和其寒泻之性，有平肝养肾之功，可用于肝肾阴虚，肝阳上亢之高脂血症、高血压、白内障等。

5.芥子

(1)炮制方法：取净芥子，置于炒制容器内，用文火加热，炒至颜色加深，有爆鸣声，断面浅黄色，有香气逸出时即可。用时捣碎。

(2)成品性状：表面颜色加深，微见裂纹，有香气。

(3)炮制作用：芥子性味辛、温，归肺经。具有温肺豁痰利气、散结通络止痛的功能。生芥子辛散力强，善于通络止痛。多用于胸闷胁痛，关节疼痛，痈肿疮毒。芥子炒后可缓和辛散走窜之性，可避免耗气伤阴，并善于顺气豁痰。

六、考核内容

1.能掌握炒黄的锅温预测方法。

2.能把控炒制操作方法。

3.能判断出锅的炮制成品质量。

任务28 实战训练 炒焦

一、能力目标

(1)掌握炒焦法的炮制目的及注意事项。

(2)能根据药材质地选择适合的火候进行炒焦操作。

(3)掌握炒焦质量标准。

(4)掌握麦芽、山楂、川楝子、栀子、槟榔等药材的炮制操作。

二、知识准备

(一)定义

将净制或切制后的药物,置于预热的炒制容器中,用中火或武火加热,翻炒至药物表面呈焦黄或焦褐色,内部颜色加深,并具有焦香气味。

(二)适用药物

消导药炒焦后可以增强其健脾开胃、消食导滞功效,如焦三仙。一些药性过偏的药物炒焦后可缓和药性,如焦栀子缓和苦寒,焦山楂缓和酸性,焦苍术缓和辛燥,焦槟榔缓和克伐伤正。

(三)目的

增强药物消食健脾的功效或减少药物的刺激性。

(四)炮制方法

1.炒焦工序

(1)锅预热。

(2)投药分档,火力一般为中火;操作时先用小火挥发去水分再提高火力。

(3)翻炒均匀,防止局部过热炭化。

(4)看火候出锅,摊开晾凉。

2.火候

(1)颜色:质地轻薄、体小如槟榔、栀子、麦芽炒至焦黄色,质地坚实、体大如山楂、神曲、苍术炒至焦褐色。

(2)气味:均应透出焦香气味。

三、任务引入

根据《中国药典》2015年版附录炮制通则要求,将需炒焦药材进行相应炮制,操作中应注意药材的质地、药性和炮制目的不同要求，采用不同加热火力和加热时间。

四、任务分析

炒焦法所用火力和加热时间要比炒黄适当延长，使药物产生焦香气味，但是又不能焦煳，程度介于炒黄操作和炒炭操作之间。

操作中，应注意药材分档，根据药物质地选择火力大小，对于材质轻泡、易燃易变色的药材，出锅前应注意灭尽火星，保存药效并保证安全。

炒焦法重点药材：麦芽、山楂、川楝子、栀子、槟榔等。

五、任务实施

1. 麦芽

(1)炮制方法：取净麦芽，置于已预热好的炒制容器内，用中火加热，翻炒至有爆裂声，表面焦褐色鼓起，并有焦香气溢出，取出晾凉，筛去碎屑。

(2)成品性状：表面焦褐色，具有焦香气，质地硬脆。

(3)炮制作用：性偏温而味甘，微涩，长于消食化滞。

2. 山楂

(1)炮制方法：取净山楂，置于已预热好的炒制容器内，用中火加热，炒至外表焦褐色、内部焦黄色，取出晾凉，筛去碎屑。

(2)成品性状：表面焦褐色，内部黄褐色，味微酸，质较轻。

(3)炮制作用：山楂味酸、甘，性微温，具有消食健胃、行气散瘀的功能，长于活血化瘀，常用于血瘀经闭、产后瘀阻、心腹刺痛、疝气疼痛以及高脂血症、高血压病、冠心病。炒焦后不仅酸味减弱，且增加了苦味，长于消食止泻，用于食积兼脾虚和痢疾。

3. 川楝子

(1)炮制方法：取净川楝子，切片或砸成小块，置于已预热好的炒制容器内，用中火加热，炒至表面焦黄色或焦褐色，取出晾凉，筛去灰屑。

(2)成品性状：表面焦黄色，有焦气，味苦、涩，发泡。

(3)炮制作用：川楝子味苦，性寒。具有疏肝行气，止痛，驱虫的功能。生品有小毒，长于杀虫、疗癣，兼能止痛，用于虫积腹痛，头癣。炒焦后可缓和苦寒之性，降低毒性，减少滑肠之弊，以疏肝理气止痛为胜，用于胁肋疼痛及胃脘疼痛。

4. 栀子

(1)炮制方法：取栀子碎块，置于已预热好的炒制容器内，用中火加热，炒至焦黄色，取出晾凉。

(2)成品性状：焦黄色，味微酸而苦，果皮薄而脆。

(3)炮制作用：栀子味苦，性寒，具有泻火除烦，清热利尿，凉血解毒的功能。栀子炒焦后苦寒之性更缓，清热除烦用于脾胃较虚弱者。

5. 槟榔

(1)炮制方法：取槟榔片，置于已预热好的炒制容器内，用中火加热，炒至焦黄色，取出晾凉，筛去碎屑。

(2)成品性状：表面焦黄色，气微，味涩、微苦，质坚易碎。

(3)炮制作用：槟榔味苦、辛，性温。具有杀虫，消积，降气，行水，截疟的功能。生品力峻猛，常用于治绦虫、姜片虫、蛔虫及水肿、脚气、疟疾。焦槟榔与炒槟榔功用相似，长于消食导滞，用于食积不消，痢疾里急后重。

六、考核内容

1. 能够区分并掌握炒焦和炒黄的火力和适用药材。

2. 能够把控炒焦炮制品的性状标准。

任务 29　实战训练　炒炭

一、能力目标

(1)掌握炒炭法的炮制目的、注意事项。

(2)能对相关药材进行炒炭操作，并根据药材质地选择合适的火候。

(3)掌握判断炒炭炮制品性状的标准。

(4)掌握下述品种的炮制作用：槐花、干姜、地榆。

二、知识准备

将净选或切制后的药物，置于炒制容器内，用武火或中火加热，炒至表面焦黑色或焦褐色，内部呈棕褐色或棕黄色的操作方法，称为炒炭。

“存性”是炒炭的基本要求。“炒炭存性”是指在炒炭操作中只使其药物部分炭化，但不能使其灰化，未炭化部分仍应保存药物的固有形状和气味。花、叶、草等类质地轻泡药材炒炭后仍可清晰辨别药物原型，如槐花、侧柏叶、荆芥之类、

炒炭的目的主要是使药物增强止血作用，如地榆、大蓟、牡丹皮等，个别药物炒炭后产生止血、止泻作用，如荆芥、石榴皮等。

三、任务引入

根据《中国药典》2015 年版附录炮制通则要求，将需炒炭药材进行相应炮制，操作应注

意药材的质地、药性和炮制目的等不同要求，采用不同加热火力和加热时间。

四、任务分析

炒炭法是清炒法3种方法中所用火力最大、加热时间最长的一种方法。为使药物表面和内部达到规定程度，不一定要一味加大火力，延长加热时间，要根据临床要求和药材质地，适当选择火候，保证药效的合理变化。

炒炭应注意以下问题：

（1）掌握好火力，以达到"炒炭存性"的要求，质地坚实的药物宜用武火，质地疏松的花、花粉、叶、全草类药物可用中火，视具体药物灵活掌握。

（2）在炒炭过程中，药物炒至一定程度时，因温度很高，易出现火星，特别是质地疏松的药物如蒲黄、荆芥等，需喷淋适量清水熄灭，以免引起燃烧。

（3）药材出锅后必须摊开晾凉，经检查确无余热后再收贮，以免复燃。

炒炭法重点药材：槐花、干姜、牡丹皮、乌梅、蒲黄、荆芥、地榆、侧柏叶等。

五、任务实施

1. 槐花

（1）炮制方法：取净槐花，置于已预热好的炒制容器内，用中火加热，炒至表面焦褐色，喷洒少许清水，灭尽火星，取出晾干。

（2）成品性状：表面焦褐色，体更轻，手捻粉末呈褐色。

（3）炮制作用：槐花炭性涩，长于止血，而清热凉血作用极弱。用于便、痔血，崩漏，吐血，衄血等。

2. 干姜

（1）炮制方法：取干姜块，置于已预热好的炒制容器内，用武火加热，炒至表面焦黑，内部棕褐色，喷淋少许清水，灭尽火星，略炒，取出晾干，筛去碎屑。

（2）成品性状：表面焦黑色，内部棕褐色，味苦、微辣，质松脆。

（3）炮制作用：干姜味辛，性热。具有温中散寒、回阳通脉、燥湿消痰的功能。干姜能守能走，故对中焦寒邪偏盛而兼湿者以及寒饮伏肺的喘咳颇为相宜。又因为本品力速而作用较强，故用于回阳救逆，其效甚佳。常用于脘腹冷痛、呕吐泄泻、肢冷脉微、痰饮喘咳。姜炭味苦、涩，性温。归脾、肝经。其辛味消失，守而不走，长于止血温经。其温经作用弱于炮姜，固涩止血作用强于炮姜，可用于各种虚寒性出血，且出血较急、出血量较多者。

3. 地榆

（1）炮制方法：取地榆片，置于炒制容器内，用武火加热，炒至表面焦黑色，内部棕褐色，喷淋少许清水，灭尽火星，取出，晾凉。

（2）成品性状：表面焦黑色，内部棕褐色，味焦、苦、涩，质脆。

（3）炮制作用：地榆味苦、酸、涩，性微寒。归肝、大肠经。具有凉血止血、解毒敛疮的功效，以凉血解毒为主。用于便血、痔疮出血、血痢、崩漏、水火烫伤、痈肿疮毒等症。地榆炒炭后，以收敛止血为胜，用于便血、痔疮出血、崩漏下血等，各种出血证均可选用。

六、考核内容

1. 炒炭法的火力要求和器具准备。
2. 能根据药材质地选择合适的火候。
3. 掌握判断炒炭炮制品槐花、干姜、地榆性状。

任务30 加辅料炒法

加辅料炒法：净制或切制后的药物与固体辅料同炒的方法。包括麸炒、米炒、土炒、砂炒、蛤粉炒、滑石粉炒等方法。一般用中火。

所用的辅料为固体辅料（醋淬除外），其作用为：

（1）中间传热体作用：稻米、灶心土、河砂、蛤粉、滑石粉。

（2）药性作用：麦麸补脾兼吸附油脂，稻米健脾止泻并吸附油脂，灶心土补脾止泻，米醋矫臭矫味，蛤粉清热化痰、以燥制润；河砂及滑石粉无药性作用。

加辅料炒法的目的：

（1）增强疗效：如麸炒山药增强健脾作用，土炒白术增强固脾止泻作用。

（2）缓和药性：如麸炒苍术缓和燥性。

（3）降低毒性：如砂烫马钱子降低毒性。

（4）矫臭矫味：如麸炒僵蚕，矫正其不良气味，便于服用。

（5）消除副作用：如蛤粉烫阿胶，消除其滋腻碍脾的副作用。

（6）便于粉碎：如滑石粉炒刺猬皮，便于粉碎。

一、麸炒

（一）定义

将净制或切制后的药物用麦麸熏炒的方法。

（二）辅料

用净麦麸及用蜂蜜或红糖制过的麦麸炒制药物，前者称净麸炒或清麸炒，后者称蜜麸炒或糖麸炒。麦麸为小麦的种皮，含淀粉、蛋白质、维生素，具有和中健脾之功。用麦麸炮制药物，可缓和其辛燥之性，增强其健脾和胃作用。麦麸法的加热时间短，用量少，辅料主要起药性协同作用而无中间传热体作用。

（三）目的

（1）增强疗效：白术、山药、神曲等可以增强健脾作用。

(2)缓和药性：苍术、枳壳等可以缓和辛燥之性；枳实可以缓和破气作用，以免伤正。

(3)矫臭矫味：僵蚕可以矫正腥臭气味，便于服用。

(四)炮制方法

将锅预热，均匀撒入麦麸，待起烟，将净制或切制后的药物投入锅中与麦麸翻炒，并控制火力，炒至药物表面呈黄色至深黄色，出锅，筛去麦麸，放凉。

每 100 kg 药物，用麦麸 10～15 kg。

(五)注意事项

(1)麸炒的一个目的是让麦麸起烟，借烟气将药物熏黄，因此加入麦麸的量要控制在10%～15%之间。过少烟气不足，过多发烟不均，翻炒不匀，也浪费辅料。

(2)麸炒用中火加热。麦麸均匀撒入锅中，待起浓烟后投药。锅温过低则不易起烟，可用少量麦麸试投。

(3)出锅后应筛去残留的麦麸。

苍 术

【来源】本品为菊科植物苍术的干燥根茎。

【炮制规格】苍术、麸炒苍术、焦苍术。

【炮制方法】

炮制品名	操作要点
苍术	取原药材，净制，水浸泡，润透，切厚片，干燥。
麸炒苍术	麦麸加热至冒烟，入药，中火炒至深黄色。苍术每 100 kg，用麦麸 10 kg。
焦苍术	药物用中火炒至褐色。

【成品性状】

炮制品名	鉴别要点
苍术	表面黄白色或灰白色，气香特异。
麸炒苍术	表面黄色或焦黄色，香气浓烈。
焦苍术	表面焦褐色，香气微弱。

【炮制作用及应用】

炮制品名	炮制作用及应用
苍术	生品温燥而辛烈，化湿和胃之力较强。且走表祛风湿，用于风湿痹痛、感冒夹湿、湿温发热、脚膝疼痛。
麸炒苍术	麸炒缓和燥性，气变芳香，增强健脾燥湿作用。用于脾胃不和、痰饮停滞、青盲雀目。
焦苍术	炒焦辛燥之性大减，用于固肠止泻。

【炮制研究】

苍术的挥发油大剂量可致动物中枢神经抑制，终致呼吸麻痹而死亡。苍术麸炒和米泔水制后其挥发油的含量分别降低39%和47%。

僵蚕

【来源】本品为蚕蛾科昆虫家蚕的幼虫在未吐丝前,因感染白僵菌而发病致死的僵化干燥虫体。

【炮制规格】僵蚕,麸炒僵蚕。

【炮制方法】

炮制品名	操作要点
僵蚕	簸去灰屑、丝毛。
麸炒僵蚕	麦麸加热冒烟,入僵蚕,中火炒至表面黄色。僵蚕每100 kg,用麦麸10 kg。

【成品性状】

炮制品名	鉴别要点
僵蚕	表面灰黄色,被白色粉霜,气微腥。
麸炒僵蚕	表面黄色,腥气减弱。

【炮制作用及应用】

炮制品名	炮制作用及应用
僵蚕	辛散之力较强,药力较猛,用于惊痫抽搐、肝风头痛等。
麸炒僵蚕	麸炒后疏风走表之力稍减,长于化痰散结,用于瘰疬痰核、中风失音等。

二、米炒法

(一)定义

将净制或切制后的药物与米同炒的方法。

(二)辅料

米炒药物所用的米以糯米为佳,有些地方用陈仓米,通常用稻米。稻米含有淀粉、蛋白质、脂肪、矿物质等,具有补中益气、健脾和胃等功效。米既有药性协同作用,又有中间传热体作用。

(三)目的

(1)增强药物的健脾止泻作用,如党参。

(2)降低药物的毒性,如红娘子、斑蝥。

(3)矫正不良气味,如昆虫类药物有腥臭味,经米炒后能矫臭矫味。

(四)炮制方法

(1)米拌炒法:先将锅烧热,加入定量的米,用中火炒至冒烟时投入药物,拌炒至一定程度,取出,筛去米,放凉。

(2)贴米法:先将锅烧热,撒上浸湿的米,使其平贴锅上,用中火加热炒至米冒烟时投入药物,轻轻翻动米上的药物,至所需程度取出,筛去米,放凉。

药物每 100 kg,用大米或糯米 20 kg。

(五)注意事项

(1)昆虫类药物米炒时因药物颜色过深,火候判断以米至深黄色为度;植物类药物则以药物变黄色为度。

(2)以糯米为佳,通常多用大米。

(3)炮制有毒药物时,加强劳动保护,以防中毒。

斑蝥

【来源】本品为芫菁科昆虫南方大斑蝥或黄小斑蝥的干燥体。

【炮制规格】斑蝥、米炒斑蝥。

【炮制方法】

炮制品名	操作要点
斑蝥	去头足翅及杂质。
米炒斑蝥	米加热至冒烟,入药,炒至米呈深黄色,斑蝥挂火色。斑蝥每 100 kg,用米 20 kg。

【成品性状】

炮制品名	鉴别要点
斑蝥	虫体可见 3 条黄色或棕黄色横纹,有特殊臭气。
米炒斑蝥	虫体上微挂火色,臭气轻微。

【炮制作用及应用】

炮制品名	炮制作用及应用
斑蝥	生斑蝥有大毒,气味奇臭,一般外用,以攻毒蚀疮为主;用于瘰疬瘘疮、痈疽肿毒、顽癣瘙痒等。
米炒斑蝥	米炒后降低毒性、矫正气味,可供内服。以通经、破瘕散结为主。用于闭经、癥瘕、狂犬咬、瘰疬、肝癌、胃癌等。

【炮制研究】

(1)斑蝥对皮肤、黏膜有强烈的刺激性,能引起红肿、发泡、充血。生品口服毒性很大,口服的中毒量为 0.6～1.0g,致死量 1.5～3g。斑蝥口服有口咽部烧灼感、恶心、呕吐、腹部绞痛、血尿及中毒性肾炎等症状,往往死于肾功能衰竭或循环衰竭。

(2)斑蝥的有毒物质为斑蝥素,为一易挥发的油状物,从其理化特性看,以米炒为宜。斑蝥素在 84℃开始升华,其升华点是 110℃。米炒时的锅温在 120℃,正适合斑蝥素的升华,又不至于温度过高,致使斑蝥焦化。米炒时斑蝥均匀受热,使斑蝥素部分升华,部分被米吸附,从而减少斑蝥素的含量,降低毒性。因斑蝥色泽较暗,炒制时不易观察炮制程度,米炒火候以米色变深黄为准。同时米炒还可矫正斑蝥的恶臭气味。

党参

【来源】本品为桔梗科植物党参及其同属多种植物的根。

【炮制规格】党参、米炒党参、蜜炙党参。

【炮制方法】

炮制品名	操作要点
党参	去杂质,切段或厚片。
米炒党参	米加热后,投入党参拌炒至老黄色。每 100 kg 党参,用米 20 kg。
蜜炙党参	蜜水与党参拌匀,入热锅内文火加热至金黄色,不粘手。

【成品性状】

炮制品名	鉴别要点
党参	表面棕黄色,切面黄白色或棕色。
米炒党参	表面老黄色,具香气。
蜜炙党参	表面黄棕色,显光泽,味甜。

【炮制作用及应用】

炮制品名	炮制作用及应用
党参	生用益气生津作用较强,用于气阴两伤或气血两亏。
米炒党参	炒后气味焦香,增强健脾止泻作用,用于脾胃虚弱、泻泄、脱肛等症。
蜜炙党参	蜜炙增强补中益气作用,并能润燥养阴,用于气血两虚之症。

三、土炒

(一)定义

将净制或切制后的药物与灶心土(伏龙肝)拌炒的方法,称为土炒。

(二)辅料

土炒所用的辅料为灶心土(伏龙肝)的细粉,有的地方亦用黄土、赤石脂。灶心土经过多次高温烧炼,所含的杂质较少,其中的矿物质、无机盐类受热分解生成多种碱性氧化物,具有中和胃酸等作用。功能补中和胃、涩肠止泻,可增强药物的补脾止泻功效。灶心土既有药性协同作用,又有中间传热体作用。

(三)目的

(1)增强补脾止泻作用。山药、白术等药物经土炒后,土与药物起协同作用而增强疗效。

(2)缓和燥性。如白术土炒后辛燥之性降低,避免刺激脾胃。

(四)炮制方法

将灶心土细粉置于锅中，加热至灵活状态，投入净制或切制的药物，中火翻炒至药物表面均匀挂一层土粉(挂土色)，土黄色并有土香气。出锅，筛去土，放凉。

药物每 100 kg，用灶心土 25～30 kg。

(五)注意事项

(1)灶心土在使用前需碾细过筛，土块过大则传热不均匀。

(2)灶心土预先加热至灵活状态，保证土温均匀一致，使药物内部的水分和汁液外渗，与土接触，在药物表面均匀挂一层土粉。若温度较低，则水分和汁液渗出较少，挂不住土粉或过筛即掉。灵活状态的判断：新土可观察加热时有小气泡逸出，旧土则观察翻动时土的流动性，也可用试投法。

(3)药物投入锅中后应调整火力，防止焦糊。

(4)土炒同种药物，土可以反复使用，直至土色变深，应及时更换。

(5)操作要迅速，出锅后，立即筛去土粉，以防药物焦化。

山　药

【来源】本品为薯蓣科植物薯蓣的干燥根茎。

【炮制规格】山药、土炒山药、麸炒山药。

【炮制方法】

炮制品名	操作要点
山药	取原药材，除去杂质，洗净，润透，切厚片，干燥。
土炒山药	土炒至均匀挂土粉。山药每 100 kg，用灶心土 30 kg。
麸炒山药	麸炒至黄色。山药每 100 kg，用麦麸 10 kg。

【成品性状】

炮制品名	鉴别要点
山药	表面白色或淡黄色，无臭。
土炒山药	表面土红色，粘有土粉，略具土香气。
麸炒山药	表面淡黄色，偶有焦斑，略具焦香气。

【炮制作用及应用】

炮制品名	炮制作用及应用
山药	生用益肺肾之阴、补肾生精。
土炒山药	土炒以补脾止泻为主，用于脾虚久泻。
麸炒山药	长于补脾和胃、益肾固精。

四、砂炒

(一)定义

将净制或切制后的药物与热砂共同拌炒的方法,亦称砂烫。

砂作为中间传热体,由于质地坚硬,传热较快,与药材接触面积较大,所以用砂炒药物可使其受热均匀。又因砂炒火力强,温度高,适用于炒制质地坚硬的动物骨甲类和有茸毛的植物类药材。

(二)目的

(1)增强疗效:使药物质地酥脆,便于粉碎和煎煮,如龟甲、鳖甲、山甲、狗脊、豹骨等。

(2)降低毒性:如马钱子。

(3)便于洁净:去毛如骨碎补、狗脊、马钱子等。

(4)矫臭矫味:如鸡内金、脐带、刺猬皮。

(三)制砂方法

(1)制普通砂:选择中粗颗粒的均匀纯净的河砂,先筛去杂质、细粉和粗颗粒,再武火加热除净夹杂的有机物和水分。

(2)制油砂:取筛去粗砂和细粉的普通砂,清水洗去泥土,干燥后在锅中加热,加入1%~2%的食用植物油拌炒至油尽烟散,砂色均匀加深时取出。注意过去有些地方用桐油制砂,有毒,宜用食用油。

(四)操作方法

取制过的砂置于锅内,用武火加热至滑利、容易翻动时,投入药物,不断用砂掩埋、翻动,至质地酥脆或鼓起,外表呈黄色或较原色加深时取出,筛去砂,放凉,或趁热投入醋中略浸,取出,干燥即得。

砂的用量以能掩盖所加药物为度。

(五)成品质量

动物类药物,砂烫品呈黄色,质地酥脆,腥气减弱,有的形态鼓起,醋淬品略有醋气。植物类药物,砂烫品颜色加深,毛微焦。成品含生片、糊片不得超过2%,醋淬品含水分不得超过10%。

(六)注意事项

(1)药物烫制前,须净制和大小分档。

(2)河砂可以反复使用,但需将其中残留的杂质除去。炒过毒药的砂不可再炒其他药物。

(3)油砂在反复使用时每次均需先行添加食用油拌炒。

(4)砂温过高易使药物焦糊,应添加冷砂或调小火力以控制砂温。

(5)砂炒的温度高,需勤加翻动,及时出锅并立刻筛去热砂;需要醋浸淬的药物应趁热投入醋液。

马钱子

【来源】本品为马钱科植物马钱或云南马钱的干燥成熟种子。

【炮制规格】马钱子、制马钱子。

【炮制方法】

炮制品名	操作要点
马钱子	去杂质。
制马钱子	(1)砂烫:将砂用武火加热至灵活状态时,投入马钱子,至外皮呈灰褐色或内部鼓起泡时,筛去砂,除去茸毛。(2)油炸:取麻油加热至230℃,投入马钱子,炸至老黄色,沥去油。
马钱子粉	取砂烫马钱子,粉碎成细粉,测定士的宁的含量后,加入淀粉使含量符合规定。

注:全国各地还有油炸、油炒、童便制等法。“马钱子粉”始载于《中国药典》1985年版,方法为取砂炒马钱子粉碎后混匀,测定其士的宁含量,然后兑入计算量的淀粉混匀,使其中的士的宁含量限定在0.78%～0.82%之间。

【成品性状】

炮制品名	鉴别要点
马钱子	呈纽扣状,表面灰棕色或灰绿色,密生茸毛,质坚硬,味极苦。
制马钱子	①砂炒:表面灰褐色,中间略鼓起,无茸毛,质地坚脆,味苦。②油炸:表面老黄色,中间略鼓起,质坚脆,有油香气,味苦。

【炮制作用及应用】

炮制品名	炮制作用及应用
马钱子	马钱子生用有大毒,且质地坚硬,外覆大量细茸毛,不易加工,多做外用,用于痈疽初起、瘰疬结核或关节肿痛、外伤瘀血肿痛。
制马钱子	砂炒或油制可以使其质地酥脆,易于粉碎且易去茸毛;加热可降低其毒性,便于内服。多用于风湿痹痛、跌打损伤、瘀血疼痛。“马钱子粉”以毒性成分士的宁的含量合理控制其毒性,入丸散剂。

【炮制研究】

(1)马钱子中含有的生物碱:士的宁和马钱子碱是其主要成分,也是毒性成分。成人一次服用5～10 mg士的宁可致中毒,30 mg可致死亡。

(2)炮制时高温加热使士的宁和马钱子碱中的醚键断裂开环,转化成异型和氮氧化合物。被转化的这些生物碱的毒性变小,且保留或增强了某些生物活性。例如士的宁和马钱子碱的毒性分别比其氮氧化合物大10倍和15.3倍,而其氮氧化合物的抗炎和抑制肿瘤作用强于士的宁和马钱子碱,对呼吸中枢和血管运动中枢的作用不低于后者。

(3)马钱子皮毛中总碱含量只有仁的1/2,如果不考虑粉碎困难,去皮毛的意义不大。

(4)当温度在230～240℃和3～4 min时士的宁转化了10%～15%,马钱子碱转化了30%～35%,而此时士的宁和马钱子碱的异型和氮氧化物含量最高。故认为此条件是最佳的炮制温度和时间。而油炸温度以220～250℃为宜。

穿山甲

【来源】本品为鲮鲤科动物穿山甲的鳞片。

【炮制规格】穿山甲、醋山甲、炮山甲。

【炮制方法】

炮制品名	操作要点
穿山甲	去杂质，洗净，干燥。
醋山甲	砂炒至药物发泡，边缘向内卷曲，表面呈金黄色或棕黄色。取出，筛去砂，趁热浸入醋液中，待凉后取出干燥。山甲片每 100 kg，用米醋 30 kg。
炮山甲	砂炒至药物发泡，边缘向内卷曲，表面呈金黄色或棕黄色。取出，筛去砂。

【成品性状】

炮制品名	鉴别要点
穿山甲	扇形，外表面青黑色角质，坚韧有弹性，不易折断。
醋山甲	全体膨胀成卷曲状，黄色，质松脆，易碎，有醋气。
炮山甲	全体膨胀成卷曲状，金黄色，质松脆，易碎。

【炮制作用及应用】

炮制品名	炮制作用及应用
穿山甲	生品质地坚硬，并有腥臭气，临床多制用。
醋山甲	砂炒醋淬后能增强其活血止痛作用，并矫正其腥臭气味，且易于粉碎和煎出有效成分，其通经下乳力强，多用于经闭不通，乳汁不下。
炮山甲	砂炒后质变松脆，易于粉碎和煎出有效成分。多用于痈疡肿毒，风湿痹痛。

【炮制研究】

穿山甲主含蛋白质和钙，及人体必需的氨基酸和微量元素。穿山甲炮制后煎煮量及体外溶出量均明显增加。醋淬品中总浸出物、总蛋白质和钙的含量明显高于生品。

鸡内金

【来源】本品为雉科动物家鸡的干燥砂囊内壁。

【炮制规格】鸡内金、砂炒鸡内金、焦鸡内金、醋鸡内金。

【炮制方法】

炮制品名	操作要点
鸡内金	鸡取砂囊内壁，清洗后干燥。
砂炒鸡内金	砂炒至发泡卷曲，呈淡黄色。
焦鸡内金	中火炒至焦黄色。
醋鸡内金	炒至发泡卷曲，呈淡黄色，喷淋米醋，略炒干。鸡内金每 100 kg，用米醋 15 kg。

【成品性状】

炮制品名	鉴别要点
鸡内金	表面黄色、黄褐色或黄绿色，质脆易碎。
砂炒鸡内金	发泡卷曲，淡黄色，略具焦斑，质松脆。
焦鸡内金	焦黄色，鼓起，质松脆。
醋鸡内金	黄褐色，鼓起，略有醋气。

【炮制作用及应用】

炮制品名	炮制作用及应用
鸡内金	生用长于攻积、通淋化石，多用于治疗泌尿系统结石和胆道结石。
砂炒鸡内金	增强健脾消食作用，用于消化不良、食积不化及小儿疳积等。
焦鸡内金	长于消食止泻，并可固精止遗，用于伤食腹泻、肾虚遗精遗尿等。
醋鸡内金	有疏肝助脾作用，多用于脾胃虚弱，脘腹胀满等症。

龟　甲

【来源】本品为龟科动物乌龟的背甲及腹甲。

【炮制规格】龟甲、醋龟甲。

【炮制方法】

炮制品名	操作要点
龟甲	取原药材，沸水蒸 45 min 取出，放入热水中，立即用硬刷除净皮肉，洗净，晒干。或取原药材用清水浸泡，不换水至皮肉筋膜与甲骨容易分离时取出，洗净，日晒夜露至无臭味，干燥。
醋龟甲	武火炒至砂呈灵活状态，投入大小分档的净龟甲，待质酥、表面黄色时取出，筛去砂，立即投入醋中淬之，捞出，干燥。（醋用量 20%）

【成品性状】

炮制品名	鉴别要点
龟甲	龟甲呈不规则的小碎块，表面淡黄色或黄白色（背甲碎块色深），有放射状纹理。内面黄白色，边缘呈锯齿状。质坚硬，可自骨板缝处断裂。气微腥，味微咸。
醋龟甲	制龟甲表面黄色，质松脆，略有醋气。

【炮制作用及应用】

炮制品名	炮制作用及应用
龟甲	咸、甘，微寒。归肝、肾、心经。滋阴潜阳，益肾强骨，养血补心。用于肝风内动、肝阳上亢。
醋制鳖甲	制后质变酥脆，易粉碎，利煎出有效成分，并矫臭矫味。补肾健骨，滋阴止血。常用于劳热咯血、脚膝痿弱、潮热盗汗、痔疮肿痛。

【炮制研究】

主含骨胶原，多种氨基酸及锌、镁、铁、钾、钙等多种无机元素。

（1）总氨基酸含量、总含氮量是砂炒醋淬品＞砂炒品＞生品；砂炒醋淬利于成分溶出。

（2）工艺改进，主要有热解法和酶解法。热解法是蒸法、高压蒸法、水煮法、水煮闷法和砂炒处理；酶解法采用蛋白酶法、酵母菌法和猪胰脏法处理。改进后的净制工艺具有缩短加工时间，操作简便易掌握，不受季节、气候、场地所限，清洁卫生、不污染环境等优点，同时也不影响药物的功效。

鳖　甲

【来源】为鳖科动物中华鳖的背甲。

【炮制规格】鳖甲、醋鳖甲。

【炮制方法】

炮制品名	操作要点
鳖甲	取原药材，沸水蒸 45 min，捞入热水中，立即用硬刷除去皮肉，洗净，晒干。或取原药材用清水浸泡至皮肉筋膜与甲骨容易分离时取出背甲，洗净，日晒夜露至无臭味，干燥。
醋鳖甲	武火炒至砂呈灵活状态，投入大小分档的净鳖甲，待酥脆、外表呈深黄色时取出，筛去砂，醋液中稍浸，捞出，干燥，捣碎。（醋用量 20%）

【成品性状】

炮制品名	鉴别要点
鳖甲	呈不规则的碎片，外表黑褐色或墨绿色，内表面类白色，质坚硬。气腥，味淡。
醋鳖甲	制鳖甲深黄色，质酥脆，略具醋气。

【炮制作用及应用】

炮制品名	炮制作用及应用
鳖甲	性味咸，微寒。归肝、肾经。具有滋阴潜阳，软坚散结，退热除蒸的功能。生用质地坚硬，有腥臭气。养阴清热、潜阳熄风之力较强，多用于热病伤阴或内伤虚热、虚风内动等。
醋鳖甲	鳖甲砂炒醋淬后，质变酥脆，易于粉碎及煎出有效成分，并能矫臭矫味。醋制还能增强药物入肝消积、软坚散结的作用。常用于癥瘕积聚、月经停闭。

【炮制研究】

鳖甲主含动物胶、蛋白质以及多种氨基酸，还含有铁、铜、锌、镁、磷等微量元素。

（1）鳖甲炮制前后蛋白质含量基本相近，但炮制后煎出率显著增高；另外炮制前后 Zn、Fe、Se 及 Ca 的含量明显增高。

（2）净制时采用食用菌法操作，则游离氨基酸，醇溶性浸出物均高于传统炮制品。微量元素 Cr、Cu、Fe、Ca 含量也均高于传统炮制品，而有毒的 As、Pb 含量低于传统炮制品。

鳖甲、龟甲比较

药名	炮制品名	炮制方法	炮制作用
鳖甲	鳖甲	浸泡，除去皮肉筋膜。	养阴清热，潜阳熄风力强，质地坚硬。质变酥脆，便于粉碎，并矫臭矫味；醋制增强入肝消积作用，软肝散结之力较强。
	制鳖甲	砂炒醋淬。	
龟甲	龟甲	浸泡，除去皮肉筋膜。	滋阴潜阳力强，但坚硬难以粉碎。
	制龟甲	砂炒醋淬。	质变酥脆，便于粉碎，并矫臭矫味；以补肾健骨、滋阴止血为胜。

五、蛤粉炒

(一)定义

将净制或切制后的药物与适量蛤粉共同拌炒的方法。

(二)辅料

蛤粉是文蛤等贝壳洗净煅制后粉碎的细粉，具清热利湿、软坚化痰之功能。由于其传热缓慢，颗粒细小，适用于烫制动物胶类药物。

(三)目的

(1)使药物质地酥脆，便于粉碎和制剂。

(2)降低药物滋腻之性，矫正不良臭味。

(3)增强某些药物清热化痰作用。

(四)炮制方法

将研细过筛的蛤粉置于热锅中，中火加热至滑利易翻动时，投入药物翻炒至膨胀鼓起、内部疏松时取出，筛去蛤粉，放凉。

药物每 100 kg，用蛤粉 30～50 kg。

(五)成品质量

蛤粉烫炒品表面灰白色或黄白色，鼓起成珠，质地酥脆，有香气。成品含生片、糊片不得超过 2%。

(六)注意事项

(1)胶块切成立方丁，再大小分档，分别炒制。

(2)炒制时火力应适当，以防药物黏结、焦糊、或“烫僵”。如温度过高可酌加冷蛤粉调节温度。

(3)胶丁下锅翻炒要速度快而均匀，否则会引起互相黏连，造成不圆整而影响外观。

(4)蛤粉烫炒同种药物可连续使用，但颜色加深后需及时更换。

(5)贵重、细料药物如阿胶之类，在大批炒制前最好先采取试投的方法，以便掌握火力，保证炒制品质量。

阿胶

【来源】本品为马科动物驴的皮经煎煮、浓缩制成的固体胶。

【炮制规格】阿胶、蛤粉炒阿胶、蒲黄炒阿胶。

【炮制方法】

炮制品名	操作要点
阿胶	取阿胶块，置于文火上烘软，切成小方块。
蛤粉炒阿胶	蛤粉加热至灵活状态，投入分档的阿胶丁，不断翻埋，烫至鼓起呈圆球状、内无溏心为度，筛去蛤粉。阿胶每 100 kg，用蛤粉 30～50 kg。
蒲黄炒阿胶	蒲黄炒至微变色，投入分档的阿胶丁，翻炒至鼓起呈圆球状、内无溏心，筛去蒲黄。阿胶每 100 kg，用蒲黄 30～50 kg。

【成品性状】

炮制品名	鉴别要点
阿胶	小方块，黑色或乌黑色，质坚硬。
蛤粉炒阿胶	圆球形，灰白色或灰褐色，质松泡。
蒲黄炒阿胶	圆球形，棕褐色，质松泡。

【炮制作用及应用】

炮制品名	炮制作用及应用
阿胶	生用长于滋阴补血，用于血虚痿黄、眩晕心悸、心烦失眠、虚风内动、温燥伤肺、干咳无痰。如黄连阿胶汤。
蛤粉炒阿胶	炒后降低滋腻之性，矫臭矫味，蛤粉炒善于补肺润燥，用于阴虚咳嗽、久咳少痰或痰中带血。如阿胶汤。烫后质地酥脆，宜入丸散。
蒲黄炒阿胶	蒲黄炒止血安胎力强，多用于阴虚咯血、崩漏、便血。如胶艾汤。

【炮制研究】

阿胶含骨胶朊、明胶朊，水解后产生多种氨基酸，并含钙、硫等无机元素。阿胶珠与阿胶丁的比较研究表明，两者均含相同种类的氨基酸，阿胶珠较阿胶丁含量高。阿胶烫珠后，可入汤剂煎煮，而且易于粉碎制备丸、散。

六、滑石粉炒

(一)定义

将净制或切制后的药物与适量的滑石粉共同拌炒的方法。

(二)辅料

为滑石精选粉碎的细粉，主要取其中间传热体作用，以其质地滑利细腻，使药物均匀受热，适用于炮制韧性大的动物药。

(三)目的

(1)使药物质地酥脆,便于粉碎和煎煮,如象皮、黄狗肾。

(2)降低毒性,如水蛭。

(3)矫正不良气味,如刺猬皮。

(四)炮制方法

将滑石粉置于锅内,中火加热至灵活状态,投入分档的药物,翻炒至质地酥脆或鼓起或颜色加深或刺卷曲,出锅,筛去滑石粉,放凉。

药物每 100 kg,用滑石粉 40～50 kg。

(五)注意事项

(1)药物炒制前,须进行净选或切制后分档。

(2)滑石粉炒一般用中火,操作时适当调节火力,防止药物生熟不均或焦化。如温度过高时,可酌加冷滑石粉调节。

(3)辅料可反复使用,待色泽变灰暗色时,应及时更换,以免影响成品色泽。

刺猬皮

【来源】本品为刺猬科动物刺猬或短刺猬的干燥外皮。

【炮制规格】刺猬皮、滑石粉炒刺猬皮、砂炒刺猬皮。

【炮制方法】

炮制品名	操作要点
刺猬皮	碱水洗净油污,清水漂净,润透,剁成小方块。
滑石粉炒刺猬皮	滑石粉炒至刺尖卷曲焦黄,质地发泡。刺猬皮每 100 kg,用滑石粉 40 kg。
砂炒刺猬皮	砂炒至刺尖卷曲焦黄,质地发泡,或趁热醋淬。

【成品性状】

炮制品名	鉴别要点
刺猬皮	外表面灰白色,密集硬刺,质坚韧。有特殊臭气。
滑石粉炒刺猬皮	焦黄色,质地发泡,刺尖秃,皮部边缘向内卷曲,微有腥臭气。
砂炒刺猬皮	焦黄色,质地发泡,刺尖秃,皮部边缘向内卷曲,微有腥臭气。

【炮制作用及应用】

刺猬皮一般不生用,临床多用其炒制品。刺猬皮炒后质地松泡酥脆,便于煎煮和粉碎,醋淬尤能矫臭矫味,用于胃痛吐食、痔瘘下血、遗精、遗尿等。

水　蛭

【来源】本品为水蛭科动物蚂蟥 *Whitmania pigra* Whitman、水蛭 *Hirudo nipponica* Whitman 或柳叶蚂蟥 *Whitmania acranulata* Whitman 的干燥体。

【炮制规格】水蛭、滑石粉炒水蛭。

【炮制方法】

炮制品名	操作要点
水蛭	取水蛭，洗净，闷软，切段，晒干。
滑石粉炒水蛭	取滑石粉置于锅内，中火加热炒至灵活状态时，投入水蛭段，勤加翻动，拌炒至微鼓起，呈黄棕色时取出，筛去滑石粉，放凉。

【成品性状】

炮制品名	鉴别要点
水蛭	水蛭为不规则小段，长10～15 mm，扁平，有环纹，背部呈褐色，腹部黄棕色，质韧，有腥气。
滑石粉炒水蛭	滑石粉炒后呈淡黄色或黄棕色，微鼓起，质酥脆，易碎。气微腥，味咸苦。

【炮制作用及应用】

炮制品名	炮制作用及应用
水蛭	生品有毒，多入煎剂，以破血逐瘀为主。
滑石粉炒水蛭	滑石粉炒后能降低毒性，质地酥脆，利于粉碎，多入丸散。

【炮制研究】

对水蛭及其炮制品中氨基酸的分析结果认为，清炒品与砂炒品氨基酸总量、人体必需氨基酸总量均较生品大为降低，而滑石粉炒后其氨基酸总量和人体必需氨基酸总量都有所增高。氨基酸在人体内直接参与合成各种酶、激素，发挥着特殊的生理功能。作为破血逐瘀药，临床应用以滑石粉炒为宜。

任务31 实战训练 麸炒

一、能力目标

(1)掌握麸炒法的炮制目的、注意事项。
(2)能对相关药材进行麸炒操作，能正确选择辅料用量和火候。
(3)掌握判断麸炒炮制品性状的标准。
(4)掌握下述品种的炮制作用：苍术、僵蚕、枳实、枳壳。

二、知识准备

(一)麸炒法知识概述

(1)麸炒法是固体辅料炒法的一种。固体辅料炒法，是以麦麸、稻米、土为辅料，与药物共同加热的操作方法。操作中借助辅料受热产生的烟气对药物进行熏炒，发挥辅料协同作用，以达到相应的炮制目的。

(2)将净制或切制后的药物用麦麸熏炒的方法，称为麸炒。

(3)麸炒又称为“麦麸炒”或“麸皮炒”。炒制药物时所用的麦麸如不经处理称净麸炒或清麸炒；麦麸经用蜂蜜或红糖制过者则称蜜麸炒或糖麸炒。

(4)麦麸味甘性平，具有和中作用。明代《本草蒙荃》有“麦麸皮制，抑醋性勿伤上膈”的记载。故常用麦麸炒制补脾胃或作用强烈及有腥味的药物。

(二)麸炒法的目的

(1)增强疗效：具有补脾作用的药物，如山药、白术等，经麦麸炒制后，可增强其疗效，麦麸起辅料协同作用。

(2)缓和药性：某些药效峻烈的药物，如枳实具强烈的破气作用，苍术药性燥烈，经麸炒后药性缓和，不致耗气伤阴，麦麸起中和作用。

(3)矫臭矫味：某些动物药物如僵蚕，生品气味腥臭，经麸炒后，矫正其气味，便于服用。

三、任务引入

根据《中国药典》2015年版附录炮制通则要求，将需麸炒药材进行相应炮制，操作中应注意药物的质地、药性和炮制目的的不同要求，选择合适的辅料用量，采用适当加热火力和加热时间。

四、任务分析

麸炒法所用辅料为麦麸，在加辅料炒法中辅料最为轻泡，烟气产生最为浓密，是符合“熏炒”炮制原始意图的一种炮制方法。操作中，应注意将辅料用量、火候大小、加热时间、药物和辅料入锅的先后次序做好充分协调配合。

(一)麸炒的操作方法

先用中火或武火将锅烧热，再将麦麸均匀撒入热锅中，至起烟时投入药物，快速均匀翻动并适当控制火力，炒至药物表面呈黄色或深黄色时取出，筛去麦麸，放凉。

麦麸用量一般为：每100 kg药物，用10～15 kg。

(二)麸炒法的注意事项

(1)辅料用量要适当。麦麸量少则烟气不足，达不到熏炒要求；麦麸量多则造成浪费，同时，因烟气较多，药物上色较早，造成实际受热程度不足。

(2)注意火力适当。麸炒一般用中火或武火，并要求火力均匀；锅要预热好，可先取少量麦麸投锅预试，以“麸下烟起”为度。

(3)麦麸要均匀撒布于热锅中，待起烟投药。

(4)麸炒药物要求干燥，以免药物黏附焦化麦麸。

(5)麸炒药物达到标准时要求迅速出锅，以免造成炮制品发黑、火斑过重等现象。

(三)麸炒法的重点药材

苍术、僵蚕、枳实、枳壳等。

五、任务实施

1. 枳壳

(1)炮制方法:先将锅烧热,均匀撒入定量麦麸,用中火加热,待烟起投入枳壳片,不断翻动,炒至淡黄色时取出,筛去麦麸,放凉。

(2)成品性状:表面淡黄色,偶有焦斑,放凉。

(3)炮制作用:枳壳味苦、辛、酸,性温。具有理气宽中、消滞除胀功效。生品辛燥,作用较强,偏于行气宽中除胀。用于气实壅满所致之脘腹胀痛或胁肋胀痛,瘀滞疼痛;子宫下垂,脱肛,胃下垂。麸炒枳壳可缓和其峻烈之性,偏于理气健胃消食。用于宿食停滞、呕逆嗳气、风疹瘙痒。因其作用缓和,适宜于年老体弱而气滞者。

2. 枳实

(1)炮制方法:取原材料,除去杂质,用清水洗净,润透,切薄片,干燥,筛去碎屑。麸炒枳实:先将锅烧热,均匀撒入定量的麦麸,用中火加热,待冒烟时投入枳实片,急速翻炒至淡黄色时取出,筛去麦麸,晾凉。

(2)成品性状:切面黄色,略有焦斑。气焦香,味较弱。质脆易折断。

(3)炮制作用:枳实味苦、辛、酸,性微温。具有破气消积、化痰散痞的功能。生品性较峻烈,以破气化痰为主,但破气作用强烈,易损伤正气,适宜气壮邪实者。用于胸痹、痰饮;近年亦用于胃下垂。麸炒枳实可缓和其峻烈之性,以免损伤正气,以散结消痞力胜。用于食积胃脘痞满、积滞便秘、湿热泻痢。

六、考核内容

(1)分组,每组取 100 g 取净药材和 15 g 麦麸,净制,分档,称重。

(2)置热锅内,用中火加热,炒至微黄色,鼓起,微有香气时,取出放凉。

(3)称重,观察成品性状。

任务 32 实战训练 米炒

一、能力目标

(1)掌握米炒法的炮制目的、注意事项。

(2)能对相关药材进行米炒操作,能正确选择辅料用量和火候。

(3)掌握判断米炒炮制品性状的标准。

(4)掌握下述品种的炮制作用:党参。

二、知识准备

(一)米炒法知识概括

(1)米炒是将净制或切制后的药物与米同炒的方法。

(2)米炒药物所用的米,现通常多用大米,或以糯米为佳,有些地区用“陈仓米”。

(3)大米甘平,健脾和中,除烦止渴。《修事指南》载:“米制润燥而泽”。米炒后产生焦香味,按照中医理论,脾喜燥恶湿,焦香气为脾脏所喜,故而增强药效和健脾和中作用;同时,米能吸附某些药物的毒性成分,能降低药物的毒性。因此米炒多用于炮制某些补脾益胃药和某些昆虫类有毒药物。

(二)米炒法的目的

(1)增强药物的健脾止泻作用,如党参。

(2)降低药物的毒性,如红娘子、斑蝥。

(3)矫正不良气味,如昆虫类药物有腥臭味,经米炒后能矫臭矫味。

三、任务引入

根据《中国药典》2015 年版附录炮制通则要求,将需米炒药材进行相应炮制,操作中应注意药材的质地、药性和炮制目的的不同要求,采用不同加热火力和加热时间。

四、任务分析

米炒法在加辅料炒法中所用辅料也是有机物,受热时易产生烟气,但浓度不如麦麸,故在实际操作中多使用固定米炒。其用意为:既将大米作为熏炒原料,又起到隔热层的作用,防止昆虫类药物在炒制中焦糊。

五、任务实施

党参

(1)炮制方法:将大米置热的炒药锅内,用中火加热至米冒烟时,投入党参片拌炒,至党参呈黄色时取出,筛去米,放凉。

(2)成品性状:表面老黄色,具香气,味微甜。质坚韧。

(3)炮制作用:党参味甘,性平。具有补中益气、健脾益肺的功能。生品擅长益气生津。常用于气津两伤或气血两亏。党参米炒后气变清香,能增强和胃、健脾止泻作用。多用于脾虚,食少,便溏。

六、考核内容

(1)分组,取 100 g 党参,10 g 糯米。

(2)中火加热,先投入辅料,再投入药材。等糯米炒至黄褐色,药材颜色加深取出。

任务33 实战训练 砂烫

一、能力目标

(1)掌握砂烫法的炮制目的、注意事项。

(2)能对适宜药材进行砂烫操作,并根据药材质地选择合适的火候和辅料用量。

(3)掌握判断砂烫炮制品性状的标准。

(4)掌握下述品种的炮制作用:鳖甲、骨碎补。

二、知识准备

(1)烫法,是以河砂、蛤粉、滑石粉为辅助,与药物共同加热的操作方法。操作中借助辅料对药物进行焖烫,使药物性质改变,以达到相应的炮制目的。

(2)烫法与加辅料炒法的主要区别是:烫法中辅料主要起到加热介质的作用,用量较大,加热温度较高,加热时间较长,翻炒频率比较低。

(3)将净选或切制后的药物与热砂共同拌炒的方法,称为砂烫。有些动物骨甲类药物砂烫后还需置醋液中趁热浸淬。

(4)砂作为中间传热体,由于质地坚硬,传热较快,与药材接触面积较大,所以用砂烫药物可使其受热均匀,又因砂烫火力强,温度高,故适用于炮制质地坚硬的药材。传统操作中,为使砂烫药物光亮美观,常将河砂净制后,以少量植物油(2%左右)炒制,炒制后的河砂称为油砂。

三、任务引入

根据《中国药典》2015年版附录通则要求,将需砂烫药材进行相应炮制,操作中应注意药材的质地、药性和炮制目的的不同要求,采用不同加热火力和加热时间。

四、任务分析

砂烫法适用于质地坚硬的植物类药物、动物类药物中的骨甲类,并适合烫制有毒药物马钱子,这些药材的共同特点为质地坚硬,适合砂烫过程中比较高的温度。

(一)砂烫的操作方法

取适量河砂置于锅内,用武火加热至灵活状态,容易翻动时,投入药物,用砂掩埋少许时间,翻动,至质地酥松或鼓起,外表呈黄色或较原色加深时,取出,筛去砂,放凉。或趁热投入醋中略浸,取出,干燥即得。

砂的用量以能掩盖所炮制药物为度。

(二)砂烫法的注意事项

(1)用过的河砂可反复使用,但需将残留在其中的杂质除去。炒过毒性药物的砂应单独存放,不可再烫制其他药物。

(2)若反复使用油砂时,每次用前均需添加适量植物油拌炒后再用。

(3)砂烫温度要适中。温度过高时可采用添加冷砂或减小火力等方法调节。砂量也应适中,量过大易产生积热使砂温过高;反之砂量过少,药物受热不均匀,易烫焦,也会影响炮制品质量。

(4)砂烫时一般都用武火,温度较高,因此操作时翻动要勤,成品出锅要快,并立即将砂筛去。

(5)有需醋淬的药物,砂烫后应趁热浸淬后干燥。淬制一次完成,区别于煅淬法。

(三)砂烫法的重点药材

鳖甲、龟甲、穿山甲、骨碎补、狗背、马钱子、鸡内金等。

五、任务实施

1. 鳖甲

(1)炮制方法:醋鳖甲,先将砂置于锅内,武火加热,炒至灵活状态时,投入大小分档的净鳖甲,炒至酥脆,外表呈深黄色,取出,筛去砂,趁热投入醋液中稍浸,捞出,干燥,捣碎。

(2)成品性状:深黄色、略具醋气、质酥脆。

(3)炮制作用:鳖甲味咸,性微寒。具有滋阴潜阳、软坚散结、退热除蒸功效。鳖甲质地坚硬,有腥臭气。养阴清热、潜阳息风之力较强,多用于热病伤阴或内伤虚热、虚风内动。制鳖甲,砂烫醋淬后,质变酥脆,易于粉碎及煎出有效成分,并能矫臭矫味。醋制还能增强药物入肝消积、软坚散结的作用。常用于癥瘕积聚、月经停闭。

2. 骨碎补

(1)炮制方法:先将砂置于热锅内,用武火加热,至灵活状态时,投入骨碎补片,不断翻动,炒至鼓起,取出,筛去砂,放凉,撞去毛。

(2)成品性状:表面棕褐色或焦黄色。断面淡棕褐色或淡棕色,味微涩,气香,质轻脆。

(3)炮制作用:骨碎补味苦,性温。具有补肾强骨、续伤止疼的功效。生品密被鳞片,不易除净,且质地坚硬而韧,不利于粉碎和煎煮出有效成分,故临床多用其炮制品。砂烫骨碎补,砂烫后质地松脆,易于除去鳞片,便于调剂和制剂,有利于煎出有效成分,以补肾强骨、续伤止疼为主。

六、考核内容

(1)分组,取 100 g 净制药材和适量河砂。河砂以能包埋好药材为度。如鸡内金沙烫后会膨胀发泡,体积增大,河砂用量需要适量增多。

（2）武火炒至河砂呈现滑利状态，投料，鳖甲炒至淡黄色，鸡内金炒至金黄色发泡，骨碎补炒至鼓涨膨起变色。

任务 34 实战训练 蛤粉烫

一、能力目标

（1）掌握蛤粉烫法的炮制目的、注意事项。
（2）能对适宜药材进行蛤粉烫制操作，并根据药材质地选择合适的火候和辅料用量。
（3）掌握判断蛤粉烫炮制品性状的标准。
（4）掌握阿胶的炮制作用。

二、知识准备

（一）知识概述

蛤粉烫是将净制或切制后的药物与蛤粉共同拌炒的方法。

蛤粉是软体动物文蛤或青蛤的贝壳，经洗净晒干研粉或煅后研粉而成。其味咸性寒，有清热利湿、软坚化痰的功效。

蛤粉烫由于火力较弱，而且蛤粉颗粒细小，传热作用较砂稍慢，故能使药物缓慢受热，适于炒制胶类药物。

（二）目的

（1）使药物质地酥脆，便于制剂和调剂。
（2）降低药物的滋腻之性，矫正不良气味。
（3）可增强药物的疗效。

三、任务引入

根据《中国药典》2015 年版附录炮制通则要求，将需烫制的药材进行相应炮制，操作中应注意药材的质地、药性和炮制目的的不同要求，采用不同加热火力和加热时间，并选择适当用量的辅料。

四、任务分析

（1）蛤粉烫法在烫法中属于小品种炮制方法，适用药物主要为胶类药材，烫制时，应选择大量辅料以埋没药材，以达到“焖烫”的炮制意图。

（2）蛤粉烫的操作方法：将研细过筛后的蛤粉置于热锅内，中火加热至蛤粉滑利翻动时减小火力，投入经加工处理后的药物，不断沿锅底轻翻烫炒，至药物膨胀鼓起，内部疏松时取出，筛去蛤粉，放凉。

每 100 kg 药物，用蛤粉 30～50 kg。

五、注意事项

(1)胶块切成立方丁，再大小分档，分别炒制，切制时，尽量使胶块形状规则，以使胶块鼓起时较圆整。炒制时火力不宜过大，以防药物黏结、焦煳或“烫僵”。如温度过高可酌加冷蛤粉调节温度。

(2)胶丁下锅翻炒要速度快而均匀，否则会引起黏连、内部溏心等异常现象。

(3)蛤粉烫炒同种药物可连续使用，但颜色加深后需及时更换。

(4)贵重、细料药物如阿胶之类，在大批炒制前最好先采取试投的方法，以便掌握火力，保证炒制品的质量。

六、任务实施

阿胶

(1)炮制方法：取蛤粉适量置于热锅内，用中火加热炒至稍微变色，投入阿胶丁，不断翻动，炒至鼓起呈圆球形，内无溏心时取出，筛去蛤粉，放凉。

(2)成品性状：外表灰白色或灰褐色，气微香，味微甘，质松泡，内部呈蜂窝状。

(3)炮制作用：阿胶味甘，性平。具有补血滋阴、润燥、止血功效。用于血虚萎黄、眩晕心悸、心烦失眠、虚风内动、温燥伤肺、干咳无痰。烫制后降低了滋腻之性，同时也矫正了不良气味。善于益肺润燥。用于阴虚咳嗽、久咳少痰或痰中带血。

七、考核内容

(1)分组，每组取 50 克阿胶，100 克蛤粉。

(2)炒完后进行成品观察，比较。

(3)以是否用适当火力，成品内部是否有溏心及外观是否焦糊为标准。

项目四　炙法

目的要求

1. 掌握炙法的操作方法、注意事项、成品质量及炮制作用。
2. 熟悉炙法的现代研究概况。
3. 了解炙法及各种辅料炙法的含义。

一、含义

将净选或切制后的药物，加入一定量的液体辅料拌炒，使辅料逐渐深入药物组织内部的炮制方法称为炙法。

二、分类

根据所加辅料不同，炙法可分为酒炙、醋炙、盐炙、姜炙、蜜炙、油炙法。

三、目的

药物炙后在性味、功效、作用趋向、归经和理化性质方面均可发生某些变化，起到降低毒性、抑制偏性、增强疗效、矫臭矫味等作用，从而最大限度地发挥疗效。

四、炙法与加辅料炒的区别

项目	炙法	加辅料炒法
辅料	液体辅料	固体辅料
温度	低	高
时间	长	短
火力	文火（个别药物用中火）	中火或武火
辅料去向	辅料渗入药材组织内部	炒后筛去
辅料作用	协同增强疗效	中间传热体
操作方法	先加辅料后炒药或先炒药后加辅料	多为先预热辅料后投药

任务35　酒炙法

一、含义

将净选或切制后的药物，加入一定量酒拌炒的方法称为酒炙法。

二、辅料介绍

酒性味甘辛，大热。气味芳香，能升能散，宣行药势，具有活血通络、祛风散寒、矫臭去腥的作用。

三、酒炙法的主要目的

(1)缓和药性，引药上行：如大黄、黄连、黄柏等。
(2)增强活血通络作用：如当归、川芎、桑枝等。
(3)矫臭矫味：如乌梢蛇、蕲蛇、紫河车等。

四、酒炙的操作方法

1. 先拌酒后炒药

净药材加一定量黄酒，拌匀，闷润(加盖)，待酒吸尽后，文火炒干，放凉，密封贮存。
适用于质地较坚实的根及根茎类药物，如黄连、川芎、白芍等。

2. 先炒药后加酒

净药材炒至一定的程度，均匀喷洒一定量酒，文火炒干，取出，放凉，晾干。此法多用于质地疏松的药物，如五灵脂。

酒炙法所用的酒以黄酒为主。

酒的用量：一般为每 100 kg 药物，用黄酒 10～20 kg。

五、注意事项

(1)加入一定量酒拌匀闷润过程中，容器上面应加盖，以免酒迅速挥发。
(2)若酒的用量较少，不易与药物拌匀时，可先将酒加适量水稀释后，再与药物拌润。
(3)药物在加热炒制时，火力不宜过大，一般用文火，勤加翻动，炒至近干，颜色加深时，即可取出，晾凉。

黄 连

【来源】本品为毛茛科植物黄连 *Coptis chinensis* Franch.、三角叶黄连 *Coptis deltoidea* C. Y. Cheng et Hsiao 或云连 *Coptis teeta* Wall. 的干燥根茎。以上三种分别习称“味连”“雅连”“云连”。

【炮制规格】黄连、酒黄连、姜黄连、萸黄连。

【炮制方法】

炮制品名	操作要点
黄连	取原药材，抢水洗净，润透，切薄片，干燥，或用时捣碎。
酒黄连	取黄连片，加入定量黄酒拌匀，稍闷润，待酒被吸尽后，文火炒干，取出放凉。黄连片每 100 kg，用黄酒 12.5 kg。
姜黄连	取黄连片，用姜汁拌匀，稍闷润，待姜汁被吸尽后，文火炒干，取出放凉。黄连片每 100 kg，用生姜 12.5 kg 或干姜 4 kg，绞汁或煎汁。
萸黄连	取吴茱萸加适量水煎煮，取汁去渣，煎液与黄连片拌匀，稍闷润，待药液被吸尽后，文火炒干，取出放凉。黄连片每 100 kg，用吴茱萸 10 kg。

【成品性状】

炮制品名	鉴别要点
黄连	不规则的薄片或碎块，周边暗黄色，粗糙，附有残存细小须根，片面金黄色。质坚硬，气微，味极苦。
酒黄连	色泽较生片加深，味苦，略带酒气。
姜黄连	表面棕黄色，味苦，略带姜的辛辣味。
萸黄连	色泽暗黄色，味苦，略带吴茱萸的辛辣味。

【炮制作用及应用】

炮制品名	炮制作用及应用
黄连	苦寒性较强，长于泻火解毒、清热燥湿。适用于肠胃湿热所致的腹泻、痢疾、呕吐、热病，热盛火炽，壮热烦躁，神昏谵语，吐血、衄血，疔疮肿毒，口舌生疮，耳道流脓等症。
酒黄连	能引药上行，缓其寒性，善清头目之火。
姜黄连	缓和其过于苦寒之性，并增强其止呕作用，以治胃热呕吐为主。
萸黄连	抑制其苦寒之性，使黄连寒而不滞，以清气分湿热、散肝胆郁火为主。

【炮制研究】

1. 水处理对黄连理化性质的影响

黄连中的主要有效成分小檗碱等易溶于水，在热水中溶解度更高。故黄连切制时，宜在水温较低时进行，并尽量减少在水中的浸泡时间，否则易损失药效。目前实际应用时，黄连多在用时捣碎，以避免在切制过程中成分的流失。

2. 加热对黄连理化性质的影响

国外学者研究认为，黄连在加热过程中，可生成一种红色小檗碱——小檗红碱，其含量随加热温度的升高和时间的延长而增加，同时小檗碱相应减少。加热也能使掌叶防己碱、药根碱等发生结构变化。提示要注意研究黄连加热与质量变化的关系。

大　黄

【来源】本品为蓼科植物掌叶大黄 *Rheun palmatun* L.、唐古特大黄 *Rheun tanguticun* Maxim. ex Balf 或药用大黄 *Rheun officinale* Baill. 的干燥根及根茎。

秋末茎叶枯萎或次春发芽前采挖，除去细根，刮去外皮，切瓣或段，绳穿成串干燥或直接干燥。

【炮制规格】大黄、酒大黄、熟大黄、大黄炭、醋大黄、清宁片。

【炮制方法】

炮制品名	操作要点
大黄	取原药材，除去杂质，大小分开，洗净，捞出，淋润至软后，切厚片或小方块，晾干或低温干燥。
酒大黄	取大黄片或块，用黄酒喷淋拌匀，稍闷润，待酒被吸尽后，文火炒干，色泽加深时取出放凉。大黄片或块每 100 kg，用黄酒 10 kg。
熟大黄	(1)取大黄片或块，隔水蒸至大黄内外均呈黑色为度，取出，干燥。 (2)取大黄片或块，用黄酒拌匀，闷 1～2 h 至酒被吸尽，密闭，隔水炖 24～32 h 至大黄内外均呈黑色时，取出，干燥。 大黄片或块每 100 kg，用黄酒 30 kg。
大黄炭	取大黄片或块，置于炒制容器内，用武火加热，炒至外表呈焦黑色时，取出，晾凉。
醋大黄	取大黄片或块，用米醋拌匀，稍闷润，待醋被吸尽后，文火加热炒干，取出，放凉。大黄片或块每 100 kg，用米醋 15 kg。
清宁片	取大黄片或块，置于煮制容器内，加水满过药面，用武火加热，煮烂时，加入黄酒(100∶30)搅拌，再煮成泥状，取出晒干，粉碎，过 100 目筛，取细粉，再与黄酒、炼蜜混合成团块状，置于笼屉内蒸至透，取出揉匀，搓成直径约 14 mm 的圆条，于 50～55℃低温干燥，烘至七成干时，装入容器内，闷约 10 d 至内外湿度一致时取出，切厚片，晾干。大黄片或块每 100 kg，用黄酒 75 kg，炼蜜 40 kg。

【成品性状】

炮制品名	鉴别要点
大黄	为不规则厚片或块，表面黄棕色或黄褐色，中心有纹理，微显朱砂点，习称“锦纹”，质轻，气清香，味苦而微涩。
酒大黄	表面深棕色或深褐色，偶有焦斑，折断面呈浅棕色，质坚实。略有酒香气。
熟大黄	酒熟大黄表面黑褐色，质坚实，有特异芳香气，味微苦。
大黄炭	表面焦黑色，断面焦褐色，质轻而脆。有焦香气，味微苦。
醋大黄	表面深棕色或棕褐色，断面浅棕色。略有醋香气。
清宁片	为圆形厚片，表面乌黑色。有香气，味微苦甘。

【炮制作用及应用】

炮制品名	炮制作用及应用
大黄	苦寒，沉降，气味重浊，走而不守，直达下焦，泻下作用峻烈，攻积导滞，泻火解毒力强。用于实热便秘、高热、谵语、发狂、吐血、衄血及火邪上炎所致的目赤肿痛。
酒大黄	酒炙后，其泻下作用稍缓，并借酒升提之性，引药上行，以清上焦实热为主。
熟大黄	经酒蒸后，泻下作用缓和，减轻腹痛之副作用，并增强活血祛瘀之功。
大黄炭	泻下作用极微，并有止血作用。
醋大黄	泻下作用稍缓，以消积化瘀为主，如用于治食积痞满，产后瘀停，癥瘕痞积。
清宁片	泻下作用缓和，具缓泻而不伤气、逐瘀而不败正之功。如用于饮食停滞，口燥舌干，大便秘结之年老、体弱、久病患者。可单用。

【炮制研究】

1. 对大黄理化性质的影响

(1)对蒽醌类成分的影响：大黄经酒炒后，结合型蒽醌有所减少。熟大黄，经蒸、炖后其结合型与游离型蒽醌衍生物均减少，其中结合型大黄酸显著减少，番泻苷仅余微量。大黄炒炭后，其结合型大黄酸大量破坏，但仍保留少量的各型蒽醌类衍生物，番泻苷已不存在。

(2)对鞣质类成分的影响：研究结果表明，炒大黄总鞣质含量下降约18%，熟大黄降低50%，大黄炭减少近80%。

(3)对多糖成分的影响：制大黄多糖含量随炮制次数的增加而升高，但六制大黄和九制大黄的含量相近。

2. 对药理作用的影响

(1)泻下作用：酒炒大黄泻下效力比生品降低30%，熟大黄(酒炖)、清宁片降低95%，大黄炭无泻下作用。

(2)解热作用：炮制对大黄解热作用无明显影响。

(3)抑菌作用：体外抑菌实验表明，大黄生品、制品煎剂对金黄色葡萄球菌、绿脓杆菌、痢疾杆菌、伤寒杆菌、大肠杆菌等菌种均有一定抑制作用。对金黄色葡萄球菌最敏感。

酒炒与酒炖大黄保持了与生品相近的抑菌效力，特别是对金黄色葡萄球菌、痢疾杆菌、伤寒杆菌等抑制作用较好。

醋炒大黄、石灰炒大黄及大黄炭对痢疾杆菌、伤寒杆菌的抑制作用明显减弱，但对绿脓杆菌、金黄色葡萄球菌仍保持较好抑制作用。

(4)消炎作用：对大鼠关节肿、巴豆油诱发小鼠耳部炎症及棉球肉芽肿等模型，酒炒大黄消炎作用与生大黄近似，熟大黄、大黄炭消炎作用减弱。

(5)免疫作用：体外实验证明，大黄生品、制品去鞣质煎剂，均对人血清中的IgMA、IgMB、IgGD的特异性抗原抗体血凝反应有明显的阻断作用。熟大黄的阻断效力明显强于生品及其他制品，大黄炭作用最弱。

(6)止血与应激作用：生大黄、熟大黄、大黄炭内服，对实验性胃溃疡的出血和出血灶的发生均有良好的止血和预防作用。生大黄在治疗上消化道出血临床验证中显示止血速度快、作用好等优点，在止血天数上明显优于熟大黄(酒炖)，但熟大黄胃肠道副作用小，较生大黄更受患者欢迎。

(7)对血液流变学的影响:生大黄水煎液仅对血液流变学部分指标(低切、中切、血沉、RBC 聚集)有一定作用,白酒炙后对血液流变学各项指标均有显著作用,作用比生品显著增强,故认为酒炙可增强大黄的活血作用。

(8)毒性:大黄的主要副作用是引起腹痛、恶心、呕吐等胃肠道反应,而熟大黄在应用中,则无上述消化道不适反应。

急性与亚急性毒性实验表明,熟大黄和大黄炭的毒性显著减弱。炮制可减弱生大黄抑制胃酸分泌和消化酶活性的作用。

(9)其他:熟大黄尚具有对血小板聚集的抑制作用(以热压制品作用最显著),以及对小鼠流感病毒性肺炎的治疗作用,镇痛、镇静作用,降尿素氮作用等。

3. 新工艺及质量控制

熟大黄酒热压制法新工艺:黄酒加适量水稀释,在一定的压力下蒸制即得。

白芍

【来源】本品为毛茛科植物芍药 *Paeonia lactiflora* Pall. 的干燥根。

【炮制规格】白芍、酒白芍、炒白芍、醋白芍、土炒白芍。

【炮制方法】

炮制品名	操作要点
白芍	取原药材,除去杂质,大小条分开,洗净,浸泡至六七成透取出闷润至透,切薄片,干燥。
酒白芍	取白芍片,加入定量黄酒拌匀,稍闷润,待酒被吸尽后,文火炒干,取出放凉。白芍片每 100 kg,用黄酒 10 kg。
炒白芍	取白芍片,文火炒至表面微黄色,取出放凉。
醋白芍	取白芍片,加入定量米醋拌匀,稍闷润,待醋被吸尽后,文火炒干,取出放凉。白芍片每 100 kg,用米醋 15 kg。
土炒白芍	取定量灶心土(伏龙肝)细粉,中火加热至灵活状态,加入白芍片,炒至表面挂土色,微显焦黄色时,取出,筛去土粉,摊凉。白芍片每 100 kg,用灶心土 20 kg。

【成品性状】

炮制品名	鉴别要点
白芍	为近圆形或椭圆形的薄片,表面类白色或微带棕红色,片面平滑,角质样,中间类白色,有明显的环纹和放射状纹理。周边淡棕红色或粉白色,有皱纹。质坚脆。气微,味微苦酸。
酒白芍	微黄色,微具酒气。
炒白芍	表面微黄色,偶见有焦斑。
醋白芍	微黄色,微有醋气。
土炒白芍	土黄色,微有焦土气。

【炮制作用及应用】

炮制品名	炮制作用及应用
白芍	长于养血敛阴、平抑肝阳。多用于血虚月经不调、痛经、崩漏、头痛、眩晕、耳鸣、烦躁易怒以及自汗、盗汗等症。
酒白芍	能降低酸寒之性，长于和中缓急。多用于胁肋疼痛、腹痛，产后腹痛尤须酒炙。
炒白芍	药性稍缓，以养血敛阴为主。
醋白芍	醋炙后，入肝收敛，可敛血、止血、疏肝解郁。
土炒白芍	土炒可借土气入脾，增强柔肝和脾、止泻作用。

当　归

【来源】本品为伞形科植物当归 *Angelica sinensis*（Oliv.）Diels 的干燥根。

【炮制规格】当归（全当归）、当归头、当归身、当归尾、酒当归、土炒当归、当归炭。

【炮制方法】

炮制品名	操作要点
当归（全当归）	取原药材，洗净，稍润，切薄片，晒干或低温干燥。
当归头	取净当归，洗净，稍润，将当归头部分切下 4～6 片（薄片），晒干或低温干燥（有取当归头部分，纵向切薄片）。
当归身	取原药材，润透，去根皮，取当归身部分，切薄片，晒干或低温干燥。
当归尾	取原药材，除去杂质，洗净，润透，取须根部分，切片，晒干或低温干燥。
酒当归	取当归片，加入定量黄酒拌匀，稍闷润，待酒被吸尽后，文火炒至深黄色，取出放凉。当归片每 100 kg，用黄酒 10 kg。
土炒当归	将土粉炒至灵活状态，倒入当归片，炒至当归片上粘满细土时（俗称挂土），取出，筛去土粉，摊凉。当归片每 100 kg，用土粉 30 kg。
当归炭	取当归片，中火炒至外表微黑色，取出晾凉。

【成品性状】

炮制品名	鉴别要点
酒当归	表面色泽加深，偶见焦斑，略有酒香气。
土炒当归	表面挂土黄色，具土香气。
当归炭	表面黑褐色，断面灰棕色，质枯脆，气味减弱，并带涩味。

【炮制作用及应用】

炮制品名	炮制作用及应用
当归	传统习惯止血用当归头，补血用当归身，破血用当归尾，补血活血用全当归。当归生品质润，长于补血，调经，润肠通便。
酒当归	酒炙后增强活血补血调经的作用。
土炒当归	土炒后，既能补血，又不致滑肠。
当归炭	炒炭后，以止血和血为主。

【炮制研究】

(1)无机元素测定表明,当归酒炙后铜、镍含量增加,铅降至原生药含量的 1/5;土炒后铁、镍、铜、锰、锌含量显著升高,铅降至原含量的 1/6;当归炭中钙、镍含量增加,铅降至原含量的 1/4,其他元素的含量也显著降低。

(2)当归及其炮制品还原性糖和水溶性糖的含量依次排列为:酒炒当归>生当归>清炒当归>土炒当归>当归炭。利用单糖和多糖在 80%乙醇中溶解度的差异,估算出水溶性粗多糖含量依次为:酒炒当归>生当归>土炒当归>清炒当归>当归炭。

乌梢蛇

【来源】本品为游蛇科乌梢蛇 *Zaocys dhumnades*(Cantor)的干燥体。

【炮制规格】乌梢蛇、乌梢蛇肉、酒乌梢蛇。

【炮制方法】

炮制品名	操作要点
乌梢蛇	取原药材,除去头、鳞片及灰屑,切段。
乌梢蛇肉	取乌梢蛇,除去头、鳞片,用定量黄酒闷透后,趁湿除去皮骨,切段,干燥。乌梢蛇每 100 kg,用黄酒 20 kg。
酒乌梢蛇	取净乌梢蛇段,加入定量黄酒拌匀,稍闷润,待酒被吸尽后,文火炒至微黄色,取出放凉。乌梢蛇每 100 kg,用黄酒 20 kg。

【成品性状】

炮制品名	鉴别要点
乌梢蛇	呈段状,表皮乌黑色或黑褐色,无光泽,切面黄白色或灰棕色。质坚硬。气腥,味淡。
乌梢蛇肉	呈段片状,无皮骨,肉厚柔软,黄白色或灰黑色。质韧。气腥,略有酒气。
酒乌梢蛇	色泽加深,略有酒气。

【炮制作用及应用】

炮制品名	炮制作用及应用
乌梢蛇	生品以祛风止痒、解痉为主。
乌梢蛇肉	同上
酒乌梢蛇	经酒炙后能增强祛风通络作用,并能矫臭、防腐,利于服用和储存。临床多用于风湿痹痛、肢体麻木、筋脉拘急、中风、口眼蜗斜、半身不遂、痉挛抽搐、惊厥、皮肤顽癣、麻风等症。

蟾 酥

【来源】本品为蟾酥科动物中华大蟾蜍 *Bufo gargarizans* Czntor 或黑眶蟾蜍 *Bufo melanostictus* Schneider 的干燥分泌物。

【炮制规格】蟾酥、酒蟾酥。

【炮制方法】

炮制品名	操作要点
蟾酥	取蟾酥饼，蒸软，切薄片，烤脆后，研为细粉。
酒蟾酥	取蟾酥，捣碎，加入定量白酒浸渍，时常搅动至呈稠膏状，干燥，粉碎。蟾酥每 10 kg，用白酒 20 kg。

【成品性状】

炮制品名	鉴别要点
蟾酥	呈棕褐色粉末状。气微腥，具强烈刺激性，嗅之作嚏，味初甜而后有持久的麻辣感。
酒蟾酥	仍为棕褐色粉末。

【炮制作用及应用】

炮制品名	炮制作用及应用
蟾酥	有毒，作用峻烈，临床用量极少，故多制成丸散剂应用或外用。生品质硬难碎，并且对操作者有刺激性。
酒蟾酥	酒浸制粉，便于粉碎，降低毒性，并能减少对操作者的刺激性。

丹 参

【来源】本品为唇形科植物丹参 *Salvia miltiorrhiza* Bge. 的干燥根及根茎。春、秋两季采挖，除去泥沙，干燥。

【处方用名】丹参、酒丹参。

【炮制方法】

炮制品名	操作要点
丹参	取原药材，除去杂质及残茎，洗净，润透，切厚片，干燥。
酒丹参	取净丹参片，用定量黄酒拌匀，闷润至酒被吸尽后，置于温度适宜的热锅内，用文火炒干，取出，晾凉。每 100 kg 净丹参片，用黄酒 10 kg。

【成品性状】

炮制品名	鉴别要点
丹参	为类圆形厚片，片面皮部棕红色，木部灰黄色或紫褐色，有散在黄白色筋脉点，呈放射状排列，气微，味微苦涩。
酒丹参	表面黄褐色，略具酒气。

【炮制作用及应用】

炮制品名	炮制作用及应用
丹参	性味苦,微寒。归心、肝经。具有祛瘀止痛、活血通经、清心除烦的功能。丹参多生用。生丹参其性偏寒凉,长于祛癖止痛、清心除烦。多用于血热瘀滞所致的疮痈、产后腹痛、心腹疼痛及肢体疼痛。
酒丹参	可缓和寒凉之性,增强活血祛瘀、调经作用。多用于月经不调、血滞经闭、恶露不下、心胸疼痛等。

【炮制研究】

丹参含脂溶性成分,如丹参酮类、丹参酮酯类、丹参内酯类。水溶性成分多为酚酸类,如丹参素、丹参酸等。

成分研究表明,丹参切片前经水浸泡后,水溶性成分损失严重,因此切片前的软化应尽量减少浸泡和闷润时间。有人认为蒸法软化(密闭常压蒸制 0.5 h)所需时间短,药材吸水量少,易于干燥,还可灭菌、防虫、防霉,且与药典润法和湿热润法比较,其水溶性总酚和丹参素含量最高。

丹参饮片经酒炙、醋炙或炒炭后,水溶性总酚浸出量显著提高,有助于丹参活血调经,增强活血镇痛作用。这一点与文献所载酒炙增强其活血祛瘀、调经止痛作用相符。

川　芎

【来源】本品为伞形科植物川芎 *Ligusticum chuanxiong* Hort. 的干燥根茎。夏季当茎上的节盘显著突出,并略带紫色时采挖,除去泥沙,晒后炕干,再去须根。

【炮制方法】

炮制品名	操作要点
川芎	取原药材,除去杂质,分档,略泡,洗净,润透,切薄片,干燥。
酒川芎	取净川芎片,用定量黄酒拌匀,闷润至酒被吸尽后,置于温度适宜的热锅内,用文火炒至近干,呈棕黄色时,取出,晾凉。每 100 kg 净川芎片,用黄酒 10 kg。

【成品性状】

炮制品名	鉴别要点
川芎	为不规则的薄片,表面黄白色或灰黄色,散有黄棕色的油室,形成层呈波状环纹或不规则多角形的纹理,切面光滑,周边粗糙不整齐,质坚韧,气浓香,味苦辛,稍有麻舌感,微回甜。
酒川芎	色泽加深,偶有焦斑,质坚脆,略有酒气。

【炮制作用及应用】

炮制品名	炮制作用及应用
生川芎	气厚味薄,辛香走窜力强,长于活血行气、祛风止痛。用于血瘀气滞的月经不调、经闭、痛经、产后瘀滞腹痛、跌打损伤、疮疡肿痛、头风头痛、风湿痹痛。临床以生用为主。
酒川芎	借酒力引药上行,增强活血、行气、止痛作用。用于血瘀头痛、胸胁疼痛、月经不调、风寒湿痹以及跌打损伤、疮痈肿痛。

【炮制研究】

川芎主要含挥发油、生物碱等成分。成分研究表明，川芎中具有生理活性成分的生物碱波洛立林(perlofyrine 川芎哚)在水中溶解度甚微，而易溶于乙醇水溶液中。因此，酒川芎中波洛立林含量增加，总生物碱含量提高，从而能增强疗效。

牛膝

【来源】本品为苋科植物牛膝 *Achyranthes bidentata* Blume. 的干燥根。冬季茎叶枯萎时采挖，除去须根及泥沙，捆成小把，晒至干皱后，将顶端切齐，晒干。

【炮制规格】牛膝、酒牛膝、盐牛膝。

【炮制方法】

炮制品名	操作要点
牛膝	取原药材，除去杂质，洗净，润透，除去残留芦头，切段，晒干或低温干燥。
酒牛膝	取净牛膝段，用定量黄酒拌匀，闷润至酒被吸尽后，置于温度适宜的热锅内，用文火炒干，取出，晾凉。每 100 kg 净牛膝段，用黄酒 10 kg。
盐牛膝	取净牛膝段，用定量食盐水拌匀，闷润至食盐水被吸尽后，置于温度适宜的热锅内，用文火炒干，取出，晾凉。每 100 kg 净牛膝段，用食盐 2 kg。

【成品性状】

炮制品名	鉴别要点
牛膝	为类圆形小段，外表皮土黄色或淡棕色，有略扭曲的纵皱纹、横长皮孔及稀疏的细根痕，质硬而脆，易折断，受潮则变柔软，切面平坦，淡棕色，角质样，略半透明状，中心黄白色，其外围散有多数黄白色筋脉点，气微，味微甜而稍苦涩。
酒牛膝	表面淡黄色，偶见焦斑，微有酒香气。
盐牛膝	表面淡黄色，多有焦斑，略带咸味。

【炮制作用】

炮制品名	炮制作用及应用
牛膝	性味苦、酸，平。归肝、肾经。具有补肝肾、强筋骨、逐瘀通经、引血下行的功能。用于瘀血阻滞的月经不调，痛经，闭经，产后瘀阻腹痛，阴虚阳亢，头目眩晕。
酒牛膝	活血祛瘀、通经止痛作用增强。用于风湿痹痛、肢体活动不利。
盐牛膝	能引药入肾，增强补肝肾、强筋骨、利尿通淋的作用。用于肾虚腰痛、月水不利、脐腹作痛、腰膝关节疼痛。

续断

【来源】川续断科植物川续断 *Dipsacus asperoides* C. Y. Cheng et T. M. Ai 的干燥根。

【炮制规格】续断、酒续断、盐续断。

【炮制方法】

炮制品名	操作要点
续断	取原药材,除去杂质,洗净,润透,切薄片,干燥。
酒续断	取续断片,加入定量黄酒拌匀,稍闷润,待酒被吸尽后,文火炒至微带黑色时,取出晾凉。续断片每 100 kg,用黄酒 10 kg。
盐续断	取续断片,用盐水拌匀,稍闷润,待盐水被吸尽后,文火炒干,取出晾凉。续断片每 100 kg,用食盐 2 kg。

【成品性状】

炮制品名	鉴别要点
续断	类圆形或椭圆形薄片,表面粗糙,有沟纹,略带墨绿色或棕色,中心有黄褐色花纹(维管束)呈放射状排列。周边黄褐色或灰褐色,有皱纹。气微,味苦,微甜而后涩。
酒续断	表面微黑色或灰褐色,略有酒气。
盐续断	表面黑褐色,味微咸。

【炮制作用及应用】

炮制品名	炮制作用	临床应用
续断	以补肝肾、通血脉为主。	如用于肝肾不足的续断丸,治风寒湿痹、肢体麻木的续断丸。
酒续断	酒炙后,能增强通血脉、强筋骨作用。	跌打损伤,筋骨疼痛。如接骨散、续断丸。
盐续断	盐炙后,增强补肾强腰的作用。	用于肾虚腰痛、崩漏、滑胎。如补肾壮筋汤。

任务 36 醋炙法

一、含义

将净选或切制后的药物,加入定量的米醋拌炒至规定程度的方法称为醋炙法。

二、辅料介绍

醋性味酸、苦、温。主入肝经血分,具有收敛、解毒、散瘀止痛、矫味的作用。醋炙法多用于疏肝解郁、散瘀止痛、攻下逐水的药物。

三、主要目的

1. 引药入肝,增强活血止痛的作用

主要适用于化瘀止痛药和疏肝行气药。如乳香、没药、三棱、莪术等,经醋炙后可增强活血散瘀的作用;又如柴胡、香附、青皮、延胡索等,经醋炙后能增强疏肝止痛的作用。

2. 降低毒性，缓和药性

主要用于峻下逐水药，如京大戟、甘遂、芫花、商陆等，经醋炙后，可消减毒性，缓和峻下作用。

3. 矫臭矫味

主要用于某些具特殊气味的药物，如乳香、没药、五灵脂等，经醋炙后，不但增强活血散瘀作用，而且还减少了不良气味，便于服用。

四、操作方法

1. 先拌醋后炒药

将净选或切制后的药物，加入一定量的米醋，加盖闷润，待醋被吸尽后，用文火炒干，取出摊凉或晾干，筛去碎屑。

此法适用于大多数植物类药材，如甘遂、商陆、芫花、柴胡、三棱等。优点是能使醋渗入药物组织内部。

2. 先炒药后喷醋

将净选后的药物，置于炒制容器内，文火炒至表面熔化发亮（乳香、没药），或炒至表面颜色改变，有腥气溢出时（五灵脂），喷洒一定量米醋，炒至微干，取出摊开晾凉。

适用于树脂类、动物粪便类药材，如乳香、没药、五灵脂等。醋炙时用醋量，一般为每100 kg 药物，用米醋 20～30 kg，最多不超过 50 kg。

五、成品质量

醋炙品较生品稍深，微带焦斑，略具醋气。树脂类药物显油亮光泽。

成品含生片、糊片不得超过 2%，含水分不得超过 13%，含药屑、杂质不得超过 1%。

六、注意事项

（1）醋炙前药材应大小分档。

（2）若用醋量较少，不能与药物拌匀时，可加适量水稀释后再与药物拌匀。

（3）醋炙药物多用文火，并应勤加翻动，一般炒至微干显火色时，即可取出摊凉。

（4）树脂类药物如乳香、没药，先加醋易黏连，动物粪便类药物如五灵脂先加醋易松散，呈碎块状，故都应采用先炒药后加醋的方法炮制。

（5）先炒药后加醋时，宜边喷醋边翻动药物，使之均匀。

甘　遂

【来源】本品为大戟科植物甘遂 *Euphorbia kansui* T. N. Liouex T. P. Wang 的干燥块根。

【炮制规格】甘遂、醋甘遂。

【炮制方法】

炮制品名	操作要点
甘遂	取原药材,除去杂质,洗净,晒干。
醋甘遂	取净甘遂,加入定量米醋拌匀,稍闷润,待醋被吸尽后,文火炒至微干,取出晾干。用时捣碎。甘遂每 100 kg,用米醋 30 kg。

【成品性状】

炮制品名	鉴别要点
甘遂	椭圆形或连珠状,表面类白色或黄白色,有棕色斑纹,凹陷处有棕色外皮残留。质脆,易折断,断面白色,显粉性。气微,味微甘而辣。
醋甘遂	表面棕黄色,偶有焦斑,略有醋酸气。

【炮制作用及应用】

炮制品名	炮制作用及应用
甘遂	苦寒有毒,作用猛烈,易伤人正气,以泻水逐饮、消肿散结为主,生用临床多入丸、散剂用。
醋甘遂	降低毒性,缓和泻下作用。

【炮制研究】

1. 不同炮制品刺激性的比较

炮制品名	刺激性
生甘遂、醋甘遂	生甘遂比醋甘遂大 6 倍。
生甘遂水煎液、醋甘遂水煎液	生甘遂水煎液比醋甘遂水煎液大 2～3 倍。
生甘遂水煎液、生甘遂	生甘遂水煎液仅为生甘遂的 1/10。

2. 不同炮制品泻下作用的比较

炮制品名	泻下作用
生、醋甘遂的乙醇浸膏	均具明显的泻下作用。但生甘遂的泻下作用较强,毒性亦较大;而醋甘遂的泻下作用和毒性均较小。
生、醋甘遂醇提后的残渣	无泻下作用
醋甘遂水煎液	不明显
结论:古人对甘遂多炮制后入丸、散剂或研末冲服,而较少入汤剂煎服的用法是合理的。	

商 陆

【来源】本品为商陆科植物商陆 *Phytolacca acinosa* Roxb. 或垂序商陆 *Phytolacca americana* L. 的干燥根。

【炮制规格】生商陆、醋商陆。

【炮制方法】

炮制品名	操作要点
生商陆	取原药材，除去杂质，洗净，润透，切厚片，干燥。
醋商陆	取商陆片，加入一定量米醋拌匀，稍闷润，待醋被吸尽后，文火炒干，取出晾凉。商陆每 100 kg，用米醋 30 kg。

【成品性状】

炮制品名	鉴别要点
生商陆	不规则厚片，外表灰黄色或灰棕色，皱缩，片面黄棕色或黄白色，有凹凸不平的同心环，质硬，气微，味稍甜，久嚼麻舌。
醋商陆	黄棕色，略有醋气。

【炮制作用及应用】

炮制品名	炮制作用及应用
生商陆	苦寒有毒，长于消肿解毒。
醋商陆	醋炙后，毒性降低，缓和泻下作用，以逐水消肿为主，多用于水肿胀满。

【炮制研究】

1. 炮制对理化性质的影响

商陆饮片中的主要毒性成分为商陆毒素，刺激性成分为组织胺。商陆皂苷及其皂苷元(如商陆皂苷甲)均有致泻作用。

商陆毒素	商陆皂苷及其皂苷元(如商陆皂苷甲)	组织胺
醋商陆＜生商陆	醋商陆＜生商陆	醋商陆＜生商陆
结论：商陆醋炙后能降低毒性和刺激性，缓和泻下作用。		

2. 炮制对药理作用的影响

药理作用		生商陆、醋商陆
毒性作用	炎性病变	醋商陆＜生商陆
	小肠杯状细胞数目	醋商陆＞生商陆
	LD50	醋商陆是生商陆 3 倍
利尿作用		两者无明显差异，但醋商陆稍强于生商陆。
结论：醋商陆毒性大大低于生商陆，而利尿作用比生商陆稍强。		

柴　胡

【来源】本品为伞形科植物柴胡 *Bupleurun chinense* DC. 或狭叶柴胡 *Bupleurun scor-*

zonerifoliun Willd. 的干燥根。

【炮制规格】柴胡、醋柴胡、鳖血柴胡。

【炮制方法】

炮制品名	操作要点
柴胡	取原药材，除去杂质及残茎，洗净，润透，切厚片，干燥。
醋柴胡	取柴胡片，加入定量米醋拌匀，稍闷润，待醋被吸尽后，文火炒干，取出晾凉。柴胡片每 100 kg，用米醋 20 kg。
鳖血柴胡	(1)取柴胡片，加入定量洁净的新鲜鳖血及适量冷开水拌匀，稍闷润，待鳖血液被吸尽后，文火炒干，取出晾凉。(2)取柴胡片，加入定量洁净的新鲜鳖血、定量黄酒拌匀，稍闷润，待鳖血、酒液被吸尽后，文火炒干，取出晾凉。柴胡片每 100 kg，用鳖血 13 kg，黄酒 25 kg。

【成品性状】

炮制品名	鉴别要点
柴胡	不规则厚片，外表黑褐色或浅棕色，有纵皱纹及支根痕，片面粗糙，显纤维性，黄白色。质坚硬。气微香，味微苦。
醋柴胡	色泽加深，具醋气。
鳖血柴胡	色泽加深，具血腥气。

【炮制作用及应用】

炮制品名	炮制作用	临床应用
柴胡	升散作用较强。	多用于解表退热。
醋柴胡	能缓和升散之性，增强疏肝止痛作用。	适用于肝郁气滞的胁肋胀痛、腹痛及月经不调等症。
鳖血柴胡	能抑制升浮之性，增强清肝退热、截疟的功效。	用于热入血室，骨蒸劳热。

【炮制研究】

1. 炮制对理化性质的影响

理化性质	柴胡、酒柴胡、醋柴胡
醇溶性浸出物	酒柴胡＞醋柴胡＞柴胡
水溶性浸出物	醋柴胡＞酒柴胡＞柴胡
粗皂苷	酒柴胡＞醋柴胡＞柴胡
挥发油	柴胡＞酒柴胡＞醋柴胡
结论：生柴胡中挥发油含量相对较高，皂苷含量相对较低。挥发油清轻上浮，能解表退热。故柴胡生品升散作用较强，擅长解表退热。 柴胡经醋炙后，柴胡皂苷含量、水溶性浸出物含量、醇溶性浸出物含量均较生品高，而挥发油含量相对偏低。故柴胡醋炙能缓和升散之性，增强疏肝止痛作用。	

2. 炮制对药理作用的影响

药理作用	生柴胡、醋炙柴胡
促进泌胆功能	醋炙柴胡＞生柴胡
结论：柴胡经醋炙后能增强疏肝解郁、止痛的作用。	

香 附

【来源】 本品为莎草科植物莎草 *Cyperus rotundus* L. 的干燥根茎。

【炮制规格】 香附、醋香附、四制香附、酒香附、香附炭。

【炮制方法】

炮制品名	操作要点
香附	取原药材，除去毛须及杂质，碾成绿豆大粒块，或润透，切薄片，干燥。
醋香附	(1)取净香附粒块或片，加入定量米醋拌匀，稍闷润，待醋被吸尽后，文火炒干，取出晾凉。筛去碎屑。(2)取净香附，加入定量米醋及与米醋等量的水，共煮至醋液基本被吸尽，再蒸 5h，闷片刻，取出微晾，切薄片，干燥，或取出干燥后碾成绿豆大粒块。香附粒块或片每 100 kg，用米醋 20 kg。
四制香附	取净香附粒块或片，加入定量的生姜汁、米醋、黄酒、盐水拌匀，稍闷润，待汁液被吸尽后，文火炒干，取出晾凉。香附每 100 kg，用生姜 5 kg（取汁），米醋、黄酒各 10 kg，食盐 2 kg（清水溶化）。
酒香附	取净香附粒块或片，加入定量黄酒拌匀，稍闷润，待酒被吸尽后，文火炒干，取出晾凉。香附粒块或片每 100 kg，用黄酒 20 kg。
香附炭	取净香附中火炒至表面焦黑色，内部焦褐色，喷淋清水少许，灭尽火星，取出晾干，凉透。

【成品性状】

炮制品名	鉴别要点
香附	为不规则碎粒块或薄片，外表皮棕褐色或黑褐色，片面黄白色而显粉性，内皮层环纹明显。质硬。气香，味微苦。
醋香附	表面黄棕色或红棕色，角质样，略有醋气。
四制香附	表面深棕褐色，内呈黄褐色，具有清香气。
酒香附	表面红紫色，略具酒气。
香附炭	表面焦黑色，内部焦褐色，质脆，气焦香，味苦。

【炮制作用及应用】

炮制品名	炮制作用及应用
香附	生品上行胸膈，外达肌肤，故多入解表剂中，以理气解郁为主。
醋香附	醋炙后能专入肝经，增强疏肝止痛作用，并能消积化滞。
四制香附	能通经脉，散结滞，多用于治疗寒疝腹痛。
酒香附	以行气解郁，调经散结为主，多用于治疗胁痛、痛经、月经不调等症。
香附炭	性味苦涩，多用治妇女崩漏不止等症。

【炮制研究】

有报道认为，香附经醋制后，总挥发油含量比生香附降低约35%。醋制香附的解痉、镇痛作用明显优于生品。

延胡索

【来源】罂粟科植物延胡索 *Corydalis yanhusuo* W. T. Wang 的干燥块茎。

【炮制规格】延胡索、醋延胡索。

【炮制方法】

炮制品名	操作要点
延胡索	取原药材，除去杂质，大小分开，洗净，稍浸、润透，切薄片，干燥。或洗净干燥后捣碎。
醋延胡索	(1)取净延胡索碎粒或延胡索片，加入定量米醋拌匀，稍闷润，待醋被吸尽后，文火炒干，取出晾凉。 (2)取净延胡索，加入定量米醋与适量清水(以平药面为宜)，煮至透心，醋液被吸尽时取出，晾至6成干，切薄片晒干，或晒干捣碎。 延胡索每100 kg，用米醋20 kg。

【成品性状】

炮制品名	鉴别要点
延胡索	为圆形薄片，或不规则的碎颗粒，外表呈黄色或黄褐色，有不规则网状皱纹，片面黄色，角质样，具蜡样光泽。质硬而脆。气微，味苦。
醋延胡索	深黄色或黄褐色，光泽不明显，略具醋气。
酒延胡索	深黄色或黄褐色，光泽不明显，略具酒气。

【炮制作用及应用】

炮制品名	炮制作用及应用
延胡索	止痛有效成分不易溶出，效果欠佳，故多制用。仅瘀滞疼痛选用生品。
醋延胡索	增强行气止痛作用。广泛用于身体各部位的多种疼痛证候。
酒延胡索	增强活血止痛作用，用于心血瘀滞的胸痛、胸闷、心悸、跌打损伤、瘀血疼痛。

【炮制研究】

(1)延胡索含多种生物碱，其中延胡索甲素、延胡索乙素和延胡索丑素具有明显的止痛作用，尤以延胡索乙素的作用最强。但游离生物碱难溶于水，经醋炙后，延胡索中的生物碱与醋酸结合成易溶于水的醋酸盐，煎煮时易于溶出。实验证明，延胡索经醋炙后，其水煎液中总生物碱含量显著增加。药理实验表明，延胡索生物碱含量的高低与止痛效力成正比。

(2)延胡索中季胺碱(如去氢延胡索甲素等)，是治疗冠心病的有效成分，有增强小鼠耐缺氧、增加心肌营养性血流量的作用，对缺血性心肌有保护作用。加热醋炒使季胺碱含量下降，以上作用减弱，所以在治疗冠心病时，以用延胡索生品为佳。

五灵脂

【来源】本品为鼯鼠科动物复齿鼯鼠 *Trogopterus xanthipes* Milno-Edwards. 的干燥粪便。全年均可采收，除去杂质，干燥。

【炮制规格】五灵脂、醋五灵脂、酒五灵脂。

【炮制方法】

炮制品名	操作要点
五灵脂	取原药材，除去杂质及灰屑沙石，将块大者砸成小块。
醋五灵脂	取净五灵脂，文火微炒后喷淋定量米醋，边炒边喷，炒至微干，有光泽时，取出晾干。五灵脂每 100 kg，用米醋 10 kg。
酒五灵脂	取净五灵脂，文火炒至有腥气溢出、色黄黑时，立即取出，趁热均匀喷淋定量黄酒，摊开晾干。五灵脂每 100 kg，用黄酒 10 kg。

【成品性状】

炮制品名	鉴别要点
五灵脂	为长椭圆形颗粒或不规则块状，大小不一。表面黑棕色、红棕色或灰棕色，凹凸不平，有油润性光泽；断面黄棕色或棕褐色，不平坦，纤维性。质疏松或有黏性。气腥臭。
醋五灵脂	外表黑褐色，质干硬，微有焦斑，略具醋气。
酒五灵脂	呈黄黑色，略具酒气。

【炮制作用及应用】

炮制品名	炮制作用	临床应用
五灵脂	具腥臭味，不利于服用，多外用，具止痛止血的功效。	用于虫蛇咬伤、火风疮癞、损伤骨折。
醋五灵脂	引药入肝，增强散瘀止痛的作用，并可矫臭矫味。	用于胃脘疼痛、胸胁胀痛、血脉瘀滞，血行失常之吐血、衄血。
酒五灵脂	增强活血止痛的作用，并可矫臭矫味。	用于经闭腹痛、痛经、产后瘀阻腹痛。

【炮制研究】

五灵脂不同炮制方法的实验比较表明，醋炙有利于除去异味，改善色泽和外观性状，并能降低生品中的尿素含量。

乳　香

【来源】本品为橄榄科植物卡氏乳香树 *Boswellia carterii* Birdw. 及其同属其他数种植物渗出的油胶树脂。乳香树渗出的树脂形成乳香。

【炮制规格】乳香、醋乳香、炒乳香。

【炮制方法】

炮制品名	操作要点
乳香	取原药材，除去杂质，将大块者砸碎。
醋乳香	取净乳香，文火炒至冒烟、表面微熔时，喷淋定量米醋，再炒至表面显油亮光泽，迅速取出，摊开放凉。乳香每 100 kg，用米醋 10 kg。
炒乳香	取净乳香，文火炒至冒烟、表面熔化显油亮光泽时，迅速取出，摊开放凉。

【成品性状】

炮制品名	鉴别要点
乳香	不规则乳头状小颗粒或小团块状，表面黄棕色，半透明或不透明，稍有光泽，附有白色粉尘。质坚脆，有黏性。气香，味苦辛。
醋乳香	表面深黄色，显油亮，略有醋气。
炒乳香	表面油黄色，微透明，质坚脆，具特异香气。

【炮制作用及应用】

炮制品名	炮制作用	临床应用
乳香	气味辛烈，对胃的刺激较强，易引起呕吐，多外用。	用于疮疡肿痛，溃破久不收口的乳香定痛丸；跌扑损伤，局部肿痛的七厘散；跌仆损伤，痛不可忍的乳没散。
醋乳香	制后缓和刺激性，利于服用，便于粉碎，增强活血止痛，收敛生肌的功效。并可矫臭矫味。	用于心腹诸痛，以及一切痛症的乳香定痛丸；治血滞经闭、产后腹痛、癥瘕腹痛的乌金丸。
炒乳香	作用与醋炙品基本相同。	

【炮制研究】

乳香主要含树脂、树胶和挥发油。一般认为乳香挥发油具有毒害作用和刺激性，容易引起恶心、呕吐等反应，炮制可除去部分挥发油而缓和刺激性；另有实验表明，挥发油具有镇痛作用，且高温使其树脂类成分发生变化，故乳香炮制温度不宜过高。

任务 37 盐炙法

一、含义

将净选或切制后的药物，加入一定量食盐水溶液拌炒的方法称为盐炙法。

二、辅料介绍

食盐性味咸寒，有清热凉血，软坚散结，润燥的作用。

三、目的

（1）引药下行，增强疗效：一般补肾药如杜仲、巴戟天、韭菜子等盐炙后能增强补肝肾的作用。小茴香、橘核、荔枝核等药，盐炙后可增强疗疝止痛的功效。车前子、小茴香、泽泻等药，盐炙后可增强泻热利尿的作用。

（2）增强滋阴降火作用：如知母、黄柏等药，用盐炙可起协同作用，增强滋阴降火、清热凉血的功效。

（3）缓和药物辛燥之性：如补骨脂、益智仁等药辛温而燥，容易伤阴，盐炙后可拮抗辛燥之性，并能增强补肾固精的功效。

四、操作方法

（1）先拌盐水后炒：将食盐加适量清水溶化，与药物拌匀，放置闷润，待盐水被吸尽后，置于炒制容器内，用文火炒至一定程度，取出晾凉。

（2）先炒药后加盐水：先将药物置于炒制容器内，用文火炒至一定程度，再喷淋盐水，炒干，取出晾凉。含黏液质较多的药物一般用此法。

盐的用量通常是每 100 kg 药物，用食盐 2 kg。

五、注意事项

（1）加水溶化食盐时，一定要控制水量。一般以食盐的 4～5 倍为宜，亦应视药物的吸水情况而定。若加水过多，则盐水不能被药物吸尽，或者过湿不易炒干；加水过少，又不易与药物拌匀。

（2）含黏液质多的药物，如车前子、知母等，不宜先与盐水拌润。因这类药物遇水容易发黏，盐水不易渗入，炒时又容易粘锅。所以，需先将药物质地变疏松，再喷洒盐水，以利于盐水渗入。

（3）盐炙法火力宜小，采用先炒药后加盐水的操作方法时，更应控制火力。若火力过大，加入盐水后，水分迅速蒸发，食盐黏附在锅上，达不到盐炙目的。但杜仲盐炙时，要选择中火，以便于炒至规定程度。

（4）盐炙药物一般应炒干即可，但也有些药物需炒至规定程度。如杜仲应炒至棕褐色，易断丝为度；补骨脂炒至微鼓起，迸裂并有香气时取出。

（5）近代入肾经的药物多盐炙，但对部分脾肾阳虚和肾阳虚衰的水肿病人，不宜用盐炙中药治疗，因为水肿与钠离子的代谢有关，中西医对水肿病人都控制食盐的摄入量或忌盐。

黄　柏

【来源】芸香科植物黄皮树 *Phellodendron Chinense* Schneid. 或黄檗 *Phellodendron amurense* Rupr. 的干燥树皮。前者习称“川黄柏”，后者习称“关黄柏”。

【炮制规格】黄柏、盐黄柏、酒黄柏、黄柏炭。

【炮制方法】

炮制品名	操作要点
黄柏	取原药材，除去杂质，刮去残留的粗皮，洗净、润透，切丝或块，干燥。
盐黄柏	取黄柏丝或块，用盐水拌匀，稍闷，待盐水被吸尽后，文火炒干，取出晾凉。黄柏丝或块每 100 kg，用食盐 2 kg。
酒黄柏	取黄柏丝或块，用黄酒拌匀，稍闷，待黄酒被吸尽后，文火炒干，取出晾凉。黄柏丝或块每 100 kg，用黄酒 10 kg。
黄柏炭	取黄柏丝或块，武火炒至表面焦黑色，内部深褐色。取出晾干。

【成品性状】

炮制品名	鉴别要点
黄柏	微卷曲的丝或小方块。表面黄褐色或黄棕色，切面鲜黄色。体轻，质脆，易折断。气微，味苦。
盐黄柏	深黄色，有少量焦斑，味苦微咸。
酒黄柏	深黄色，有少量焦斑，略具酒气，味苦。
黄柏炭	表面焦黑色，内部深褐色，味苦涩。

【炮制作用及应用】

炮制品名	炮制作用	临床应用
黄　柏	苦燥，性寒而沉，泻火解毒和燥湿作用较强。	多用于湿热痢疾、黄疸、热淋、足膝肿痛、疮疡肿毒、湿疹等。如白头翁汤、栀子白皮汤、黄连解毒汤。
盐黄柏	盐炙可缓和苦燥之性，增强滋阴降火、退虚热的作用。	多用于阴虚发热、骨蒸盗汗、遗精、足膝萎软、咳嗽咯血等。如大补阴丸。
酒黄柏	酒炙后可降低苦寒之性，免伤脾阳，并借酒升腾之力，引药上行，清上焦之热。	用于热壅上焦诸症及赤白带下。如上清丸。
黄柏炭	清湿热之中兼具涩性。	用于便血、崩漏下血。

【炮制研究】

(1)黄柏主含生物碱，具有广谱抗菌作用，以小檗碱作用最强。对于急性细菌性痢疾、肠炎有较好的疗效。

(2)黄柏经水浸切丝后小檗碱损失一半，而抢水洗净闷润软化切片，可减少成分流失。切制后以阴干或烘干为宜，曝晒可影响饮片色泽，并使小檗碱损失 30%左右。

知　母

【来源】百合科植物知母 *Anemarrhena asphodeloides* Bge. 的干燥根茎。除去须根者，习称“毛知母”，除去外皮者，习称“知母肉”。

【炮制规格】知母、盐知母。

【炮制方法】

炮制品名	操作要点
知母	取原药材，除去毛状物及杂质，洗净，润透，切厚片，干燥。
盐知母	取净知母片，文火炒至变色，喷淋盐水，炒干，取出晾凉。知母片每 100 kg，用食盐 2 kg。

【成品性状】

炮制品名	鉴别要点
知母	不规则类圆形厚片或条状片。表面黄白色。周边棕色（毛知母）或黄白色（知母肉）。质滋润。味微甜略苦，嚼之粘牙。
盐知母	色泽加深，略有焦斑，略具咸味。

【炮制作用及应用】

炮制品名	炮制作用	临床应用
知母	苦寒滑利，长于清热泻火、生津润燥，泻肺胃之火尤宜生用。	用于温病壮热烦渴，肺热咳嗽或阴虚咳嗽，消渴，大便燥结。如二母散。
盐知母	盐炙可引药下行，专于入肾，能增强滋阴降火的作用，善清虚热。	用于肝肾阴亏、虚火上炎所致的骨蒸潮热，盗汗遗精，腰脊酸痛。如大补阴丸。

【炮制研究】

皂苷粗品（乙醇提取物）含量以知母皮最高，毛知母次之，光知母最低。知母皮在实验浓度下对大肠杆菌和金黄色葡萄球菌的抑制作用略强于毛知母和光知母，这可能与其所含皂苷有关。认为知母以不去皮为宜。

车前子

【来源】车前科植物车前 *Plantago asiatica* L. 或平车前 *Plantago depressa* Willd. 的干燥成熟种子。

【炮制规格】车前子、炒车前子、盐车前子。

【炮制方法】

炮制品名	操作要点
车前子	取原药材，除去杂质。
炒车前子	取净车前子，文火炒至略有爆声，并有香气逸出时，取出晾凉。
盐车前子	取净车前子，文火炒至略有爆声时，喷淋盐水，炒干，取出晾凉。车前子每 100 kg，用食盐 2 kg。

【成品性状】

炮制品名	鉴别要点
车前子	椭圆形，不规则长圆形，或三角状长圆形而扁的细小种子。表面呈黑褐色或黄棕色，遇水有黏滑感。气微，味淡。
炒车前子	黑褐色，有香气。
盐车前子	黑褐色，味微咸。

【炮制作用及应用】

炮制品名	炮制作用	临床应用
车前子	利水通淋，清肺化痰，清肝明目。	常用于水肿、淋症、暑湿泄泻、痰热咳嗽、肝火目赤。如龙胆泻肝汤，车前子散。
炒车前子	寒性稍减，并能提高煎出效果，作用与生品相似，长于渗湿止泻。	多用于湿浊泄泻。如四苓散中加车前子。
盐车前子	泻热利尿而不伤阴，能益肝明目。	多用于眼目昏暗、视力减退。

杜　仲

【来源】杜仲科植物杜仲 *Eucommia ulmoides* Oliv. 的干燥树皮。

【炮制规格】杜仲、盐杜仲。

【炮制方法】

炮制品名	操作要点
杜仲	取原药材，刮去粗皮，洗净，润透，切丝或块，干燥。
盐杜仲	取杜仲丝或块，加盐水拌匀，稍闷，待盐水被吸尽后，中火炒至颜色加深，有焦斑，丝易断时，取出晾凉。杜仲丝或块每 100 kg，用食盐 2 kg。

【成品性状】

炮制品名	鉴别要点
杜仲	小方块或丝状。外表淡棕色或灰褐色，粗糙，内表面暗紫色，光滑。易折断，断面有细密银白色富弹性的橡胶丝相连。气微，味略苦。
盐杜仲	颜色加深，有焦斑，银白色橡胶丝减少，弹性减弱，略有咸味。

【炮制作用及应用】

炮制品名	炮制作用	临床应用
杜　仲	性温偏燥，能温补肝肾，强筋骨。	用于肾虚而兼夹风湿的腰痛和腰背伤痛。如独活寄生汤、杜仲汤。
盐杜仲	临床以制用为主。盐炙后可直达下焦，温而不燥，能增强补肝肾的作用。	用于肾虚腰痛、阳痿遗精、胎元不固和高血压病。如杜仲丸。

【炮制研究】

(1)含有杜仲胶，它是有效成分溶出的屏障。盐炙后，杜仲胶被破坏，易于有效成分溶出。

(2)药理研究表明，杜仲盐炙后，增强了降压作用及补肾安胎作用。

(3)工艺研究：杜仲切制时为横切，切成 0.5 cm 时，有利于总成分的煎出。在 150℃烘制 90 min，既能达到断丝，又未降低总成分的溶出量。

补骨脂

【来源】豆科植物补骨脂 *Psoralea corylifolia* L. 的干燥成熟果实。

【炮制规格】补骨脂、盐补骨脂。

【炮制方法】

炮制品名	操作要点
补骨脂	取原药材,除去杂质。
盐补骨脂	取净补骨脂,加盐水拌匀,闷润,文火炒至微鼓起,迸裂并有香气逸出时,取出晾凉。补骨脂每 100 kg,用盐 2 kg。

【成品性状】

炮制品名	鉴别要点
补骨脂	肾形略扁。表面灰褐色或黑褐色,质坚硬,种仁显油性。气特异,味辛,微苦。
盐补骨脂	微鼓起,颜色加深,略有咸味。

【炮制作用及应用】

炮制品名	炮制作用	临床应用
补骨脂	长于补脾肾、止泻痢。但辛热而燥,服用时间较长或用量较大有伤阴之弊,出现口干、舌燥、喉痛等症状。	多用于脾肾阳虚、泻痢,外用治银屑病、白癜风。
盐补骨脂	盐炙缓和辛燥之性,并可引药入肾,增强补肾纳气的作用。	多用于阳痿、腰膝冷痛、滑精、遗尿、尿频、肾阳虚哮喘。如四神丸。

砂　仁

【来源】姜科植物阳春砂 *Amomum villosum* Lour.、绿壳砂 *Amomum villosum* Lour. var. *xanthioides* T. L. Wu et Senjen. 或海南砂 *Amomum longiligulare* T. L. Wu. 的干燥成熟果实。

【炮制规格】砂仁、盐砂仁。

【炮制方法】

炮制品名	操作要点
砂仁	取原药材,除去杂质。用时捣碎。
盐砂仁	取净砂仁,加盐水拌匀,稍闷,文火炒干,取出晾凉。砂仁每 100 kg,用食盐 2 kg。

【成品性状】

炮制品名	鉴别要点
砂仁	阳春砂和绿壳砂为椭圆形或卵圆形,有不明显的三棱。表面棕褐色,密生刺状突起。种子为不规则的多面体,表面棕红色或暗褐色。气芳香浓烈,味辛凉微苦。海南砂为长椭圆形,有明显三棱,表面被片状、分枝软刺。气味稍淡。
盐砂仁	颜色加深,辛香气略减,味微咸。

【炮制作用及应用】

炮制品名	炮制作用	临床应用
砂仁	辛香,长于化湿行气,醒脾和胃。	用于脾胃湿阻气滞、脘腹胀痛、纳呆食少、呕吐泄泻。如香砂六君子汤、参苓白术散。
盐砂仁	辛温之性略减,温而不燥,降气安胎作用增强,并能引药下行、温肾缩尿。	用于妊娠恶阻、胎动不安或小便频数、遗尿。

任务38 实战训练 盐炙(泽泻、小茴香、黄柏、补骨脂)

一、能力目标

(1)掌握盐炙法的目的、注意事项。

(2)能熟练进行盐炙操作,并能根据药材性质及质地准确掌握食盐的用量及溶化、加工方法(即先加食盐水后炒药物还是先炒药物后加食盐水)。

(3)能判断盐炙品的外观性状,掌握质量标准。

(4)掌握下述品种的炮制方法及炮制作用:泽泻、小茴香、黄柏、补骨脂等。

二、知识准备

1. 盐炙法知识概述

盐炙法是加液体辅料炒法之一,将净选或切制后的药物饮片,加入定量的盐水拌炒的方法,称为盐炙法。

盐炙的辅料系食盐的结晶体加适量水溶化、过滤而得到的澄明液体。主含氯化钠,尚含少量的氯化镁、硫酸镁、硫酸钙等物质。

食盐性味咸寒,能强筋骨、软坚散结、清热凉血、解毒、防腐,并能矫味。多制成食盐水溶液使用,可引药入肾经,增强疗效。

盐炙的作用符合中医"咸入肾"的归经理论。

2. 盐炙法的目的

(1)引药下行,增强疗效。增强补肝肾的作用,如杜仲、巴戟天、韭菜子。增强理气疗疝的作用,如小茴香、橘核、荔枝核等。增强固精缩尿作用,如益智。

(2)引药归肾经,增强滋阴降火作用,如知母、黄柏等。

三、任务引入

根据中医炮制后入药的临床用药特点及《中国药典》2015年版附录炮制通则要求,将一些需要加入食盐水进行炮制的药材进行相应炮制，操作中根据药材的质地、药性和炮制目的的不同要求，选择适量食盐，辅料采用正确的加入方法，通过不同火力和加热时间，达到规定的标准，满足制剂和中医临床辨证用药的需求。

四、任务分析

盐水性味咸寒。具有清热凉血，软坚散结，润燥的作用。食盐能引药“入肾”“引火归元”。故盐水炒多用于补肾固精、疗疝、利尿和泻相火的药物，增强补肝肾、滋阴降相火的作用。

（一）盐炙的操作方法

（1）按照辅料加入顺序，将盐炙法分为先拌盐水后炒药物和先炒药物后加盐水两种操作方法。

①先拌盐水后炒药物：先取一定量的盐水，加适量开水稀释，与净药物拌匀，闷润。待盐水被药物吸尽后，置于炒制容器内，用文火加热，炒至颜色加深，不粘手时，取出，摊晾，凉后及时收贮。此法适用于大多数盐水炒的药物。如甘草、黄芪等。

②先炒药物后加盐水：取净制后的药物，置于炒制容器内。用文火加热，炒至颜色加深，再加入一定量的盐水，迅速翻动，使盐水与药物拌匀，炒至不粘手时，取出，摊晾，凉后收贮。此法适用于含黏液质较多的药物。如车前子、知母等。此类药先炒，可以除去部分水分，使药物质地略变酥脆，盐水较易被吸收。

盐的用量，一般为每 100 kg 净药物，用盐 2 kg。

（2）按照炮制设备的不同，将盐炙法分为手工操作法和机械操作法。盐炙设备同酒炙法。

（二）盐炙法的注意事项

（1）加水溶解食盐时，一定要控制水量，水的用量应视药物的吸水情况而定，一般以食盐的 4～5 倍量为宜。若加水过多，则盐水不能被药吸收，或者过湿不易炒干。水量过少，又不易与药物拌匀。

（2）含黏液质多的药物，不宜先与盐水拌润。车前子、知母等含黏液质多的药物遇水容易发黏，盐水不易渗入，炒时又容易粘锅。所以，需先将药物质地变疏松，再喷洒盐水，以利于盐水渗入。

（3）火力控制　盐炙法火力宜小，采用先炒药物后加盐水的操作方法时，更应控制火力。若火力过大，加入盐水后，水分迅速蒸发，食盐黏附在锅上，达不到盐炙的目的。

（三）盐炙法的重点药材

泽泻、小茴香、黄柏、补骨脂等。

五、任务实施

1. 泽泻

（1）炮制方法：取泽泻片，用盐水拌匀或喷洒均匀，润透，文火炒干，取出，放凉。每 100 kg 泽泻，用食盐 2 kg。

(2)成品性状：表面淡黄棕色或黄褐色，偶见焦斑，味微咸，质坚实。

(3)炮制作用：泽泻味甘、淡，性寒。归肾、膀胱经。利水渗湿，泻热，化浊降脂。用于小便不利、泄泻尿少、痰饮眩晕、热淋涩痛及高脂血症。盐炙后引药入肾经，增强利尿通淋作用。

2. 小茴香

(1)炮制方法：取净小茴香，用盐水拌匀，润透，置于锅内用文火炒至微黄色、香气溢出时，取出，放凉。每 100 kg 小茴香，用食盐 2 kg。

(2)成品性状：色泽加深，偶有焦斑，香气浓，味微咸，质脆。

(3)炮制作用：小茴香味辛，性温。归肝、肾、脾、胃经。散寒止痛，理气和胃。用于寒疝腹痛、睾丸偏坠、痛经、少腹冷痛、脘腹胀痛、食少吐泻。盐炙后暖肾散寒止痛。用于寒疝腹痛、睾丸偏坠、经寒腹痛。

3. 黄柏

(1)炮制方法：取净黄柏丝或块，用定量盐水拌匀，闷润。待盐水被吸尽后，用文火炒干，取出，晾凉。每 100 kg 净黄柏，用食盐 2 kg。

(2)成品性状：表面深黄色，偶有焦斑，味极苦，微咸，体轻，质硬。

(3)炮制作用：黄柏味苦，性寒。归肾、膀胱经。清热燥湿，泻火除蒸，解毒疗疮。用于湿热泻痢、黄疸尿赤、带下阴痒、热淋涩痛、脚气痿躄、骨蒸痨热、盗汗、遗精、疮疡肿毒、湿疹湿疮。盐炙后缓苦燥之性，不伤脾胃，并引药入肾，滋阴降火。用于阴虚火旺、盗汗骨蒸。

4. 补骨脂

(1)炮制方法：取净补骨脂，用定量盐水拌匀，闷润。待盐水被吸尽后，用中火炒至微鼓起，有香气逸出时，取出，晾凉。每 100 kg 净补骨脂，用食盐 2 kg。

(2)成品性状：表面黑色或黑褐色，气微香，味微咸，质硬。

(3)炮制作用：补骨脂味辛、苦，性温。归肾、脾经。温肾助阳，纳气平喘，温脾止泻；外用消风祛斑。用于肾阳不足、阳痿遗精、遗尿尿频、腰膝冷痛、肾虚作喘、五更泄泻；外用治白癜风、斑秃。盐炙后可缓和辛燥之性，避免伤阴，引药入肾，增强补肾纳气作用。

六、考核内容

(1)分组，净制，称量药材及辅料。
(2)检查是否拌润均匀，翻炒均匀。
(3)检查是否用合适的火力，成品出锅有无炒干和颜色的变化。

任务 39 姜炙法

一、含义

将净选或切制后的药物，加入定量姜汁拌炒的方法，称为姜炙法。

二、辅料介绍

生姜辛温，能温中止呕、化痰止咳。故姜炙法多用于祛痰止咳、降逆止呕的药物。

三、辅料的选择及一般用量

1. 生姜的用量

一般为 100 kg 药物，用生姜 10 kg。若无生姜，可用干姜煎汁，用量为生姜的 1/3。

2. 姜汁的制备方法

(1)捣汁：生姜洗净，切碎，捣烂，加适量水，压榨取汁，残渣再加水共捣，反复 2～3 次，合并姜汁，备用。

(2)煮汁：取净生姜片或干姜片，置于锅内，加适量水煮，过滤，残渣再加水煮，过滤，合并两次滤液，适当浓缩，取出备用。

四、操作方法

(1)姜汁炒：将净选或切制后的药物与定量姜汁拌匀，闷润至姜汁被吸尽，文火炒干。或待姜汁被吸尽后，进行干燥。

(2)姜汤煮：将姜切片煎汤，加入净选后的药物煮至药透汁尽，取出，切片，干燥。

五、注意事项

(1)制备姜汁时，水的用量不宜过多，一般最后所得姜汁与生姜比例为 1∶1。

(2)药物与姜汁拌匀后，需充分闷润，待姜汁完全被吸尽后再文火炒干。

六、姜炙目的

(1)消除副作用，增强疗效。如：草果仁生品辛香燥烈，姜炙可缓其燥烈之性，增强温胃止呕之效。厚朴生用辛辣峻烈，对咽喉有刺激性，姜炙后可以消除刺激性，增强宽中和胃的功效。

(2)抑制寒性，增强和胃止呕作用。如姜炙黄连、姜炙竹茹。

厚　朴

【来源】木兰科植物厚朴 *Magnolia officinalis* Rehd. et wils. 或凹叶厚朴 *M. offcinalis* Rehd et Wils. var. *biloba* Rehd et Wils 的干燥干皮、根皮及枝皮。

【药用规格】厚朴、姜厚朴。

【炮制方法】

炮制品名	操作要点
厚朴	取原药材，刮去粗皮，洗净，润透，切丝，干燥。
姜厚朴	(1)厚朴丝，加姜汁拌匀，闷润至吸尽，文火炒干。(2)取净药材，扎成捆，置姜汤中，反复浇淋，文火煮至药透汁尽，取出，切丝，干燥。每 100 kg 药物用生姜 10 kg。

【成品性状】

炮制品名	鉴别要点
厚朴	为丝条状，表面灰褐色或灰黄色，内表面紫棕色或紫褐色，较平滑，切面颗粒性。气香，味辛辣，微苦。
姜厚朴	形如厚朴，棕褐色，较生品颜色加深，略具姜的辛辣气味。

【炮制作用及应用】

炮制品名	炮制作用
厚朴	生用，味辛辣，对咽喉有一定的刺激性。
姜厚朴	制后可消除刺激性，增强宽中和胃的作用。

【炮制研究】

(1)厚朴中所含化学成分主要是酚类成分(厚朴酚、和厚朴酚)和挥发油。厚朴粗皮基本不含厚朴酚及和厚朴酚，所以净制时要求去粗皮是合理的。

(2)传统姜炙法劳动强度大，费工费时，温度不宜控制，样品损耗大，饮片质量不佳。用烘烤法炮制厚朴，温度易控制，损耗小，成品卫生、完整。即取厚朴丝加姜汁闷润至姜汁被吸尽，放入 65～70℃烘箱内烘干。此法符合临床用药要求。

(3)姜厚朴中酚性成分的含量高低，与生品质量、水处理过程、加热方式、火力、加热程度有关。即使同用文火，但实际加热温度、时间不同亦会导致不同结果。

(4)药理试验结果表明：厚朴生品、姜炙品均有抗胃溃疡作用，姜炙品优于生品。清炒品虽厚朴酚含量最高，却无此作用。

竹　茹

【来源】本品为禾本科植物青秆竹 *Bambusa tuldoides* Munro、大头典竹 *Sinocalamus beecheganus* (Munro) McClure var. *pubescens* P. F. Li 或淡竹 *Phyllostachys nigra* var. *henonis* Stapf 的茎秆的干燥中间层。

【药用规格】竹茹、姜竹茹。

【炮制方法】

炮制品名	操作要点
竹茹	取原药材，除去杂质和硬皮，切段或揉成小团。
姜竹茹	取竹茹段或团，加姜汁拌匀，稍润，待姜汁被吸尽后，文火加热，如烙饼法将两面烙至微黄色，取出放凉。竹茹每 100 kg，用生姜 10 kg。

【成品性状】

炮制品名	鉴别要点
竹茹	弯曲条状小段或小团，呈浅绿色或黄绿色，质柔软而轻松，有弹性，气微，味淡。
姜竹茹	颜色加深，有少许焦斑，微有姜的气味。

【炮制作用及应用】

炮制品名	炮制作用	临床应用
竹茹	长于清热化痰、除烦。	多用于痰热咳嗽或痰火内扰、心烦不安。
姜竹茹	能增强降逆止呕的功效。	多用于恶心呕吐。

任务 40　蜜炙法

一、含义

将净选或切制后的药物，加入定量的炼蜜共同拌炒的方法称为蜜炙法。

《本草纲目》记载："蜂蜜，其入药之功有五：清热也，补中也，解毒也，润燥也，止痛也。生则性凉，故能清热；熟则性温，故能补中；甘而平和，故能解毒；柔而濡泽，故能润燥；缓可以去急，故能止心腹肌肉疮疡之痛；和可以致中，故能调和百药而与甘草同功。"

二、辅料选择与用量

蜜炙的液体辅料是经过加热炼制的蜂蜜，即通常所称的炼蜜或熟蜜。生蜜性凉，可清热滑肠，用于肠燥便秘。炼蜜性温，具补中、润燥、止痛、解毒、矫味作用。用炼蜜炮制润肺止咳和补中益气的药物。根据水分含量炼蜜分为嫩蜜、中蜜、老蜜。

(1)嫩蜜：系指蜂蜜加热至 105～115℃而得的制品，蜂蜜的颜色无明显变化，稍带黏性，含水量 18%～20%，相对密度为 1.34 左右。

(2)中蜜：系指蜂蜜加热至 116～118℃，满锅内出现均匀淡黄色细气泡的制品，其含水量为 14%～16%，相对密度为 1.37 左右，用手捻有黏性，但两手指离开无长白丝。

(3)老蜜：系指蜂蜜加热至 119～122℃，出现较大的红棕色气泡时的制品，其含水量在 10%以下，相对密度为 1.40，黏性强，两手指捻之离开出现长白丝，滴入冷水中成珠。

炼蜜的用量视药物的性质而定。

一般质地疏松、纤维多的药物用蜜量宜大，通常用量为每 100 kg 药物，用炼蜜 25 kg。

质地坚实，黏性较强，油分较重的药物用蜜量宜小，如每 100 kg 药物，百部片蜜炙用炼蜜 12.5 kg，百合用炼蜜 5 kg，栝楼、桂枝用炼蜜 15 kg，麻黄、枇杷叶、金樱子用炼蜜 20 kg。

三、蜜炙目的

(1)改变药性,增强疗效。如生甘草,味甘偏凉,长于泻火解毒、化痰止咳,蜜炙后甘温,补脾和胃、益气复脉、缓急止痛作用增强。金樱子生用酸涩,固涩止脱力强,多用于遗精遗尿,蜜炙后甘涩,能补中涩肠,用于脾虚久泻、久痢,还可避免腹痛的副作用。

(2)增强润肺止咳作用。如常用的化痰止咳药紫菀、枇杷叶、桑白皮、款冬花、百部、百合等,蜜炙均可增强润肺止咳作用。

(3)矫味和消除副作用。马兜铃生用味苦劣,易致恶心呕吐,蜜炙可缓和苦寒之性,矫味免吐;百部、白前蜜炙可缓和对胃的刺激性。

(4)缓和药性。如麻黄,生用发汗作用猛烈,蜜炙后可缓和其发汗作用,并可增强止咳平喘的功效。

四、操作方法

(1)先拌蜜后炒:先取一定量的炼蜜,加适量开水稀释后,与药物拌匀,闷润,使蜜逐渐渗入药物组织内部,置锅内,用文火炒至颜色加深,基本不粘手时,取出摊晾,凉后密闭储存。一般药物都用此法炮制。

(2)先炒药后加蜜:先将药物置于锅内,用文火炒至颜色加深时,加入一定量的炼蜜,迅速翻炒,使蜜与药物拌匀,炒至不粘手时,取出摊晾,凉后密闭储存。此法适宜于质地致密,蜜不易被吸收的药物。先炒药使其失去部分水分,质地略变酥脆,则蜜较易被吸收。如百合、槐角等。

五、注意事项

(1)炼蜜时,火力不宜过大,以免溢出锅外或焦化。

(2)炼蜜不可过老,含水量在10%～13%为宜。否则黏性太强,不宜与药物拌匀。

(3)炼蜜过于浓稠,可加适量开水稀释,为蜜量的1/3～1/2,以蜜液能与药物拌匀,又无剩余的蜜液为宜。加水可使蜜液黏稠度降低,易与药物拌匀,易于吸收。水少则润不均匀,水多则不易炒干,易发霉变质。

(4)药物拌蜜后宜闷润4～5 h,使蜜液逐渐渗入饮片内部。

(5)炒炙时,火力宜小,因为长时间闷润,使药材质地变软,炒制时火力大,易致外焦内软。炒炙的时间可稍长,尽量将水分除去,避免药物发霉。

(6)蜜炙药物须凉后密闭储存,以免吸潮发黏或发酵变质。

甘　草

【来源】豆科植物甘草 *Glycyrrhiza uralensis* Fisch.、胀果甘草 *Glycyrrhiza inflata* Bet.或光果甘草 *Glycyrrhiza glabra* L.的干燥根及根茎。

【炮制规格】甘草、蜜甘草。

【炮制方法】

炮制品名	操作要点
甘草	取原药材，洗净，润透，切厚片。
蜜甘草	取炼蜜，加适量开水稀释后，淋入净甘草片中拌匀，闷润，文火炒至老黄色、不粘手时，取出晾凉。甘草片每 100 kg，用炼蜜 25 kg。

【成品性状】

炮制品名	鉴别要点
甘草	类圆形或椭圆形厚片，表面黄白色，中间有一明显的棕色形成层环纹及射线，传统称为“菊花心”，纤维明显，具粉性。周边棕红色、棕色或灰棕色，粗糙，具纵皱纹。气微，味甜、微苦。
蜜甘草	表面老黄色，微有黏性，略有光泽，气焦香，味甜。

【炮制作用及应用】

炮制品名	炮制作用	临床应用
甘草	味甘偏凉，长于泻火解毒，化痰止咳。	用于痰热咳嗽、咽喉肿痛、痈疽疮毒、食物中毒及药物中毒。如桔梗汤。
蜜甘草	甘温，以补脾和胃、益气复脉为胜。	常用于脾胃虚弱、心气不足、脘腹疼痛、筋脉挛急、脉结代。如四君子汤、炙甘草汤、芍药甘草汤。

【炮制研究】

(1)甘草酸以钾盐、钙盐形式存在，易溶于水。所以应抢水洗和少泡多润。

(2)蜜炙后，甘草酸损失 20%，但对甘草苷影响不大。所以蜜炙后可降低生甘草大量服用产生的副作用——假醛固酮症。

(3)蜜炙后止痛作用的药理研究。用生甘草水煎液、蜜炙甘草水煎液、生甘草水煎液加蜂蜜分别给小白鼠灌胃，测定其痛阈。结果表明蜜炙甘草有明显的止痛作用，且止痛的顺序是：蜜炙甘草组＞甘草加蜂蜜组＞生甘草组。说明甘草蜜后确能增强止痛作用，但不是甘草和蜂蜜的累加作用，而是炮制后发生了某些变化，使作用明显增强。

黄　芪

【来源】豆科植物蒙古黄芪 *Astragalus membranaceus*（Fisch.）Bge. var. *mongholicus*（Bge.）Hsiao 或膜荚黄芪 *Astragalus membranaceus*（Fisch.）Bge. 的干燥根。

【炮制规格】黄芪、蜜黄芪。

【炮制方法】

炮制品名	操作要点
黄芪	取原药材，洗净，润透，切厚片，干燥。
蜜黄芪	取炼蜜，加适量开水稀释后，淋于净黄芪片中拌匀，闷润，炒至深黄色、不粘手时，取出晾凉。黄芪片每 100 kg，用炼蜜 25 kg。

【成品性状】

炮制品名	鉴别要点
黄芪	类圆形或椭圆形厚片，表面黄白色，外层有曲折裂隙，内层有棕色环纹及放射状纹理，中心深黄色，纤维性强，有粉性。周边黄色或浅棕色。气微，味微甜，嚼之有豆腥气味。
蜜黄芪	表面深黄色，质较脆，略带黏性，有蜜香气，味甜。

【炮制作用及应用】

炮制品名	炮制作用	临床应用
黄芪	长于益气固表、托毒生肌、利尿退肿。	表卫不固的自汗或体虚易于感冒、气虚水肿、痈疽不溃或溃久不敛。如玉屏风散、防己黄芪汤。
蜜黄芪	甘温而偏润，长于益气补中。	脾肺气虚，食少便溏，气短乏力或兼中气下陷之久泻脱肛，子宫下垂以及气虚不能摄血的便血、崩漏等出血症；也可用于气虚便秘。如补中益气汤。

【炮制研究】

(1)用高效薄层色谱法对黄芪蜜炙前后总皂苷的分析显示，蜜炙黄芪补气作用增强可能是由于皂苷成分脱乙酰化和糖苷水解所致。

(2)免疫作用方面，蜜炙黄芪在提高小白鼠巨噬细胞吞噬能力方面强于生黄芪。补气作用方面，用 2%乙酰苯肼诱导的动物血虚、气虚模型进行研究，结果表明，蜜炙黄芪的补气作用强于生黄芪，且蜜炙黄芪对人体受损伤的红细胞的保护作用强于生品。

麻 黄

【来源】本品为麻黄科植物草麻黄 *Ephedra sinica* Stapf、中麻黄 *Ephedra intermedia* Schrenk et C. A. Mey 或木贼麻黄 *Ephedra equisetina* Bge. 的干燥草质茎。

【炮制规格】麻黄、蜜麻黄、麻黄绒、蜜麻黄绒。

【炮制方法】

炮制品名	操作要点
麻黄	取原药材，除去木质茎、残根及杂质，抖净灰屑，切段；或洗净后稍润，切段，干燥。
蜜麻黄	取炼蜜，加适量开水稀释，淋入麻黄段中拌匀，闷润，文火炒至深黄色、不粘手时，取出晾凉。麻黄段每 100 kg，用炼蜜 20 kg。
麻黄绒	取麻黄段，碾绒，筛去粉末。
蜜麻黄绒	取炼蜜，加适量开水稀释，淋入麻黄绒内拌匀，闷润，文火炒至深黄色、不粘手时，取出晾凉。麻黄段每 100 kg，用炼蜜 25 kg。

【成品性状】

炮制品名	鉴别要点
麻黄	为圆柱形短节段。表面黄绿色，粗糙，有细纵棱线。质轻，有韧性。断面中心显红黄色，粉性。气微香，味苦涩。
蜜麻黄	表面深黄色，微有光泽，略具黏性，有蜜香气，味甜。
麻黄绒	为松散的绒团状，黄绿色，体轻。
蜜麻黄绒	为黏结的绒团状，深黄色，略带黏性，味微甜。

【炮制作用及应用】

炮制品名	炮制作用	临床应用
麻黄	发汗解表和利水消肿力强。	多用于风寒表实证，风水浮肿，风湿痹痛，阴疽，痰核。
蜜麻黄	性温偏润，辛散发汗作用缓和，以宣肺平喘力胜。	多用于表证较轻，而肺气壅闭、咳嗽气喘较重的患者。
麻黄绒	作用缓和。	适于老人幼儿及虚人风寒感冒。用法与麻黄相似。
蜜麻黄绒	作用更缓和。	适于表证已解而喘咳未愈的老人、幼儿及体虚患者。用法与蜜炙麻黄相似。

【炮制研究】

1. 不同药用部位化学成分的差异

成分含量	草质茎	过渡茎	木质茎
生物碱含量	最高	中等	最低
薄层层析结果	至少有 5 种生物碱斑点	有 2 种生物碱斑点	不含麻黄碱，仅含少量其他生物碱
结论：传统炮制要求除去木质茎是正确的。			

2. 不同炮制方法对成分的影响

成分含量	生麻黄、炒麻黄、蜜炙麻黄
总生物碱含量	生麻黄＞蜜炙麻黄＞炒麻黄
挥发油含量	生麻黄＞蜜炙麻黄＞炒麻黄老品＞炒麻黄嫩品；蜜炙麻黄对挥发油的影响较恒定
挥发油种类及其比例关系	在炒麻黄挥发油中有 6 种成分未检出，另检出了 9 个新成分；在蜜炙麻黄挥发油中另检出了 4 种生品没有的新成分。
平喘成分（L-α-萜品烯醇、四甲基吡嗪、石竹烯）含量	炒麻黄＞蜜炙麻黄＞生麻黄
镇咳祛痰、抗菌、抗病毒成分（柠檬烯、芳樟烯）含量	炒麻黄＞蜜炙麻黄＞生麻黄
祛痰成分（菲兰烯）含量	只有炒麻黄中检出

3. 不同部位的药理作用比较

(1)麻黄茎和麻黄根药理作用比较

麻黄茎	麻黄根
发汗、升压	止汗、降压

(2)麻黄节和节间比较

药理作用	均表现出麻黄型生物碱的作用,但节比节间作用弱。
毒性大小	节的毒性大于节间,特别是出现惊厥现象。

百　部

【来源】本品为百合科植物直立百部 *Stemona sessilifolia*(Miq.)Miq.、蔓生百部 *Stemona japonica*(Bl.)Miq. 或对叶百部 *Stemona tuberosa* Lour. 的干燥块根。

【炮制规格】百部、蜜百部。

【炮制方法】

炮制品名	操作要点
百部	取原药材,除去杂质,洗净,润透,切厚片,干燥。
蜜百部	取炼蜜,加少量开水稀释,淋入净百部片内拌匀,闷润,文火炒至不粘手时,取出晾凉。百部片每 100 kg,用炼蜜 12.5 kg。

【成品性状】

炮制品名	鉴别要点
百部	为不规则的类圆形厚片。表面黄褐色或黄白色。周边黄白色或淡黄棕色。质柔润。味微苦。
蜜百部	形同百部片,表面棕黄色或褐棕色,略带焦斑,稍有黏性,味甜。

【炮制作用及应用】

炮制品名	炮制作用	临床应用
百部	长于止咳化痰,灭虱杀虫。	可用于外感咳嗽、疥癣、灭头虱或体虱、驱蛲虫。
蜜百部	蜜炙可缓和对胃的刺激性,并增强润肺止咳的功效。	可用于肺痨咳嗽、百日咳。

百　合

【来源】本品为百合科植物卷丹 *Lilium lancifolium* Thunb.、百合 *Lilium brownie* F. E. Brown var. *viridulum* Baker 或细叶百合 *Lilium pumilum* DC. 的干燥肉质鳞叶。

【炮制规格】百合、蜜百合。

【炮制方法】

炮制品名	操作要点
百合	取原药材，除去杂质，洗净，去鳞茎，干燥。
蜜百合	文火炒至颜色加深，取炼蜜，淋入锅内百合片上拌匀，炒干至不粘手时，取出晾凉。百合片每 100 kg，用炼蜜 5 kg。

【成品性状】

炮制品名	鉴别要点
百合	为不规则的类圆形厚片。表面黄褐色或黄白色。周边黄白色或淡黄棕色。质柔润。味微苦。
蜜百合	形同百合片，表面浅黄色或深黄色，略带焦斑，稍有黏性，味甜。

【炮制作用及应用】

炮制品名	炮制作用及临床应用
百合	养阴润肺，清心安神。
蜜百合	润肺止咳、清心安神。用于阴虚燥咳、劳嗽咳血、虚烦惊悸、失眠多梦、精神恍惚。

任务 41　实战训练　蜜炙(甘草、黄芪、枇杷叶、百合)

一、能力目标

(1)掌握蜜炙法的炮制目的、注意事项。

(2)能熟练进行蜜炙操作，并能根据药材性质及质地准确把握蜜的用量及加入方法(即先加蜜后炒药物还是先炒药物后加蜜)。

(3)能判断蜜炙品的外观性状，掌握质量标准。

(4)掌握下述品种的炮制方法及炮制作用：甘草、黄芪、枇杷叶、百合。

二、知识准备

1. 炼蜜的目的

除去其中的杂质，蒸发部分水分，控制含水量，破坏酵素，杀死微生物，增强黏合力。

2. 炼蜜的方法

炼蜜前应选取无浮沫、死蜂等杂质的优质蜂蜜，若含有上述杂质，需将蜂蜜置锅内，加少量清水(蜜水总量不超过锅的 1/3，以防加热时外溢)加热煮沸，趁热用 4 号筛滤过，除去浮沫、死蜂等杂质，再入锅内加热，不断搅拌，炼至需要的程度即可。

3. 炼蜜的规格及炼制程度的判断方法

根据水分含量分为嫩蜜、中蜜、老蜜，炮制药材一般用中蜜。

4. 蜜炙法

蜜炙法为加液体辅料炒法之一。将净选或切制后的药物饮片，加入定量的蜂蜜拌炒的方法，称为蜜炙法。

5. 蜜炙法的目的

(1)改变药性，增强疗效，如生甘草，味甘偏凉，长于泻火解毒、化痰止咳，蜜炙后甘温，补脾和胃、益气复脉、缓急止痛作用增强。

(2)增强润肺止咳作用，如常用的化痰止咳药紫菀、枇杷叶、桑白皮、款冬花、百部、百合等，蜜炙均可增强润肺止咳作用。

(3)矫味和消除副作用，如马兜铃生用味苦，易致恶心呕吐，蜜炙后可缓和其发汗作用，并可增强止咳平喘的功效。

三、任务引入

根据中医炮制后入药的临床用药特点及《中国药典》2015 年版附录炮制通则要求，将一些需要加入炼蜜进行炮制的药材进行相应炮制，操作中根据药材的质地、药性和炮制目的的不同要求，选择适量炼蜜，采用正确的辅料加入方法，掌握火候，达到规定的标准，以满足制剂和中医辨证用药的需求。

四、任务分析

(一)蜜炙的操作方法

(1)按照辅料加入顺序，将蜜炙法分为先拌蜜后炒药物和先炒药物后加蜜两种操作方法。

①先拌蜜后炒药物：先取一定量的炼蜜，加适量开水稀释后，与药物拌匀，闷润，使蜜逐渐渗入药物组织内部，置于锅内，用文火炒至颜色加深，基本不粘手时，取出摊晾，凉后密闭贮存。一般蜜炙药物都用此法炮制。

②先炒药物后加蜜：先将药物置于锅内，用文火炒至颜色加深时，加入一定量的炼蜜，迅速翻炒，使蜜与药物拌匀，炒至不粘手时，取出摊晾，凉后密闭贮存。此法适宜于质地致密、蜜不易被吸收的药物。先炒药使其失去水分，质地略变酥脆，则蜜较易被吸收。如百合、槐角等。

(2)按照炮制设备的不同，将蜜炙法分为手工操作法和机械操作法。蜜炙设备同酒炙。

(二)蜜炙法的重点药材

甘草、黄芪、枇杷叶、百合。

五、任务实施

1. 甘草

(1)炮制方法：取一定量的炼蜜，加适量开水稀释，与净甘草拌匀，闷润，待炼蜜被药物吸尽后，用文火炒至黄色至深黄色，不粘手时，取出，摊晾，凉后及时收贮。每 100 kg 净甘草，用炼蜜 25 kg。

(2)成品性状：外表皮红棕色或灰棕色，微有光泽。黄色至深黄色，具焦香气，味甜，质同甘草。

(3)炮制作用:甘草味甘,性平。归心、肺、脾、胃经。补脾和胃,益气复脉。用于脾胃虚弱,倦怠乏力,心动悸,脉结代。

2. 黄芪

(1)炮制方法:取一定量的炼蜜加适量开水稀释,与净黄芪拌匀闷润,待炼蜜被药物吸尽后,用文火炒至老黄色,不粘手时,取出摊晾,凉后及时收贮。每100 kg净黄芪片,用炼蜜25 kg。

(2)成品性状:外表皮淡棕黄色或淡棕褐色,略有光泽,切面皮部黄白色,木部淡黄色,具蜜香气,味甜,略带黏性,嚼之微有豆腥味,质硬而韧。

(3)炮制作用:蜜黄芪味甘,性温。归肺、脾经。益气补中。用于气虚乏力,食少便溏。

3. 枇杷叶

(1)炮制方法:取一定量的炼蜜,加适量开水稀释,与净枇杷叶丝拌匀,闷润。待蜜液被药物吸尽后,用文火炒至老黄色,不粘手时,取出,摊晾,凉后及时收贮。每100 kg净枇杷叶,用炼蜜20 kg。

(2)成品性状:呈丝条状,上表面灰绿色、红棕色或黄棕色,较光滑;下表面有黄色绒毛,主脉显著突起,革质,脆而易折断,味微苦。蜜枇杷叶表面棕黄色或红棕色,微有光泽,略带黏性,具有蜜香气,味微甜。

(2)炮制作用:枇杷味苦,性微寒。归肺、胃经。具有清肺止咳、降逆止呕之功。生枇杷叶长于清肺止咳,降逆止呕,用于肺热咳嗽,气逆喘急,胃热呕秽或口渴。蜜枇杷叶润肺止咳作用增强,用于肺阴不足或肺燥,咳嗽痰稠。

4. 百合

(1)炮制方法:取净百合,用文火加热,炒至颜色加深。再加入用开水稀释的炼蜜,迅速翻动,使炼蜜与药物拌匀,炒至黄色至深黄色,不粘手时,取出,摊晾,凉后及时收贮。每100 kg净百合,用炼蜜5 kg。

(2)成品性状:表面黄色或深黄色,偶有焦斑,略带黏性,味甜,质同百合。

(3)炮制作用:百合味甘,性寒。归心、肺经。养阴润燥,清心安神。用于阴虚燥咳、劳嗽咯血、虚烦惊悸、失眠多梦、精神恍惚。蜜炙后增强润肺止咳作用。

六、考核内容

(1)分组,净制,取药材及辅料。

(2)观察操作是否符合规范,拌润是否均匀,炒至不粘手颜色加深取出。

(3)判断成品质量并评分。

任务42 油炙法

一、含义

将净选或切制后的药物,与一定量的食用油脂共同加热处理的方法称为油炙法。油炙法又称酥炙法。

二、辅料介绍

油炙法所用的辅料，包括植物油和动物脂（习称动物油）两类。常用的有麻油（芝麻油），羊脂油。此外，菜油、酥油亦可采用。

三、油炙目的

（1）增强疗效，如淫羊藿，用羊脂油炙后能增强温肾助阳作用。

（2）利于粉碎，便于制剂和服用，如豹骨、三七、蛤蚧，经油炸或涂酥后，能使其质地酥脆，易于粉碎，并可矫正其不良气味。

四、油炙的操作方法

油炙通常有 3 种操作方法，即油炒、油炸和油脂涂酥烘烤。

（1）油炒：先将羊脂切碎，置于锅内加热，炼油去渣，然后取药物与羊脂油拌匀，用文火炒至油被吸尽，药物表面呈油亮时取出，摊开晾凉。

（2）油炸：取植物油，倒入锅内加热，至沸腾时，倾入药物，用文火炸至一定程度，取出，沥去油，粉碎。

（3）油脂涂酥烘烤：动物类药物切成块或锯成短节，放炉火上烤热，用酥油涂布，加热烘烤，待酥油渗入药内后，再涂再烤，反复操作，直至药物质地酥脆，晾凉，或粉碎。

五、注意事项

（1）油炸药物因温度较高，一定要控制好温度和时间，否则，易将药物炸焦，致使药效降低或者丧失药效。

（2）油炒、油脂涂酥，均应控制好火力和温度，以免药物炒焦或烤焦，使有效成分被破坏而降低疗效；油脂涂酥药物时，需反复操作直至酥脆为度。

淫羊藿

【来源】本品为小檗科植物淫羊藿 *Epimedium brevicornum* Maxim、箭叶淫羊藿 *Epimedium sagittatum*（Sieb. et Zucc.）Maxim、柔毛淫羊藿 *Epimedium pubescens* Maxim、巫山淫羊藿 *Epimedium wushanense* T. S. Ying. 或朝鲜淫羊藿 *Epimedium koreanum* Nakai 的干燥地上部分。夏、秋季茎叶茂盛时采制，除去粗梗及杂质，晒干或阴干。

【药用规格】淫羊藿、炙淫羊藿。

【炮制方法】

炮制品名	操作要点
淫羊藿	取原药材，摘取叶片，喷淋清水，稍润，切丝，干燥。
炙淫羊藿	取羊脂油置于锅内加热熔化，加入淫羊藿丝，用文火加热，炒至微黄色，取出晾凉。淫羊藿每 100 kg，用羊脂油(炼油)20 kg。

【成品性状】

炮制品名	鉴别要点
淫羊藿	丝片状。表面黄绿色，光滑，可见网纹筋脉。背面灰绿色，中脉及细脉凸出。味苦。
炙淫羊藿	表面微黄色，光亮，微有羊脂油气。

【炮制作用及应用】

炮制品名	炮制作用	临床应用
淫羊藿	以祛风湿、强筋骨为胜。	常用于风湿痹痛、肢体麻木、筋骨痿软、慢性支气管炎、高血压。
炙淫羊藿	羊脂油甘热，能温散寒邪、补肾助阳。羊脂油炙淫羊藿能协同增强温肾助阳作用。	多用于阳痿、不孕。

【炮制研究】

淫羊藿主要含淫羊藿苷等黄酮类成分，具有促进精液分泌、增加冠脉血流量、降压等活性。经羊脂油炮制后，淫羊藿苷的含量明显降低，但对性机能的作用明显增强。其炮制原理有待进一步研究。

淫羊藿炮制前后化学成分基本一致，在质的方面无显著变化，但经紫外分光光度法测定，淫羊藿苷明显下降，下降率分别是：淫羊藿 21.18%，箭叶淫羊藿 18.19%，朝鲜淫羊藿 60.50%，柔毛淫羊藿 56.06%。

另有报道，将心叶淫羊藿和箭叶淫羊藿按药典方法，用羊脂油炒至均匀有光亮，进行研究。用双波长薄层扫描对淫羊藿炮制前后作含量测定，结果表明，淫羊藿苷在炮制后无明显降低，而水煎液中，炙淫羊藿的淫羊藿苷溶出量则比生品明显提高。

【对药理作用的影响】

动物实验结果表明，生品淫羊藿无促进性机能作用，且部分指标还显示有抑制性机能作用，如睾丸和提肛肌称重两项指标，生品组还低于空白组($P<0.01$)。此结果似与《神农本草经》记载的“性寒”和《本草纲目》记载的“丈夫久服令人无子”相一致。而炮制品与空白组比较，则有明显的促性机能作用，其作用强度与肌注睾酮组无显著差异，且无注射睾酮后引起的睾丸重量下降的现象，并明显促进睾丸组织的增生与分泌，说明经用甘温的羊脂油炮制后，淫羊藿性由寒转温，具有温肾壮阳的作用。

另据研究报道，淫羊藿炮制品能明显提高性机能作用，并增加附性器官重量，提高血浆睾酮含量。淫羊藿的药理作用较广泛，炮制对其影响有待进一步研究。

现今，全国大部分地区淫羊藿均以叶入药，有个别地区不用叶，而以茎枝入药或根入药。有实验证明，促进精液分泌作用以叶和根最强，果实次之，茎枝最弱。但也有些实验未能证实此项作用。

任务43 煅法

一、含义

将净制或切制后的药物，直接置于无烟炉火中或适当耐火容器内高温煅烧的方法，称为煅法。根据煅烧方式的不同又可分为“明煅”和“暗煅”（又称“扣锅煅”或“密闭煅”）。有些药物煅红后还要趁炽热时投入一定的液体辅料中浸“淬”，故而又称为“煅淬”法。

二、历史沿革

煅法的起源甚早，早在《五十二病方》中就有“燔”法的记载；《黄帝内经》中有“燔治”血余炭、煅铁落等；《金匮玉函经》指出：“有须烧炼炮炙，生熟有定”，其中的烧、炼就是煅法的操作；“雷公炮炙十七法”中也有煅、炼等方法，以上都属于明煅法的范畴。同时由于魏晋时期金丹黄白术的影响，从唐代开始炼丹服食之法逐渐引入中药煅制工艺，开始采用密闭煅法，并沿用至今。

三、煅制目的

药物经高温煅烧，有利于药物质地、药性、功效发生变化，使药物质地疏松，利于粉碎和使有效成分易于溶出，减少或消除副作用，提高疗效或产生新的药效。

四、适用药物

煅法主要适用于矿物类中药，以及质地坚硬的药物，或某些中成药在制备过程需要综合制炭（如砒枣散）的各类药物。

闷煅法多用于制备某些植物类和动物类药物的炭药。

五、煅制分类

煅法分为3类：明煅法、煅淬法和暗煅法（扣锅煅）。

（一）明煅法（calcining drugs in open air）

1. 定义

将净制并适当破碎的矿物药，置于无烟炉火上或适当的耐火容器内，不隔绝空气高温煅烧的方法称为明煅法，又称为直火煅。

2. 明煅的目的

(1)使药物质地酥脆,易于粉碎和煎出有效成分。如花蕊石、钟乳石、石决明等,生品质地坚硬,煅后质变酥脆,便于粉碎和煎煮。

(2)增强药物疗效。如白矾、龙骨、牡蛎等,煅后能增强收敛生肌、固涩作用。

(3)改变药性,产生新的作用。如石膏,生品甘、辛,大寒,具有清热泻火、除烦止渴功能,煅后增加了涩味,寒性减弱,具有收湿敛疮、生肌、止血作用。

3. 明煅的操作方法

(1)直接煅(直火煅):将药物直接放于无烟炉火上锻至红透或酥脆,取出,放凉。此法一般适用于体积较大且煅制时不易破碎的药物。

(2)间接煅(锅煅):将药物置于铁锅或坩埚等煅制容器内,武火加热,煅透,取出,放凉。此法适用于含结晶水的矿物药以及粒度较小或煅时易碎的药物。

4. 成品质量

矿物类药物质地酥松,失去光泽;动物贝壳、化石类药物呈灰白色或青灰色,质地酥脆,失去光泽;含结晶水的矿物药物,结晶水完全蒸发,呈白色或绛红色、质地酥松的块状固体或粉末。成品含药屑、杂质不得超过2%,未煅透者不得超过3%。

5. 注意事项

(1)药物须大小分开,分别进行煅制,防止"太过"或"不及"。

(2)明煅时,药物宜一次煅透,中途不得停火,以免出现夹生现象。

(3)煅烧时有爆溅的药物应加盖(不密闭),确保安全。

(4)煅制温度、时间应适度,要根据药材的性质而定。

①温度高,时间长——含云母类、石棉类、石英类矿(短时煅至"红透",理化性质难改变)。

②粒度小,温度不一定太高,时间稍长——含铁量高(又夹有黏土、砷的药物)。

③温度不一定太高,时间适宜——主含硫化物类。

④温度不一定太高,时间稍长——硫酸盐类药物(使结晶水挥发完全或使理化性质达到应有的变化),如白矾。

白　矾

【来源】三方晶系矿物矾石或其他铝矿石,经加工提炼制成。主含成分为硫酸铝钾[$KAl(SO_4)_2 \cdot 12H_2O$]。

【炮制规格】白矾、枯矾。

【炮制方法】

炮制品名	操作要点
白矾	取原药材,除去杂质,捣碎或研细。
枯矾	取净白矾,敲成小块,置于煅锅内,用武火加热至熔化,继续煅至膨胀松泡呈白色蜂窝状固体,完全干燥,停火,放凉后取出。

注意

(1)煅锅不应是铁锅等金属容器,传统上用砂锅,防止腐蚀。

(2)应一次煅透,中途不可停火,以免夹生。

(3)不要搅拌,搅拌会令药物的表面温度下降,结晶水不易除去,内热不断蓄积,传热性能降低,局部温度过高,而使枯矾呈黄色。

(4)煅锅不应加盖,以免影响水分蒸发。

(5)煅制时易放出有腐蚀性气体,因此应注意操作者的劳动保护,保持良好的通风。

【成品性状】

炮制品名	鉴别要点
白矾	呈半透明结晶块状物,无色、乳白色或微带黄色,质坚而脆,气微,味微甜而涩。
枯矾	呈不透明白色蜂窝状或海绵状固体块状物或细粉,无结晶样物质,体轻质松,手捻易碎,味酸涩。

【炮制作用及应用】

炮制品名	炮制作用及应用
白矾	酸、涩,性寒,具有解毒杀虫、清热消痰、燥湿止痒作用,外用可解毒止痒,内服可清热消痰。用于湿疹,疥癣,癫痫。代表方:风痰壅盛所致癫痫——白金丸。
枯矾	酸寒降低,涌吐减弱,增强了收涩敛疮、止血化腐作用。用于湿疹湿疮,聤耳流脓。代表方:疮口不合——生肌散。

【炮制研究】

明矾石为[$KAl_3(SO_4)_2 \cdot (OH)_6$],白矾为 $KAl(SO_4)_2 \cdot 12H_2O$ 。

1.炮制对化学成分影响

白矾煅制时 50℃失重,120℃大量吸热,大约 260℃脱水基本完成,300℃分解,300~600℃之间分解缓慢,至 750℃无水硫酸钾脱硫过程,产生硫酸钾、三氧化二铝及三氧化硫,小于 810℃持续熔融,成品水溶性差,混浊并有沉淀。故煅制温度应控制在 180~260℃。白矾煅制时不仅失去结晶水,晶型结构也发生转变。弱酸性的硫酸铝钾与铁锅在加热时反应生成红色的三氧化二铁,因此枯矾应用惰性容器煅制为宜。

2.炮制对药理作用影响

(1)白矾内服适量可制止肠黏膜分泌而起止泻作用,外用稀溶液能起消炎收敛防腐作用。

(2)枯矾消除了引吐作用,增强止血止泻作用。外用能和蛋白质化合成难溶于水的蛋白质而沉淀,减少疮面渗出物而起生肌保护作用。

石　膏

【来源】单斜晶系矿物,纤维状石膏 *Gypsum fibrosum*。主含成分为含水硫酸钙。

【炮制规格】石膏、煅石膏。

【炮制方法】

炮制品名	操作要点
石膏	取原药材，洗净，晒干，敲成小块，除去夹石，碾成细粉。
煅石膏	取净石膏块，置于无烟炉火或耐火容器中内，用武火加热，煅至红透，取出，凉后碾碎。

【成品性状】

炮制品名	鉴别要点
石膏	不规则块状或粉末，白色、灰色或淡黄色，纵断面呈纤维状或板状，并有绢丝样光泽，半透明，体重，质坚硬而松，无臭，味淡。
煅石膏	不规则块状或条状，洁白或粉白色，纹理破坏，光泽消失，不透明，表面松脆，易剥落，质地轻松。

【炮制作用及应用】

炮制品名	炮制作用及应用
石膏	清热泻火，除烦止渴，用于外感热病、高热烦渴、肺热咳喘、胃火亢盛、头痛、牙痛。
煅石膏	收湿，生肌，敛疮，止血。外治溃疡不收、湿疹瘙痒、水火烫伤、外伤出血。

【炮制研究】

生石膏为含水硫酸钙，加热至80～90℃开始脱水，225℃时可全部脱水转化为煅石膏，其物理性状也发生改变。石膏的溶出率随结晶水含量的减少而降低。

炮制对药理作用影响：生品清热力强，对内毒素发热有明显解热效果，煅制品清热力弱，收敛固涩。

石决明

【来源】鲍科动物杂色鲍、皱纹盘鲍、羊鲍、澳洲鲍、耳鲍或白鲍的贝壳。

【炮制规格】石决明、煅石决明。

【炮制方法】

炮制品名	操作要点
石决明	洗净，干燥，碾碎或碾粉。
煅石决明	取净石决明，置于耐火容器内或无烟炉火上，用武火煅至灰白色或青灰色，易碎时，取出放凉，碾碎。

【成品性状】

炮制品名	鉴别要点
石决明	不规则碎片或细粉，有珍珠样光泽，质地坚硬，不易破碎。
煅石决明	不规则的小碎块或细粉，无光泽，质地疏脆。

【炮制作用及应用】

炮制品名	炮制作用及应用
石决明	偏于平肝潜阳，用于头痛眩晕、惊痫抽搐。
煅石决明	煅后咸寒之性降低，缓和平肝潜阳功效，增强了固涩收敛、明目作用。且煅后质地疏松，便于粉碎和煎出有效成分。

【其他明煅药物一览表】

炮制品名	炮制方法	炮制作用
龙骨	武火煅至红透。	生龙骨镇惊潜阳作用较强；煅后增强收敛固涩、生肌功效。
花蕊石	武火煅至红透。	煅后能使质地疏松，易于粉碎，且能缓和酸涩之性，消除伤脾伐胃的副作用，有利于内服，故一般均煅用。
牡蛎	武火煅至酥脆。	生牡蛎重镇安神，潜阳补阴，软坚散结；煅后增强了收敛固涩作用。

（二）煅淬法

1. 含义

将药物按明煅法煅烧至红透后，立即投入定量的液体辅料（淬液）中骤然冷却，使之酥松的方法，称为煅淬法。常用的淬液有醋、酒、药汁、清水等。

煅淬法多适用于质地坚硬，经高温煅烧仍不疏松的矿物类药物，及临床上因特殊需要而必须煅淬的药物。此类药物一般需经多次煅烧和反复浸淬，才能达到质地酥松的程度。

2. 煅淬的目的

（1）使药物质地酥松，易于粉碎和煎出有效成分。质地坚硬的药物经高温煅烧，受热膨胀后投入淬液中迅速冷却，则表面晶格迅速缩小，内部晶格仍处于膨胀状态，从而产生裂隙，淬液进入裂隙还可继续冷却，产生新的裂隙，经反复煅淬，晶格间完全裂解，因此达到酥松的目的。

（2）改变药物理化性质，减少副作用，增强疗效。某些药物经煅淬后，不仅质地酥松，而且化学成分也会发生改变，从而减少副作用，增强疗效。如自然铜煅后生成硫化亚铁，炉甘石煅后生成氧化锌，含铁矿物药煅后醋淬有醋酸亚铁生成。

（3）除去杂质和毒性成分，洁净药物。如自然铜、磁石、炉甘石等，夹有杂质，甚至含有毒的砷、锶、铅等成分，经煅淬后，可除去。

3. 煅淬的操作方法

取净药物，直接放于无烟炉火中或置于适宜的耐火容器内，煅烧至红透时，取出，立即投入规定量的液体辅料中浸淬，如此反复煅、淬数次，直至质地酥松为度。

4. 成品质量

煅淬品质地酥松或成粉末，无光泽或微有光泽，有淬液的气味。临床特殊要求的炉甘石药物应纯洁细腻。成品含未煅透者不得超过3%。

5. 注意事项

（1）药物应砸成小块，以减少煅淬的次数。

(2)应煅至药物质地全部酥松，辅料被吸尽为度。

自然铜

【来源】本品为硫化物类矿物黄铁矿族黄铁矿 Pyritum。主含二硫化铁(FeS_2)。采挖后，除去杂质。

【炮制规格】自然铜、煅自然铜。

【炮制方法】

炮制品名	操作要点
自然铜	取原药材，除去杂质，洗净，干燥，砸碎。
煅自然铜	取净自然铜小块，置于耐火容器中，用武火煅至红透，立即取出，投入醋液中淬制，待冷却后取出，继续煅烧醋淬至黑褐色、外表脆裂、光泽消失、质地酥脆，取出，摊晾，干燥后碾碎。自然铜每 100 kg，用醋 30 kg。

【成品性状】

炮制品名	鉴别要点
自然铜	为小方块状，表面金黄色或黄褐色，有金属光泽，质重而硬。
煅自然铜	为不规则的碎颗粒，呈黑褐色或黑色，无金属光泽，质地疏松，有醋气，碾碎后呈无定型黑色粉末。

【炮制作用及应用】

炮制品名	炮制作用及应用
自然铜	生自然铜多外用。用于头风疼痛、项下气瘿。
煅自然铜	煅淬后其质地酥脆，便于粉碎加工，利于煎出有效成分。煅淬后可增强药物散瘀止痛作用，多用于跌扑肿痛、筋骨折伤、关节疼痛、心气刺痛 。

【炮制研究】

自然铜主要含二硫化铁。尚含砷、镍、锑、铜等杂质。

(1)工艺研究：有报道，马弗炉以 400℃，煅制 4h 的方法最好。也有研究认为 450℃条件下煅制最为合理。900℃会使生成的 FeS 再分解成 Fe_3O_4，温度过低二硫化铁又尚未分解。所以有待制定合理的自然铜炮制工艺。

(2)化学成分研究：自然铜经火煅后，二硫化铁分解生成硫化亚铁(FeS)，经醋淬后表面部分生成醋酸亚铁。煅自然铜水煎液中 Fe^{2+} 的含量是生品的 53～80 倍。而铁能加强创伤组织愈合，增强机体抗感染的能力。这与传统所说的煅自然铜能增强散瘀、接骨、止痛的作用相吻合。砷含量生品比煅品高约 10 倍，因此煅后可除去或降低其毒性。

磁　石

【来源】等轴晶系磁铁矿 Magnetitum 的矿石。主含成分为四氧化三铁。

【炮制规格】磁石、煅磁石。

【炮制方法】

炮制品名	操作要点
磁石	取原药材，除去杂质，砸碎。
煅磁石	取净磁石，砸成小块，置于耐火容器内，用武火煅至红透，立即投入醋液内浸淬，冷却后取出，反复煅淬至酥脆，取出，干燥，碾成粗粉。磁石每 100 kg，用米醋 30 kg。

【成品性状】

炮制品名	鉴别要点
磁石	多棱角不规则块状，表面铁黑色或棕褐色，有金属光泽，体重，质坚硬，断面不整齐，具磁性，有土腥气，无味。
煅磁石	呈黑色或深灰色无定型粉末，光泽消失，质地酥脆，略有醋气。

【炮制作用及应用】

炮制品名	炮制作用及应用
磁石	偏于平肝潜阳，镇惊安神，用于惊悸，失眠，头晕目眩。
煅磁石	长于聪明耳目，补肾纳气力强，缓和了重镇安神之力。并质地疏脆，易于粉碎及煎出有效成分。用于耳鸣、耳聋、视物昏花、白内障、肾虚气喘、遗精等。

【炮制研究】

煅醋制品含铁量升高，煅淬品含砷量较生品低 5～25 倍。对炮制前后药理作用的比较发现，磁石炮制后镇静及抗惊厥作用明显增强。

炉甘石

【来源】三方晶系碳酸盐类矿物菱锌矿的矿石，主含碳酸锌。

【炮制规格】炉甘石、煅炉甘石、制炉甘石。

【炮制方法】

炮制品名	操作要点
炉甘石	取原药材，除去杂质，打碎。
煅炉甘石	净炉甘石，置于耐火容器内，武火煅至红透，倾入水中浸淬，搅拌，倾取上层混悬液，残渣继续煅淬 3～4 次，至不能混悬为度。合并混悬液，澄清，倾去水层，沉淀干燥。多需再次水飞成细粉。
制炉甘石	(1)黄连汤制炉甘石：取黄连汤与炉甘石细粉拌匀，吸尽后干燥。煅炉甘石细粉 100 kg，用黄连 12.5 kg。 (2)三黄汤制炉甘石：取黄连、黄芩、黄柏汤与炉甘石细粉拌匀，吸尽后干燥。煅炉甘石细粉 100 kg，用黄连、黄芩、黄柏各 12.5 kg。

【成品性状】

炮制品名	鉴别要点
炉甘石	不规则碎块，表面白色或淡红色，不平坦，体轻，味微涩。
煅炉甘石	白色和灰白色无定型细粉，质轻松。
制炉甘石	黄色或深黄色细粉，质轻松，味苦。

【炮制作用及应用】

炮制品名	炮制作用及应用
炉甘石	一般不生用，也不内服，多作外敷剂使用。
煅炉甘石	煅淬水飞后质地纯洁细腻，消除了颗粒粗糙对敏感部位的刺激性，适宜于眼科等外敷用药。
制炉甘石	药汁制可增强清热明目、敛疮收湿的功效，用于目赤肿痛、眼缘赤烂、翳膜胬肉、溃疡不敛、脓水淋漓、湿疮、皮肤瘙痒。

【炮制研究】

煅炉甘石的最佳工艺条件是：700℃恒温煅烧 30 min，水淬 1 次。锻淬后氧化锌的含量比未煅品高出 20%左右。

炉甘石主含碳酸锌 $ZnCO_3$，煅后变为氧化锌 ZnO，氧化锌内服不吸收，外敷于黏膜疮疡有收敛吸湿消炎等作用。

生炉甘石溶出物中铅含量大于 3%，而煅、水飞后只含 0.4%，故煅、水飞都可减少炉甘石的毒性成分。说明水飞时只取上部混悬液，沉而不浮者应弃去是有道理的。

【其他煅淬药物一览表】

药名	炮制品名	炮制方法	炮制作用
代赭石	代赭石	净制、打碎	性寒，平肝潜阳，降逆止呕，凉血止血。
	煅代赭石	火煅醋淬	降低苦寒之性，增强了收敛止血作用。
阳起石	阳起石	净制，打碎	一般不生用。
	煅阳起石	明煅	煅后质地酥脆，便于粉碎和煎出有效成分。
	酒阳起石	火煅酒淬	酒制更加酥脆，并增强壮阳作用。

（三）扣锅煅法

1. 定义

药物在高温缺氧条件下煅烧成炭的方法称扣锅煅法，又称密闭煅、闷煅、暗煅。

适用于煅制质地疏松、炒炭易灰化及某些中成药在制备过程需要综合制炭的药物。

2. 目的

增强和产生止血作用。如血余和棕榈，生品一般不入药，煅炭后成血余炭和棕榈炭，能产生止血作用；灯心草、荷叶等煅成炭后，增强止血作用。

降低毒性和刺激性。如干漆等。

3. 操作方法

将药物置于锅中，上盖一较小的锅，两锅结合处先用湿纸封堵，再用盐泥封严，扣锅上压一重物，防止锅内气体膨胀而冲开扣锅。扣锅底部贴一白纸条，或放几粒大米，用武火加热，煅至白纸或大米呈深黄色，药物全部炭化为度。

亦有在两锅盐泥封闭处留一小孔，用筷子塞住，时时观察小孔处的烟雾，当有白烟至黄烟转呈青烟减少时，降低火力，煅至基本无烟时，离火，待完全冷却后，取出药物。亦可滴水于盖锅底部，若立即沸腾，可判定煅制程度适中。

4.成品质量

扣锅煅品应符合“全黑存性”的炭药标准。成品含未煅透及灰化者不得超过3%。

5.注意事项

(1)锅内装药量一般为锅容量的2/3,且不宜放得过紧,以免煅不透。变化剧烈的血余、干漆等,装量不能超过锅容量的1/3,以免产生多量气体将盖锅顶开。在盖锅上压覆重物,以免气体膨胀冲开盖锅。

(2)待封堵的盐泥半干时再煅烧(防止湿泥开裂漏气)。煅烧中若有气体或浓烟从锅缝中喷出,应立即用盐泥封堵,以防空气进入,使药物灰化。

(3)煅透后,应放冷后再开锅,以免药物遇空气燃烧而灰化。

6.判断煅透的标准

(1)烟气观察:封泥处留一个小孔,用筷子塞住,煅烧中定时拔下,观察小孔中的烟雾,待白烟转为黄烟又转为青烟,最后烟气逐渐稀少时降低火力,待烟气基本消失时停火。

(2)滴水即沸:滴水至盖锅上,立即沸腾,并成珠状不散开停火,又叫“滴水成珠”。

(3)白纸变黄:盖锅的四周贴上几张白纸,待其变黄时停火。

(4)白米变黄:在盖锅顶放一小撮白米,待其变黄时停火。

血余炭

【来源】人头发制成的炭化物。

【炮制规格】血余炭

【炮制方法】

炮制品名	操作要点
血余炭	取头发,用碱水洗去油垢,清水漂净,晒干,装入锅内,上扣一个较小的锅,上压重物,两锅结合处垫纸,用盐泥或黄泥封固,武火煅透。离火放凉后取出,剁成小块。

【成品性状】

炮制品名	鉴别要点
血余炭	不规则小块,乌黑而光亮,呈蜂窝状,质松易碎,有臭气,味苦。

【炮制作用及应用】

炮制品名	炮制作用及应用
血余炭	本品不生用,入药必须煅制。煅后方具有止血作用。用于吐血、咯血、衄血、尿血、崩漏下血、外伤出血。

【炮制研究】

头发主要含纤维蛋白。尚含脂肪及黑色素和钙、铁、锌、铜、镁等。血余炭主含碳素及钙、铁、锌等离子,有良好的止血作用。以青、中年人的头发最佳(缩短实验动物凝血时间)。

除去血余炭中的钙、铁离子后,其凝血时间延长。说明血余炭止血与其所含的钙、铁离子有关。血余炭呈蜂窝状,有吸附作用,故能止血。血余炭的药理活性与炮制温度有关。

350℃的血余炭口服止血作用最强，300℃以下炮制的血余炭煎剂注射则表现为中枢兴奋作用。

棕榈

【来源】棕榈科植物棕榈的干燥叶鞘纤维及叶柄。

【炮制规格】棕榈、棕榈炭。

【炮制方法】

炮制品名	操作要点
棕榈	取原药材，洗净，切段，干燥。
棕榈炭	(1)煅炭：取净棕榈装入锅内，上扣一个较小的锅，上压重物，两锅结合处垫纸，用盐泥或黄泥封固，武火煅透。离火放凉后取出。 (2)炒炭：取净棕板切成小块，入锅武火炒至黑棕色，灭尽火星，取出，摊开放凉。

【成品性状】

炮制品名	鉴别要点
棕榈	棕板为不规则块状，表面红棕色，粗糙，切面纤维状。棕毛为不规则的段，棕色粗纤维，质韧。
棕榈炭	棕炭为黑褐色或黑色块状或毛状物，有光泽，质酥脆，味苦。炒棕炭表面黑棕色，微发亮，内部棕褐色，质较脆。

【炮制作用及应用】

炮制品名	炮制作用及应用
棕榈	生棕不入药用，煅后产生止血作用。
棕榈炭	具有收敛止血作用。用于吐血、衄血、尿血、便血、崩漏下血。

【炮制研究】

棕榈主要含对羟基苯甲酸、原儿茶酸、原儿茶醛、*D*-儿茶素、没食子酸等成分。其中*D*-儿茶素、没食子酸分别为缩合鞣质与水解鞣质的单体，系棕榈的主要止血成分。

1.工艺研究

止血作用：棕皮＞棕板，陈久＞新生，应以煅炭入药为宜。

制炭方法有两种：

(1)烘法制炭，即棕榈在150℃恒温箱中烘烤1h至质脆，切碎后再以200℃恒温烘烤2 h左右，适当翻动至全部呈黑褐色的新工艺，具有操作简便，节约能源、减少污染、产品质量稳定等优点。

(2)砂烫制炭，即棕榈与砂(20目)以1∶15质量比，砂温250℃，烫8 min左右，至棕榈表面深褐色，内部棕褐色的新工艺，具有产品得率高、质量好、疗效高等优点，值得推广。

2.化学成分研究

棕榈制炭后所含化学成分的组成和含量发生了复杂的变化。总鞣质含量有所下降，但棕榈的主要止血有效成分之一，*D*-儿茶素生品中未检出，但经制炭后则可检出，没食子酸等成分含量也随制炭后升高，这种变化可能是在高温加热过程中，生品中大分子鞣质裂解成小分子鞣质单体所致。实验结果表明，这些鞣质单体含量越高止血作用越强。

【其他煅炭药物一览表】

炮制品名	炮制方法	炮制作用
灯心草	武火闷煅成炭	生用长于利水通淋，煅后凉血止血。
干漆	武火闷煅成炭	生品有毒和刺激性，煅后可降低毒性和刺激性，用于多种出血症。

任务 44　实战训练　明煅明矾、煅淬自然铜

一、能力目标

(1)掌握明煅法的炮制目的、注意事项。

(2)能进行明煅操作，并根据药材质地选择合适的火候。

(3)能判断明煅炮制品的性状标准。

(4)掌握下述品种的炮制作用：白矾、硼砂、石膏、钟乳石、龙骨、牡蛎。

二、知识准备

(一)煅法知识概述

煅法是将药物直接放于无烟炉火中或装入适当的耐火容器内煅烧的一种方法。有些药物煅红后，还要趁炽热投入规定的液体辅料中淬制，称煅淬法。

经过高温煅制，药物质地趋于疏松，对粉碎和浸提操作有利，并能去除杂质，进而减少或消除副作用，以达到提高疗效或产生新的药效的目的。

煅法主要适用于质地坚硬的药物，如矿物类、贝壳类、化石类等，另有某些中成药在制备过程需要综合制炭(如砒枣散)的各类药物，也可应用煅法炮制。此外，闷煅法多用于制备某些植物类和动物类药物的炭药，某些过于轻泡或过于坚硬的药物，炒炭法不能达到制炭目的，隔绝空气加热是较好的办法。

煅法操作中，要掌握药物粒度的大小与煅制温度、煅制时间的关系；药物受热要均匀，掌握煅至体松质脆的标准。

依据操作方法和要求的不同，煅法分为明煅法、煅淬法、闷煅法(扣锅煅)。药物煅制时，不隔绝空气的方法称明煅法，又称直火煅法。明煅法适用于除暗煅以外的一切药物。

(二)明煅法的目的

1. 改变药物分子结构，使其质地酥脆

明煅法能使药物中所含硫、砷等成分挥发，继而产生氧化分解，导致分子结构发生改变

而使质地发生变化。煅法还可使药物组分在不方向胀缩的比例产生差异，致使药粒间出现孔隙，质地变得酥脆。

2.除去结晶水，增强收敛作用

为了临床需要，有些药物需除去结晶水增强收敛等作用，如白矾、蹦砂等。

3.易于煎出药物有效成分

由于煅制温度高，药物在一定程度上发生了化学变化，如含碳酸钙类的药物(如钟乳石、花蕊石、蛤壳等)煅后生成氧化钙，改变了钙的存在状态，使钙离子更易于溶出。

三、任务引入

根据《中国药典》2015年版附录炮制通则要求，将需明煅药材进行相应炮制，操作中应注意药材的质地、药性和炮制目的的不同要求，采用不同加热火力和加热时间。

四、任务分析

(1)敞锅煅：将药物直接放入煅锅，用武火加热的煅制方法。此法适用于含结晶水的易熔矿物类药。如白矾等。

(2)炉膛煅：将药物直接放于炉火上煅至红透，取出放凉。煅后易碎或煅时爆裂的药物需装入耐火容器或适宜容器内煅透，放凉。本法适用于质地坚硬的矿物药。

(3)平炉煅：将药物置于炉膛内，武火加热并用鼓风机吹促使温度迅速均匀升高。在煅制过程中，可根据要求适当翻动，使药材受热均匀，煅至药材发红或红透(通过观察孔可见炉膛发红或红亮)时停止加热，取出放凉或进一步加工。此法煅制效率高，适用于大量生产。本法适用范围与炉膛煅相同。

(4)反射炉煅：将燃料投入炉内点燃，并用鼓风机吹旺，然后将燃料口密闭。从投料口投入药材，再将投料口密闭，鼓风煅至指定时间，适当翻动，使药材受热均匀，煅红后停止鼓风，继续保温煅烧，稍后取出放凉或进一步加工。此法煅制效率高，适用于大量生产。其使用范围与炉膛煅相同。

五、明煅法的注意事项

(1)煅制时先将药物大小分档，以免受热不均，出现炮制品生熟不一。

(2)整个煅制过程应一次煅透，中途不得停火，避免出现夹生现象。

(3)根据药材的性质选择合适的煅制温度、时间。如主含云母类、石棉类、石英类矿物药，煅时温度应高，时间应长。此类矿物药较耐热，短时间煅烧即使达到“红透”，其理化性质也很难改变。而对主含硫化物类和硫酸盐类药物，煅时温度不一定太高，后者需时间稍长，以便结晶水彻底挥发并达到理化性质应有的变化。

(4)有些药物在煅烧时产生爆溅，可在容器上加盖(但不密封)以防爆溅。

六、明煅法的重点药材

白矾、硼砂、石膏、寒水石、钟乳石、花蕊石、龙骨、龙齿、牡蛎、石决明、瓦楞子、珍珠母、阳起石、云母石、鹅管石、金精石、禹余粮、青礞石等。

七、任务实施

1. 白矾

(1)炮制方法:取净白矾,敲成小块,置于煅锅内,用武火加热至熔化,继续煅至膨胀松泡呈白色蜂窝状固体,完全干燥,停火,放凉后取出,研成细粉。

煅制白矾时应一次性煅透,中途不得停火,不可搅拌,如搅拌易堵塞水分挥发的通路,易形成凉后“僵块”。

(2)成品性状:不透色、白色,味酸、涩,体轻质松,手捻易碎。

(3)炮制作用:酸寒之性降低,涌吐作用减弱,增强了收涩敛疮、止血化腐作用。

2. 自然铜

(1)炮制方法:取净自然铜,置于耐火容器内,用武火加热,煅至红透立即取出,投入醋液中淬制,待冷后取出,继续煅烧醋淬至黑褐色,外表脆裂,光泽消失,质地酥脆,取出,摊开放凉,干燥后碾碎。

(2)成品性状:黑褐色或黑色,无金属光泽,有醋气,质地酥脆。

(3)炮制作用:自然铜经煅淬后,可增强散瘀止痛作用。多用于跌打肿痛,筋骨折伤。并使质地酥脆,便于粉碎加工,利于煎出有效成分。

八、考核内容

(1)分组,将待煅制药材分档。

(2)会正确操作马弗炉并使用马弗炉调节煅制温度。

(3)能够掌握煅制的药材,方法和目的。

任务 45　蒸煮燀法

蒸、煮、燀法既用水又用火,同属于水火共制法。蒸法和煮法多用于一些具有滋补作用或有毒副作用药物的炮制,制后可使其滋补作用增强,毒副作用降低。蒸法和煮法中常加入液体或固体辅料,如酒、醋、药汁、豆腐等,以满足不同的用药要求。燀法适用于须去皮的种子类药物,制后便于分离种皮和种仁。

一、蒸法

(一)定义

将净选或切制后的药物加辅料或不加辅料装入蒸制容器内用水蒸气加热或隔水加热至一定程度的方法称为蒸法。其中不加辅料者为清蒸,加辅料者为加辅料蒸。直接利用流通蒸汽蒸煮称为"直接蒸法",药物在密闭条件下隔水蒸者称"间接蒸法",又称"炖法"。

(二)分类

(1)清蒸:将净药材置于蒸制容器内用水蒸气加热,蒸透或蒸软后取出。

(2)加辅料蒸:将净药材拌匀辅料后润透,置于蒸制容器内,密闭,隔水加热至一定程度取出。

(3)醋蒸:五味子蒸至紫黑色。

(4)酒蒸:山茱萸、黄精、女贞子、熟地、五味子蒸至黑润。

(5)黑豆汁蒸:何首乌蒸至棕褐色。

(三)目的

(1)改变药物性能,扩大用药范围。如地黄生品性寒,清热凉血,蒸制后药性由寒转温,功效由清变补,滋阴补血。

(2)减少副作用。如大黄生用气味重浊,走而不守,直达下焦,泻下作用峻烈,易伤胃气,酒蒸后泻下作用缓和,能减轻腹痛等副作用;黄精生用刺激咽喉,蒸后刺激性消失。

(3)降低毒性。如藤黄生品有大毒,经豆腐蒸后,毒性降低,便于内服。

(4)保存药效,利于贮存。如黄芩蒸后破坏了酶类,利于保存苷类有效成分;桑螵蛸蒸后杀死虫卵,便于贮存。

(5)便于软化切片。如木瓜质地坚硬,用冷水浸润水分不易渗入;天麻含糖类较多,久泡易损失有效成分。采用蒸后切片的方法,软化效果好、效率高,饮片外表美观,容易干燥。

(四)操作方法

(1)取净药物,大小分档。质地坚硬者蒸前可适当用水浸润 1～2 h 以改善蒸的效果。

(2)加液体辅料蒸者,需用该辅料润透药物。然后将洗净润透或拌匀辅料后润透的药物,置于笼屉或铜罐等蒸制容器内,蒸或炖至规定程度时,取出。

(3)蒸制的时间一般视药物而不同,可以是几十分钟,或几小时,长者可达数十小时,有的要求反复蒸制(如九蒸九晒)。

(五)成品质量

清蒸品应蒸透或变软,以利于切制或贮存。酒蒸、醋蒸、黑豆汁蒸品色泽黑润,内无生心。豆腐蒸品呈黄褐色,表面粗糙,断面显蜡样光泽。成品未蒸透者不得超过 3%,含水量不得超过 13%。

(六)注意事项

(1)蒸前要将药物大小分档,使蒸制药物的程度均匀一致。

(2)需用液体辅料拌蒸的药物应待辅料被吸尽后再蒸制。

(3)蒸制时一般先用武火，待“圆汽”后改用文火，保持足够的蒸汽即可。但在非密闭容器中酒蒸时，要用文火，防止酒快速挥发，达不到酒蒸的目的。

(4)要控制蒸制时间。过短达不到蒸制目的；过久则影响药效，某些药物还可能“上水”，难以干燥。需长时间蒸制的药物应不断添加开水，以免将水煮干，导致蒸汽中断，并要有专人值班，以保安全。

(5)加液体辅料蒸制完毕后，若有剩余的辅料，应拌入药物后再进行干燥。

清蒸法

净药物不加辅料装入蒸制容器内，用水蒸气蒸制的方法，称为清蒸。

清蒸法多适用于难以软化、贮存的药物。

黄　芩

【来源】唇形科植物黄芩 *Scutellaria baicalensis* Geohi. 的干燥根。

【炮制规格】黄芩、酒黄芩、黄芩炭。

【炮制方法】

炮制品名	操作要点
黄芩	取原药材，除去杂质，洗净。(1)蒸至“圆汽”后半小时，候质地软化，取出，趁热切薄片，干燥。(2)将净黄芩经沸水煮 10 min，闷 8～12 h，至内外湿度一致时，切薄片，干燥。
酒黄芩	取黄芩片，加黄酒拌匀，稍闷，待酒被吸尽后，文火炒至药物表面微干，深黄色。黄芩每 100 kg，用黄酒 10 kg。
黄芩炭	取黄芩片，热锅，武火炒至药物外面焦褐色，里面深黄色，取出。

【成品性状】

炮制品名	鉴别要点
黄芩	类圆形片，片面深黄色，边缘粗糙，中间显浅黄色筋脉，呈车轮纹，中心部分多枯朽状的棕色圆心，周边多棕黄色或深黄色，质硬而脆。气微，味苦。
酒黄芩	棕褐色，略有酒气。
黄芩炭	黑褐色，有焦炭气。

【炮制作用及应用】

炮制品名	炮制作用及应用
黄芩	黄芩蒸制或沸水煮的目的在于使酶灭活，保存药效，又使药物软化，便于切片。生黄芩性味苦寒，清热泻火解毒力强，如治疗热入气分、壮热烦躁的黄芩解毒汤。
酒黄芩	酒炙可缓和黄芩的苦寒之性，以免伤害脾阳，导致腹泻。酒黄芩借黄酒升腾之力，用于上焦肺热及四肢肌表之湿热。如黄芩泻肺汤。
黄芩炭	以清热止血为主，用于崩漏下血、吐血衄血。如治邪热伤络，血不循经之吐血、衄血的聚经丸。

【炮制研究】

(1)黄芩苷和汉黄芩苷等黄酮类成分,是黄芩中的主要有效成分。研究表明:黄芩苷与汉黄芩苷均有解热、利胆、利尿、降压、镇静、抗菌作用。

(2)黄芩在软化过程中,如用冷水处理,易变绿色。这是由于黄芩中所含的酶在一定温度和湿度下,可酶解黄芩中的黄芩苷和汉黄芩苷,产生葡萄糖醛酸和两种苷元,即黄芩素和汉黄芩素。其中黄芩苷元是一种邻位三羟基黄酮,本身不稳定,容易被氧化而变绿,使疗效降低。黄芩苷的水解与酶的活性有关,以冷水浸,酶的活性最大。而蒸或煮可破坏酶使其活性消失,有利于黄芩苷的保存。实验表明,黄芩经过蒸制或沸水煮既可杀酶保苷,又可使药物软化,便于切片。可保证饮片质量和原有的色泽。

天　麻

【来源】兰科植物天麻 *Gastrodia elata* Bl. 的干燥块茎。

【炮制规格】天麻。

【炮制方法】

炮制品名	操作要点
天麻	取原药材,除去杂质及黑色泛油者,浸泡至3～4成透时,取出,润软或蒸软,切薄片,干燥。

【成品性状】

炮制品名	鉴别要点
天麻	不规则薄片,角质样,半透明,有光泽,表面黄白色或淡棕色,质脆,气微,味淡。

【炮制作用及应用】

炮制品名	炮制作用及应用
天麻	生品用于头痛眩晕、肢体麻木、小儿惊风、癫痫抽搐、破伤风症。如治偏正头疼的天麻丸。天麻蒸制主要是为了便于软化切片,同时可破坏酶,保存有效成分。

【炮制研究】

天麻中有天麻素(天麻苷)。加热可灭活分解天麻素的酶,保护天麻素不被分解。天麻素及其苷元虽有相同的药理作用,但因苷元易氧化损失,因此天麻加工时加热处理对保证药材质量有较大意义。

酒蒸法

将净药物用黄酒拌匀,润透,置于蒸制容器内,用水蒸气蒸制的方法,称为酒蒸。其中装入密闭容器内,隔水加热者,又称酒炖。酒蒸多适用于具滋补作用的药物。

地　黄

【来源】玄参科植物 *Rehmannia glutinosa* Libosch. 的干燥或新鲜根。

【炮制规格】鲜地黄、生地黄、熟地黄、生地炭、熟地炭。

【炮制方法】

炮制品名	操作要点
鲜地黄	取鲜药材洗净泥土，除去杂质，用时切厚片或绞汁。
生地黄	取干药材，除去杂质，用水稍泡，洗净，闷润，切厚片。
熟地黄	(1)取洗净的生地，加黄酒拌匀，隔水蒸至酒吸尽，显乌黑色光泽，味转甜，取出，晒至外皮黏液稍干，切厚片，干燥。生地黄每 100 kg，用黄酒 30 kg。(2)取洗净的生地，蒸至黑润，取出，晒至八成干，切厚片，干燥。

【成品性状】

炮制品名	鉴别要点
鲜地黄	呈纺锤形或条状，外皮薄，表面浅红黄色，具弯曲的皱纹，横长皮孔及不规则疤痕，肉质，切面淡黄白色，可见橘红色油点，中部有放射状纹理。气微，味微甜、微苦。
生地黄	不规则类圆形厚片，表面棕黑色或乌黑色，有光泽，油润黏性，中间隐现菊花心纹。周边灰黑色或棕灰色，皱缩。质柔软、坚实，气特异，味微甜。
熟地黄	表面乌黑发亮，质滋润而柔软，易粘连。味甜或微有酒气。
生地炭	表面焦黑色，质轻松膨胀，外皮焦脆，中心部呈棕黑色并有蜂窝状裂隙。有焦苦味。
熟地炭	焦黑色，有光泽，较生地炭色深。

【炮制作用及应用】

炮制品名	炮制作用	临床应用
鲜地黄	清热、凉血、止血、生津。	用于热风伤阴、舌绛烦渴、发斑发疹、吐衄等症。
生地黄	性寒味苦，为清热凉血之品，具有养阴清热，凉血止血的功能。	用于热病烦躁、发斑消渴、骨蒸劳热、吐血、衄血、尿血、崩漏。如治血热出血的四生丸。
熟地黄	性温味甘，具有滋阴补血，益精填髓的作用。	用于肝肾阴虚、目昏耳鸣、腰膝酸软、消渴、遗精、崩漏、须发早白。如六味地黄丸。
生地炭	入血分凉血止血。	用于吐血、衄血、尿血、崩漏。
熟地炭	以补血止血为主。	用于崩漏或虚损性出血。

【炮制研究】

实验证明，生地经长时间加热蒸熟后，部分多糖和多聚糖可水解转化为单糖。单糖含量熟地比生地高 2 倍以上。地黄炮制成熟地后，5-羟甲基糠醛含量增加 20 倍左右。常压蒸制 24 h 或加压蒸制 4 h，能达到“黑如漆，甜如饴”的传统质量标准，其 5-羟甲基糠醛含量在 0.2%～0.3%之间。

黄　精

【来源】百合科植物滇黄精 *Polygonatum kingianum* Coll. et Hemsl、黄精 *Polygonatum sibiricum* Red. 或多花黄精 *Polygonatum cyrtonema* Hua. 的干燥根茎。

【炮制规格】蒸黄精、酒黄精。

【炮制方法】

炮制品名	操作要点
蒸黄精	取原药材,除去杂质,洗净,反复蒸至内外呈滋润黑色,切厚片,干燥。
酒黄精	取原药材,除去杂质,洗净,加黄酒拌匀,密闭,隔水蒸至酒被吸尽,色泽黑润,口尝无麻味为度。取出,切厚片,干燥。黄精每 100 kg 用黄酒 20 kg。

【成品性状】

炮制品名	鉴别要点
蒸黄精	不规则厚片,表面棕黑色,有光泽,质柔软,味甜。
酒黄精	表面黑色,有光泽,中心深褐色,味甜,微有酒气。

【炮制作用及应用】

炮制品名	炮制作用及应用
蒸黄精	生黄精具麻味,刺人咽喉。蒸后增强补脾润肺益肾的功能,并可除去麻味,以免刺激咽喉。用于肺虚燥咳、脾胃虚弱、肾虚精亏。如枸杞丸。
酒黄精	酒制能助其药势,使之滋而不腻,更好的发挥补益作用。如海马保肾丸。

肉苁蓉

【来源】列当科植物肉苁蓉 *Cistanche deserticola* Y. C. Ma 的干燥带鳞片的肉质茎。

【炮制规格】肉苁蓉、酒苁蓉。

【炮制方法】

炮制品名	操作要点
肉苁蓉	取原药材,除去杂质,洗净,浸泡,润透后切厚片,干燥。有盐质者,先将盐分漂净后再切厚片,干燥。
酒苁蓉	取肉苁蓉片,加黄酒拌匀,隔水炖至酒被吸尽,表面显黑色或灰黄色,取出,干燥。肉苁蓉每 100 kg,用黄酒 30 kg。

【成品性状】

炮制品名	鉴别要点
肉苁蓉	不规则类圆形厚片,表面棕褐色或灰棕色。中间有淡棕色点状维管束,排列成波状环纹。周边呈灰黑色鳞片状,质坚脆。气微,味甜微苦。
酒苁蓉	表面黑色,质柔软,味微甜,微有酒气。

【炮制作用及应用】

炮制品名	炮制作用	临床应用
肉苁蓉	补肾止浊,滑肠通便力强。	多用于便秘、白浊。如润肠丸。
酒苁蓉	酒制后增强补肾助阳之力。	多用于阳痿、腰痛、不孕。如肉苁蓉丸。

醋　蒸

将药物加入定量米醋拌匀，润透，置于蒸制容器内，用水蒸气蒸制的方法。

五味子

【来源】木兰科植物五味子 *Schisandra chinensis*（Turcz.）Baill. 或华中五味子 *Schisandra sphenanthera* Rehd. et Wils. 的干燥成熟果实，前者习称"北五味子"，后者习称"南五味子"。

【炮制规格】五味子、醋五味子、酒五味子

【炮制方法】

炮制品名	操作要点
五味子	除去杂质，用时捣碎。
醋五味子	取净五味子，加醋拌匀，稍闷，蒸至醋被吸尽，表面显紫黑色，取出，干燥。五味子每 100 kg，用醋 15 kg。
酒五味子	取净五味子，加酒拌匀，稍闷，蒸至酒尽转黑色，取出，晒干。五味子每 100 kg，用黄酒 20 kg。

【成品性状】

炮制品名	鉴别要点
五味子	不规则球形或扁球形，表面紫红色或红棕色，皱缩油润，果肉柔软，味酸。
醋五味子	表面棕黑色或乌黑色，质柔润或稍显油润，微有醋气。
酒五味子	表面棕黑色或黑褐色，质柔润或稍显油润，微具酒气。

【炮制作用及应用】

炮制品名	炮制作用	临床应用
五味子	生品敛肺止咳止汗。	用于自汗、盗汗、口渴。
醋五味子	醋制后增强酸涩收敛之性。	用于咳嗽、遗精、泄泻。
酒五味子	酒制后增强益肾固精作用。	用于肾虚遗精。

【炮制研究】

（1）炒五味子、酒蒸五味子、醋蒸五味子中具强壮作用的木脂素类成分煎出量较生品提高，说明古人认为五味子"入补药熟用"是有一定道理的。

（2）醋制五味子中有机酸的煎出量较生品显著增加，这与醋制增强其收敛作用的传统之说相符合。

黑豆汁蒸

将药物用定量的黑豆汁拌匀，润透，用水蒸气蒸制的方法，称黑豆汁蒸。其中装入密闭容器内，隔水加热者，又称黑豆汁炖。

何首乌

【来源】 蓼科植物何首乌 *Polygonum multiforum* Thunic. 的干燥块根。

【炮制规格】 何首乌、制首乌。

【炮制方法】

炮制品名	操作要点
何首乌	除去杂质,洗净,稍润,切厚片或块,干燥。
制首乌	取生首乌片或块,用黑豆汁拌匀,润湿,置于非铁质蒸制容器内,密闭,蒸至液汁被吸净,药物呈棕褐色时,取出,干燥。何首乌每 100 kg,用黑豆 10 kg。

注 黑豆汁制法:取黑豆 10 kg,加水适量,约煮 4 h,熬汁约 15 kg;黑豆渣再加水煮 3 h,熬汁约 10 kg,合并得黑豆汁约 25 kg。

【成品性状】

炮制品名	鉴别要点
生首乌	不规则圆形厚片或小方块,表面淡红棕色或棕黄色,具"云锦花纹"(异型维管束),显粉性。周边红棕色或红褐色,皱缩不平。体重质坚。气微,味微苦而涩。
制首乌	黑褐色或棕褐色厚片或小方块,微粗糙,凹凸不平,有光泽。气微,味淡而微甘。

注 云锦纹又称云锦状花纹,指何首乌块根横切面上皮部由 4～11 个异常维管束形成云朵状花纹。

【炮制作用及应用】

炮制品名	炮制作用	临床应用
何首乌	气微,味微甘而苦涩。归肝、心、肾经。具解毒、消肿、润肠通便的功能。	用于瘰疬疮痈、风疹瘙痒、肠燥便秘,如何首乌散。
制首乌	经黑豆汁拌蒸后,味甘而厚则入阴,增强了补肝肾、益精血、乌须发、强筋骨的作用。同时消除了生品滑肠致泻的副作用。长期服用不会造成腹泻。	用于血虚萎黄、眩晕耳鸣、须发早白、腰膝酸软,如七宝美髯丹。

【炮制研究】

(1)何首乌在蒸制过程中,总蒽醌、结合蒽醌含量随着蒸制时间的延长而减少,50h 后,具泻下作用的结合蒽醌水解成无泻下作用的游离蒽醌衍生物,磷脂及糖含量随着蒸制时间延长而增加。药理实验表明,生首乌具有泻下作用,制首乌具有免疫增强作用和肝糖原积累作用,故制首乌无泻下作用,而滋补作用增强。

(2)工艺研究表明:何首乌经黑豆拌蒸 32 h 制品色泽乌黑发亮,外观质量最好,九蒸九晒品颜色稍淡,无光泽。质疏松。采用加压蒸制,可缩短炮制时间,以游离蒽醌和二苯乙烯苷为指标,结果以 120℃,蒸制 6 h,达到传统炮制要求。

豆腐蒸

将净药物置于豆腐块中,用水蒸汽蒸制的方法,称为豆腐蒸。

硫 黄

【来源】本品为斜方晶系硫黄的矿石或从含硫矿物提制而成。

【炮制规格】硫黄、制硫黄。

【炮制方法】

炮制品名	操作要点
硫黄	拣去杂质，捣碎。
制硫黄	为减低毒性，便于服用，与豆腐加水同煮，至硫黄烊化，豆腐呈绿色浮在上面为度，取出，漂去豆腐，阴干研粉备用。每10kg硫黄，用豆腐20 kg。

【成品性状】

炮制品名	鉴别要点
硫黄	不规则块状，黄色或略呈绿黄色，表面不平坦，呈脂肪光泽，常有多数小孔。用手握置于耳旁，可听到轻微爆裂声。体轻，质松，易碎，断面呈针状结晶形，有特异臭气，味淡。
制硫黄	黄褐色或黄绿色，臭气不明显。

【炮制作用及应用】

炮制品名	炮制作用及应用
硫黄	生用有毒，多外用于疥癣，湿疹，秃疮。
制硫黄	制后毒性降低，可供内服。用于阳痿、大便冷秘、虚寒腹痛、腹泻。

注 硫黄炮制时，豆腐显黑绿色，是硫黄与铁锅或铜锅在加热过程中，产生了某种化学反应的结果。当炮制所用容器是铝锅、不锈钢锅或非金属容器时，豆腐不显黑绿色。

【常见蒸制药物一览表】

炮制品名	炮制方法	炮制作用
女贞子	除去梗叶杂质，洗净，干燥。	以滋阴润燥为主，多用于肝热目眩、大便秘结。
酒女贞子	20%黄酒蒸或炖。	补肝肾作用增强，用于头晕耳鸣，视物不清，须发早白。
山茱萸	洗净，除去杂质及果核。	以敛阴止汗力强。用于自汗，盗汗，遗精，遗尿。
酒山茱萸	20%黄酒蒸至酒被吸尽，色变黑润。	以补肾涩精，固精缩尿力强。用于头目眩晕，腰部冷痛，阳痿早泄，尿频遗尿。
生晒参	去芦头，润透，切薄片。	大补元气，复脉固脱，补脾益肺。
红参	蒸制。	性偏温，具有大补元气，复脉固脱，益气摄血的功能。

二、煮法

(一)含义

将净选过的药物加辅料或不加辅料置于适宜容器内,加适量清水同煮的方法称为煮法。煮法炮制的药物多为有毒副作用的药物。

(二)煮法的目的

(1)清洁药物。如珍珠,有些作过装饰品的珍珠,外有油腻,豆腐煮制可令其洁净。

(2)消除或降低药物的毒副作用。“水煮三沸,百毒俱消”。

①藤黄:生品有大毒,不能内服。豆腐制后,毒性降低,可供内服。

②硫黄:生品有毒,外用杀虫止痒,用于顽癣、湿疹、皮肤瘙痒等证。制后毒性降低,可供内服,有壮阳通便之功效,用于阳痿、虚冷便秘、虚寒腹痛等。

③吴茱萸:生用,辛热苦燥,有小毒,多外用,治口疮、牙痛等。甘草水煮后,毒性降低,药性缓和,具有温中散寒、降逆止呕之功,为治疗虚寒胃痛、腹痛、胁痛、疝痛的常用药。

④远志:生品有刺喉感,能引起轻度恶心呕吐,甘草水煮后可消除副作用,使宁心安神效果更佳。

(三)煮制方法

煮制的操作方法因各药的性质、辅料种类及炮制要求不同而异。

(1)药汁煮或醋煮:将净药材加入定量的液体辅料或与药汁拌匀,置于适宜容器内,加水与药面齐平,用武火加热煮沸后改用文火,保持微沸,煮至药透汁尽,取出直接晒干或切片后晒干。

(2)清水煮:将净药材浸泡至内无干心,捞出,置于适宜容器内,加水没过药面,用武火煮沸后改用文火,保持微沸,煮至内无白心,取出,切片,如乌头。

将多量水置于适宜容器内,武火加热至沸,投入净药材,煮制一定时间,取出,闷润至内外湿度一致,切片,如黄芩。

(3)豆腐煮:一般将药物置两块豆腐中间(如珍珠),亦可将豆腐挖一长方形槽,将药物置于其中,再盖上豆腐(如藤黄),置于适宜容器内,加水没过豆腐,煮至规定程度,取出放凉,除去豆腐。

(四)注意事项

(1)大小分档,分别炮制。

(2)适当掌握加水量。毒剧药清水煮时加水量宜大,要求药透汁不尽,煮后将药捞出,去除母液。加液体辅料煮制时,加水量控制适宜,要求药透汁尽。加水过多,药透而汁未吸尽,有损药效;加水过少,则药煮不透,影响质量。

(3)适当掌握火力。先用武火煮至沸腾,再改用文火,保持微沸,否则水迅速蒸发,不易向药物组织内部渗透。

(4)煮制中途需加水时,应加沸水。

川 乌

【来源】毛茛科植物乌头 *Aconitum carmichaeli* Debx. 的干燥母根。

【炮制规格】生川乌、制川乌。

【炮制方法】

炮制品名	操作要点
生川乌	取原药材，拣净杂质，洗净灰屑，晒干。
制川乌	取净川乌，用水浸泡至内无干心，取出，加水煮沸 4～6 h，或蒸 6～8 h，至取个大及实心者切开无白心，口尝微有麻舌感时，取出晾至六成干，切厚片，干燥。

【成品性状】

炮制品名	鉴别要点
生川乌	呈倒圆锥形，或稍弯曲，散生有小瘤状侧根。表面灰褐色，有细纵纹。质坚实，断面粉白色。无臭，口尝有强烈麻舌感。
制川乌	不规则厚片，表面灰褐色或暗黄色，有光泽，可见灰棕色多角形环纹，中间有空洞，质轻脆，无臭，微有麻舌感。

【炮制作用及应用】

炮制品名	炮制作用	临床应用
生川乌	有毒，多外用。	用于风冷牙痛、疥癣、痈肿。
制川乌	制后毒性降低，可供内服。	用于风寒湿痹、肢体疼痛、麻木不仁、心腹冷痛、疝痛、跌扑剧痛。如乌头煎。

【炮制研究】

(1)川乌的主要成分为乌头生物碱类，其中双酯型乌头碱毒性最强，苯甲酰单酯型乌头碱毒性较小，乌头原碱类毒性很弱或几乎无毒性。单酯型乌头碱毒性比双酯型乌头碱小，但还有相当的毒性。

(2)川乌的炮制原理是通过加水加热处理，使极毒的双酯型乌头碱 C_8 位上的乙酰基水解(或分解)，失去一分子醋酸，得到相应的苯甲酰单酯型生物碱，其毒性为双酯型乌头碱的 1/50～1/500；再进一步将 C_{14} 位上的苯甲酰基水解(或分解)，失去一分子苯甲酸，得到亲水性氨基醇类乌头原碱，其毒性仅为双酯型乌头碱的 1/2 000～1/4 000。另一原因可能是炮制过程中脂肪酰基取代了 C_8—OH 上的乙酰基，生成脂碱，从而降低了毒性。

(3)根据水解去毒的原理，川乌的炮制工艺改革如下：将原药材置于高压罐内，以 110～115℃、98 kPa 的气压炮制 40 min 即可。其炮制品没有乌头碱特有的苦味，也无麻辣感，毒性降为原生药的 1/200。

【其他煮制药物举例】

炮制品名	炮制方法	炮制作用及应用
珍珠	豆腐煮制后水飞。	豆腐煮制令其洁净，水飞成极细粉后，便于应用，利于吸收。
藤黄	除去杂质，轧成粗粒。	生品有大毒，不能内服。外用于痈疽肿毒、顽癣。
制藤黄	300%豆腐蒸或煮至藤黄全部熔化，凉后除去豆腐。	制后毒性降低，可供内服。用于跌打损伤、金疮肿毒、肿瘤。

三、燀法

（一）含义

将药物置沸水中浸煮短暂时间，取出，分离种皮的方法称为燀法。亦称为水烫。多适于须去种皮的种子类药物。如苦杏仁、桃仁、白扁豆等。

（二）燀制的目的

（1）保存药效，利于储存。如苦杏仁燀后可破坏所含的酶而保存苦杏仁苷。

（2）便于去除非药用部位。如苦杏仁、桃仁去皮。

（3）分离不同药用部位。如白扁豆，种皮与种仁均为药用，但扁豆衣气味、功效皆弱，燀后便于分开。

（三）操作方法

先将多量水煮沸，再把药物置于具孔容器内（如笊篱、漏勺等），一起投入沸水中，加热烫至种皮由皱缩到膨胀，种皮易脱落时，立即取出，投入冷水中，浸泡片刻，捞起，搓开种皮种仁，晒干，簸去或筛取种皮。

（四）注意事项

（1）水量要大，以保证水温。一般为药量的10倍以上。若水量少，投入杏仁后，水温迅速降低，酶不能很快被灭活，反而使苷被酶解，影响药效。亦影响扁豆的去毒效果。

（2）待水沸后投药，加热时间以5～10min为宜。以免水烫时间过长，成分损失。

（3）燀去皮后，宜当天晒干或低温烘干。否则易泛油，色变黄，影响成品质量。

苦杏仁

【来源】蔷薇科植物山杏 *Prunus armeniaca* L. var. *ansu* Maxim.、西伯利亚杏 *Prunus sibirica* L.、东北杏 *Prunus mandshurica*（Maxim.）Koehne.或杏 *Prunus armeniaca* L.的干燥成熟种子。

【炮制规格】生杏仁、燀杏仁、炒杏仁。

【炮制方法】

炮制品名	操作要点
生杏仁	取原药材，筛去皮屑杂质，拣净残留的核壳及褐色油粒。用时捣碎。
燀杏仁	取净杏仁置于10倍量沸水中略煮，加热约5 min，至种皮微膨起即捞起，用凉水浸泡，取出，搓开种皮与种仁，干燥，筛去种皮。用时捣碎。
炒杏仁	取燀杏仁，文火炒至微黄色、略带焦斑、有香气，取出放凉。用时捣碎。

【成品性状】

炮制品名	鉴别要点
生杏仁	心脏形，略扁，表面黄棕色或深棕色，有微细纵皱，顶端略尖，底部钝圆肥厚，左右不对称，富油性。气微，味苦。
燀杏仁	无种皮或分离成单瓣，表面乳白色，有特殊的香气，味苦。
炒杏仁	形如燀杏仁，表面微黄色，偶带焦斑，有香气。

【炮制作用及应用】

炮制品名	炮制作用	临床应用
生杏仁	有小毒。剂量过大或使用不当易中毒。	用于止咳平喘、润肠通便。
燀杏仁	燀去皮，除去非药用部位，便于有效成分煎出，提高药效。降气止咳，润肠通便。	多用于新病咳喘、肠燥便秘。如麻杏石甘汤、润肠丸。
炒杏仁	炒制后可去小毒，并具有温肺散寒作用。	多用于肺寒咳嗽、久患肺喘。如双仁丸。

【炮制研究】

(1)苦杏仁中含有苦杏仁苷约3%，脂肪油约50%。苦杏仁苷是止咳平喘的有效成分，脂肪油具有润肠通便作用。在一定的温度和湿度条件下，苦杏仁苷易被共存的苦杏仁酶和樱叶酶水解，产生大量的氢氰酸而致中毒。口服少量在体内慢慢分解产生氢氰酸。少量的氢氰酸，可镇静呼吸中枢，起止咳作用，但大量的氢氰酸则对人体产生毒性反应，最终导致呼吸麻痹而死亡。口服大量苦杏仁，在本身所含苦杏仁酶的作用下，可产生过量的氢氰酸，导致中毒。所以苦杏仁内服不宜过量。

(2)苦杏仁经加热炮制后，可以杀酶保苷，使苦杏仁苷在体内缓缓分解，产生少量氢氰酸，只起镇咳平喘作用而不致引起中毒。

(3)在入汤剂煎煮过程中，开始有一段时间的温度适合苦杏仁中的苦杏仁酶发挥作用，使苦杏仁苷迅速酶解放出氢氰酸而逸散。燀制品中的苦杏仁酶在燀制过程中因沸水煮烫破坏，故煎剂中苦杏仁苷的含量高于生品。所以苦杏仁炮制有利于保存药效，降低毒性，保证用药安全有效。

桃　仁

【来源】蔷薇科植物桃 *Prunus persica*（L.）Batsch 或山桃 *Prunus davidiana*（Carr.）Franch. 的干燥成熟种子。

【炮制规格】生桃仁、燀桃仁、炒桃仁。

【炮制方法】

炮制品名	操作要点
生桃仁	取原药材，筛去皮屑杂质，拣净残留的核壳及泛油的黑褐色种子。用时捣碎。
燀桃仁	取净桃仁置沸水中，加热烫至种皮微膨起即捞出，在凉水中稍泡，捞起，搓开种皮和种仁，干燥，筛去种皮。用时捣碎。
炒桃仁	取燀桃仁，置于锅内用文火炒至黄色、略带焦斑，取出放凉。用时捣碎。

【成品性状】

炮制品名	鉴别要点
生桃仁	扁椭圆形，先端具尖，中部略膨大，基部钝圆而偏斜，边缘较薄。表面红棕色或黄棕色，有细小颗粒状突起。
燀桃仁	无种皮，表面呈淡黄白色，有细皱纹。
炒桃仁	形如燀桃仁，微黄色，略具焦斑，有香气。

【炮制作用及应用】

炮制品名	炮制作用及临床应用
生桃仁	桃仁生用行血祛瘀力强，多用于血瘀经闭、产后瘀滞腹痛、跌打损伤。
燀桃仁	燀制后易去皮，可除去非药用部位，使有效成分易于煎出，提高药效。
炒桃仁	炒后偏于润燥和血，多用于肠燥便秘、心腹胀满等。

【炮制研究】

桃仁的水溶性成分有显著的抗浮肿活性和抗炎活性，具有显著抗炎作用的活性物质为2种蛋白质。醇溶性成分具抗凝、溶血、收缩子宫等作用。

生桃仁入煎剂，苦杏仁苷在煎液中的留存量甚微，不会导致中毒。桃仁净制后捣碎应用是主流用药规格。

实验比较了桃仁5种炮制品（生、炒、蒸、皮、燀）对小鼠的抗凝血、抗血栓、抗炎、润肠通便作用。结果桃仁生用最强，桃仁皮也有很好的活血抗炎的功效。经炒、蒸后作用趋向缓和。认为活血抗炎以生品为宜。

任务46　实战训练　甘草汁煮吴茱萸

一、能力目标

（1）掌握煮法的炮制目的、注意事项。

（2）能熟练进行煮法操作，并根据药材质地选择合适的加水量及煮制时间。

（3）掌握判断煮制炮制品性状的标准。

（4）掌握下述品种的炮制作用：藤黄、川乌、草乌、附子、远志、吴茱萸、硫黄、珍珠。

二、知识准备

(一)煮法知识概述

煮法是将净选过的药物加辅料或不加辅料放入适宜容器内(固体辅料需先捣碎或切制),加适量清水同煮的方法。

(二)煮法的目的

(1)消除或降低药物的毒副作用:降低毒性以煮法最为理想,有“水煮三沸,百毒具消”之说。如川乌生品有毒,经煮制后毒性显著降低。

(2)改变药性,增强疗效:例如远志用甘草煮可减其燥性,协同增强安神益智的功效。

(3)清洁药物:例如珍珠经豆腐煮后可去其油腻,便于服用。

三、任务引入

根据《中国药典》2015年版附录炮制通则要求,将需煮制的药材进行相应炮制,操作中应注意药材的质地、药性和炮制目的的不同要求,采用不同加热火力和加热时间。

四、任务分析

(一)煮法的操作方法

煮法的操作方法因各药的性质、辅料种类及炮制要求不同而异。可以分为以下3种方法。

1. 药汁煮或醋煮

将净药材加入定量的醋或药汁拌匀,置于适宜容器内,加水没过药面,用武火加热煮熟后改用文火,保持微沸,煮至药透汁尽,取出,切片,干燥。如甘草水煮远志、醋莪术。

2. 清水煮

将净药材浸泡至内无干心,捞出,置于适宜容器内,加水没过药面,用武火煮沸后改用文火,保持微沸,煮至内无白心,取出,切片,如乌头,或将多量水置于适宜容器内,武火加热至沸,投入净药材,煮制一定程度,取出,闷润至内外湿度一致,切片,如黄芩。

3. 豆腐煮

一般将药物置于两块豆腐中间(如珍珠),亦可将豆腐挖一长方槽,将药物置于其中,再盖上豆腐(如藤黄),置于适宜容器内,加水没过豆腐,煮至规定程度,取出放凉,除去豆腐。

(二)煮法的注意事项

(1)大小分档,分别炮制。

(2)适当掌握加水量。加水量多少根据要求而定,例如毒剧药清水煮时加水量宜大,要求药透汁不尽，煮后将药捞出，取出母液。加液体辅料煮制时，加水量控制适宜，要求药透汁尽，加水过多，药透而汁未吸尽，有损药效；加水过多，则药煮不透，影响质量。

(3)适当掌握火力。先用武火煮至沸腾，再改用文火，保持微沸，否则水分迅速蒸发，不易向药物组织内部渗透。

(4)煮制中途需加水时，应加沸水。

(5)煮好后出锅应及时晒干或烘干，如需切片，则可闷润至内外湿度一致，切成饮片，再进行干燥，如黄芩。或适当晾晒再切片，干燥，如乌头。

(6)煮制一般用非铁质容器，以免发生化学反应。

(三)煮法的重点药材

藤黄、川乌、草乌、附子、远志、吴茱萸、硫黄、珍珠等。

五、任务实施

吴茱萸

(1)炮制方法：取甘草片或碎块，加适量水，煎汤，去渣，加入净吴茱萸，闷润至汤被吸尽后，用文火炒至微干，取出，晒干。

(2)成品性状：棕褐色至暗褐色，气味稍淡，质硬而脆。

(3)炮制作用：经炮制后，能降低毒性，缓和燥性。

六、考核内容

(1)分组称量甘草及吴茱萸，注意药材比例。

(2)会制备甘草汁并对吴茱萸进行拌润。

(3)文火炒干吴茱萸，观察成品性状及质量。

任务 47 复制法

一、定义

将净选后的药物加入一种或数种辅料，按规定操作程序，反复炮制的方法，称为复制法。

二、目的

(1)降低或消除药物的毒性：如半夏、天南星等药物的生品毒性较大，用白矾、生姜等辅料炮制后均能降低药物的毒性。

(2)改变药性：如天南星药性辛温，用苦寒的胆汁为辅料炮制后其性由温转凉，味由辛变苦，临床作用亦发生了变化。

(3)增强疗效：如半夏、白附子等，用一些辅料炮制后可以增强其临床功效。

(4)矫臭解腥：如紫河车，用酒制后可以除去药物的腥臭气味，便于内服。

三、操作方法

复制法的操作方法和辅料视加工的具体药物而定。一般有下列一些操作工序：

清水浸漂工序→辅料浸泡工序→辅料蒸、煮工序。

四、注意事项

(1)药物用水浸漂时，每天换水 2～3 次。若气温较高，水面易起白沫，可在换水后加入一定量的白矾(一般 100 kg 药物，用白矾 2 kg)，泡一昼夜后，再继续换水浸漂，可以达到防腐作用。

(2)药物加辅料浸泡时，一般每天搅拌 1～2 次，使辅料与药物充分作用。

(3)炮制胆南星时，可以用牛、猪、羊的新鲜胆汁或是用胆膏粉加适量清水为辅料。

五、现代研究

生半夏、生南星、生白附子分别属于国务院颁布的《医疗用毒性药品管理办法》中明令加强管理的毒性中药品种。这些药物的生品具有较强的毒性和刺激性。例如半夏中毒后可以出现呕吐、腹泻、心悸、头痛、出汗、脉弱无力、呼吸不规律等毒性反应，严重者可出现呼吸抑制，最后因呼吸麻痹而死亡。同时生半夏对皮肤黏膜和胃肠道黏膜有较强的刺激作用和腐蚀作用。天南星的毒性和刺激性与半夏相类。因此生半夏、生南星不宜内服。选用白矾、生姜、甘草等辅料炮制这些药物，可以降低或消除其毒性和刺激性，便于内服。

半　夏

【来源】天南星科植物半夏的块茎。

【炮制规格】生半夏、清半夏、姜半夏、法半夏。

【炮制方法】

炮制品名	操作要点
生半夏	去杂质、洗净、干燥。
清半夏	净半夏用 8%白矾水溶液浸泡，至内无干心，口尝微有麻舌感，切厚片。半夏每 100 kg，用白矾 20 kg。
姜半夏	净半夏清水浸漂至内无干心，用生姜汤加白矾共煮透，切薄片。半夏每 100 kg，用生姜 25 kg、白矾 12.5 kg。
法半夏	净半夏清水浸漂至内无干心，用甘草、石灰液浸泡，保持 pH 12 以上，至口尝微有麻舌感，切断面黄色均匀。半夏每 100 kg，用甘草 15 kg、生石灰 10 kg。

【成品性状】

炮制品名	鉴别要点
生半夏	扁圆或类圆形，表面白色或浅黄色，味辛辣，有强烈刺舌感。
清半夏	白色透明片状，质硬而脆，味微辣并涩。
姜半夏	淡黄棕色片状，质硬而脆，味辛辣。
法半夏	黄色或淡黄色较均匀颗粒，质疏松，味甘淡，微有麻舌感。

天南星

【来源】天南星科植物天南星、异叶天南星、东北天南星的块茎。

【炮制规格】生天南星、制天南星、胆南星。

【炮制方法】

炮制品名	操作要点
生天南星	去杂质、洗净、干燥。
制天南星	净南星清水浸漂，至切开口尝微有麻舌感，用生姜、白矾水共煮至内无干心，切薄片。天南星每 100 kg，用生姜、白矾各 12.5 kg。
胆南星	制南星细粉加胆汁拌匀蒸透，制成小块；或生南星细粉加胆汁发酵 7～15d，再连续蒸或隔水炖 9 昼夜，至成黑色浸膏状、无麻舌感，制成小块。天南星每 100 kg，用胆汁 400 kg(胆膏粉 40 kg)。

【成品性状】

炮制品名	鉴别要点
生天南星	扁圆形，表面类白色或淡棕色，粉质，味辛辣。
制天南星	黄白色或淡棕色薄片，质脆易碎，味微麻涩。
胆南星	方块状，表面棕黄色或灰黄色，质坚实，具腥气，味苦。

【炮制作用及应用】

炮制品名	炮制作用及应用
生天南星	有毒，长于祛风止痉，多作外用，用于破伤风、癫痫、中风，外治痈肿疮疖、蛇虫咬伤。
制天南星	姜矾制后降低毒性，增强燥湿化痰作用，多用于顽痰咳嗽。
胆南星	胆汁制降低毒性，缓和其燥烈之性，药性由温转凉，味由辛变苦，清热化痰、息风定惊力强，多用于热痰咳喘、急惊风、癫痫等。

【炮制研究】

生品对黏膜有刺激性。研究证实，天南星经过水漂、白矾制、加热等处理，可以降低或消除其刺激性。

【其他复制药物】

炮制品名	炮制方法	炮制作用
白附子	水漂，姜、矾煮。	生品有毒，多外用，长于祛风痰、定惊搐、解毒止痛。制后增强祛风痰作用，并降低毒性，清除麻辣味。
紫河车	黄酒、花椒制，酒炙法。	酒制可除去腥臭气味，便于内服。并使其质地酥脆，便于粉碎，增强疗效。

任务48　发酵法、发芽法

一、发酵法

(一)定义

经净制或处理后的药物，在一定的温度和湿度条件下，由于霉菌和酶的催化分解作用，使药物发泡、生衣的方法，称为发酵法。

(二)发酵的主要目的

改变原有性能，产生新的治疗作用，扩大用药品种，如六神曲、淡豆豉。增强疗效，如半夏曲。

(三)发酵的操作方法

根据不同品种，采用不同的方法进行加工处理后，再置于温度、湿度适宜的环境下进行发酵。常用的方法有药料与面粉混合发酵，如六神曲、建曲、半夏曲、沉香曲等。或者直接用药料进行发酵，如淡豆豉、百药煎等。

发酵条件与发酵过程是微生物新陈代谢的过程，因此，在制备时，应具备其生长繁殖的条件。

1. 菌种

发酵要求菌种纯，多数是利用空气中微生物自然发酵，若菌种不纯，会影响发酵的质量。

2. 营养物质

发酵要有充足的营养物质，如蛋白质、淀粉、脂肪、无机盐类等。

3. 温度

发酵要有适宜的温度，一般要求室温以 30～37℃ 为宜。若温度过高，则菌种老化、死亡，不能发酵；温度过低，则发酵迟缓，甚至不能发酵。

4. 湿度

发酵要有适宜的湿度，一般要求空气的相对湿度以70%～80%为宜。若湿度太大，则药料发黏，且易生虫霉烂，造成药物发暗；过分干燥，则药料易散不能成型，不易发酵。经验认为，以“握之成团，掷之即散”为宜。

5. 其他方面

药料 pH 以 4～7.6 为宜，在有充足的氧气或二氧化碳条件下进行。

(四)发酵品的质量要求

气味要芳香无霉味、酸败味。曲块表面霉衣黄白色，内部有斑点为佳。黑色质差。

(五)注意事项

原料在发酵前应进行杀菌、杀虫的处理，以免杂菌影响发酵质量。发酵过程必须一次完成，不能中断，或中途停顿。温度和湿度对发酵的速度影响很大，温度过低或过分干燥，发酵速度会慢甚至不能发酵，而温度过高则能杀死霉菌，不能发酵。

发酵过程中，前期注意保温，后期要适当通风，使发酵有适宜的温度和充足的氧气。

六神

【来源】本品为苦杏仁、赤小豆、鲜青蒿、鲜苍耳草、鲜辣蓼等药加入面粉（或麦麸）混合后经发酵制成。

【炮制规格】六神曲、炒六曲、焦神曲。

【炮制方法】

炮制品	操作要点
六神曲	(1)原料：面粉 100 kg，杏仁、赤小豆各 4 kg，鲜青蒿、鲜辣蓼、鲜苍耳草各 7 kg。 (2)制法：将杏仁、赤小豆研成粉末，与面粉拌匀，鲜青蒿、鲜辣蓼、鲜苍耳草压榨出的鲜汁，残渣加水煎汁，与鲜汁合并（为原料量的 25%～30%），加入拌匀，揉搓成颗粒，以“手握成团，掷之即散”为度。置于模型压成曲块，用粗纸包严，堆积发酵，控制温、湿度，至曲块表面生成黄白色霉衣，内部有斑点，气味芳香，无霉烂酸败气味。取出，切成 2.5 cm 见方的块，干燥。
炒六曲	取神曲块，麸炒至表面棕黄色。神曲每 100 kg，用麦麸 10 kg。或用清炒法炒至棕黄色。
焦神曲	取神曲块，文火炒至表面焦褐色，有焦香气。

【成品性状】

炮制品名	鉴别要点
六神曲	表面灰黄色，微有香气。
炒六曲	表面黄色，偶有焦斑，有麸香气。
焦神曲	表面焦黄色，内部微黄色，有焦香气。

【炮制作用及应用】

炮制品名	炮制作用及应用
六神曲	生用健脾开胃，并有发散作用。
炒六曲	麸炒后具有甘香之气，以醒脾和胃为主。用于食积不化、脘腹胀满、不思饮食、肠鸣泄泻等。
焦神曲	炒焦后消食化积力强，以治疗食积泄泻为主。

【炮制研究】

六神曲含有挥发油、淀粉酶、蛋白酶等。现代研究表明，六神曲中的消化淀粉效价，经炒黄后一般保存了生品的 60%，而炒焦后基本消失。对炮制前后神曲中 17 种微量元素的分析结果表明，Zn、Mn、Fe 等人体必需的微量元素含量较高，而焦神曲所含的微量元素较生品为高。神曲麸炒品和焦炒品均能较好地促进胃的分泌功能，增强胃肠的推动功能。

半夏曲

【来源】本品为法半夏、赤小豆、苦杏仁、鲜青蒿、鲜辣蓼、鲜苍耳草与面粉混合后经发酵制成。

【炮制规格】半夏曲、炒半夏曲。

【炮制方法】

炮制品名	操作要点
半夏曲	法半夏、赤小豆、苦杏仁共碾成细粉,与面粉混合,加入鲜青蒿、鲜辣蓼、鲜苍耳草的煎液,揉搓拌匀,堆置发酵,压成片状,切成小方块。法半夏每 100 kg,用赤小豆 30 kg、苦杏仁 30 kg、鲜青蒿 30 kg、鲜辣蓼 30 kg、鲜苍耳草 30 kg,面粉 400 kg。
炒半夏曲	取半夏曲块,麸炒至表面呈深黄色。半夏曲每 100 kg,用麦麸 10 kg。

【成品性状】

炮制品名	鉴别要点
半夏曲	表面浅黄色。
炒半夏曲	表面呈米黄色,有焦香气。

【炮制作用及应用】

炮制品名	炮制作用及应用
半夏曲	有化痰止咳、消食积作用,用于痰饮咳嗽、痰多作恶。
炒半夏曲	麸炒后,产生焦香气,增强健胃消食作用。

淡豆豉

【来源】本品为豆科植物大豆成熟种子的发酵加工品。

【炮制规格】淡豆豉。

【炮制方法】

炮制品名	操作要点
淡豆豉	取桑叶、青蒿的水煎液与净大豆拌匀,蒸透,在容器内闷盖发酵,上盖药渣,至长满黄衣时,取出,除去药渣,水泡,捞出,继续堆闷充分发酵,至有香气溢出,取出,略蒸,干燥。黑大豆每 100 kg,用桑叶、青蒿各 7～10 kg。

【成品性状】

炮制品名	鉴别要点
淡豆豉	外表黑色略皱缩,上附有黄灰色膜状物,气香,味微甜。

【炮制作用及应用】

炮制品名	炮制作用及应用
淡豆豉	黑大豆用桑叶、青蒿炮制后其性变凉,发酵后具有香气,能行能散,具有解表,除烦作用。

二、发芽法

(一)定义

将净选后新鲜成熟的果实或种子，在一定的温度或湿度条件下，促使萌发幼芽的方法，称为发芽法。又称“蘖法”。

(二)发芽的主要目的

通过发芽，使其具有新的功效，扩大用药品种。发芽常用的原料有麦、稻、大豆等，主要含有淀粉、蛋白质、脂肪。

当种子或果实吸收水分后，呼吸作用加快，淀粉分解为糊精、葡萄糖及果糖；蛋白质分解成氨基酸；脂肪分解成甘油和脂肪酸；并产生多种消化酶、维生素等成分。由于这些变化而产生新的生理活性，使药物具有新的功效。

(三)发芽的操作方法

1. 选种

选取新鲜、粒大、饱满、无病虫害、色泽鲜艳的果实或种子。因含营养物质丰富，利于胚的发育，长出新芽。

2. 浸种

将净选后的果实或种子，用适量清水浸泡适当时间(春、秋浸泡 4～6 h，冬季 8 h，夏季 4 h)。

3. 发芽

将浸泡适度的果实或种子，平摊于能透气漏水的容器中或已垫好竹席的地面上；上面用湿物盖严，控制温度和湿度，温度一般保持在 18～25℃之间，并每日喷淋清水 2～3 次，保持湿润(浸渍度含水量应控制在 42%～45%)；经 2～3 d 即可萌发幼芽，待幼芽长出 0.5～1 cm 时，即可停止发芽，取出。

4. 干燥

将药物摊开晒干或烘干。

(1)晒干：最好是晴天，薄薄地摊晒，上下午各翻动 1～2 次，待充分干燥即可。

(2)烘干：置烘房或烘箱内烘干。

(四)成品质量

发芽制品芽长一般应为 0.5～1 cm，出芽率不得少于 85%。成品含药屑、杂质不得超过 1%，含水分不得超过 13%。

(五)注意事项

(1)应选新鲜、成熟、饱满、发芽率在 85%以上的果实和种子。

(2)发芽用水以井水最好，且宜冬暖夏凉。

(3)发芽的温度一般以 18～25℃为宜。

(4)适当避光并选择有充足氧气、通风良好的场地或容器进行发芽。

(5)发芽时先长须根而后生芽，不能把须根误认为是芽。以芽长 0.5～1 cm 为宜，发芽过长则影响药效。

(6)发芽过程中，要勤检查和淋水，以保持所需温度和湿度，防止发热霉烂。

麦 芽

【来源】本品为禾本科植物大麦的成熟果实经发芽干燥而得。

【炮制规格】麦芽、炒麦芽、焦麦芽。

【炮制方法】

炮制品名	操作要点
麦芽	净大麦，水泡 6～7 成透，置于容器内发芽，每天淋水 2～3 次，待芽长 0.5 cm 时，取出干燥。
炒麦芽	麦芽文火炒至表面深黄色，鼓起，有香气。
焦麦芽	麦芽中火炒至有爆裂声，表面焦黄色，鼓起，有焦香气。

【成品性状】

炮制品名	鉴别要点
麦芽	表面黄色或淡黄色。
炒麦芽	表面深黄色或淡棕色，偶有焦斑，有香气。
焦麦芽	表面焦黄色或深棕色，有焦香气。

【炮制作用及应用】

炮制品名	炮制作用及应用
麦芽	生用消食，兼能疏肝。
炒麦芽	炒后增强开胃消食作用，并能回乳。
焦麦芽	炒焦后消食化积作用更强。

任务 49 制霜法

药物经过去油制成松散粉末或拆出细小结晶或升华、煎熬成粉渣的方法称为制霜法。制霜法根据操作方法不同分为去油制霜、渗出制霜、升华制霜、煎煮制霜等。

一、去油制霜法

(一)定义

药物经过去油制成松散粉末的方法称去油制霜法。

（二）去油制霜的目的

（1）降低毒性，缓和药性。如巴豆，有大毒，泻下作用猛烈，去油制霜后可降低毒性，缓和泻下作用，保证临床用药安全有效。

（2）消除副作用。如柏子仁，其内含柏子仁油，具滑肠通便之功，这对体虚便溏患者不宜用，制成霜后，除去了大部分油分，可消除滑肠的副作用。

（三）操作方法

取原药材，除去外壳取仁，碾成细末或捣烂如泥，用多层吸油纸包裹，蒸热，或置炉边或烈日曝晒后，压榨，如此反复换纸吸去油，或直接压榨去油，至松散成粉，不再黏结为度。

原药材→去壳取仁→碾成细末或捣烂如泥→多层吸油纸包裹→蒸热→置炉边→压榨，反复换纸，吸去油至松散成粉，不再黏结→曝晒。

（四）注意事项

及时处理操作用纸或布，去油制霜用过的布或纸要及时烧毁，以免误用中毒。要加热处理药物使所含油脂易于渗出，故去油制霜时多加热或放置热处。

巴　豆

【来源】本品为大戟科植物巴豆的干燥成熟种仁。

【炮制规格】生巴豆、巴豆霜。

【炮制方法】

炮制品名	操作要点
生巴豆	晒干或烘干后，去皮取仁。
巴豆霜	取仁研如泥，纸包，蒸热，压榨去油，反复多次，直至不再黏结成饼为度。本品含巴豆油应在18%～20%之间。

【成品性状】

炮制品名	鉴别要点
生巴豆	椭圆形，外皮薄而脆，种仁富油脂。
巴豆霜	淡黄色粉末，性滞腻，微显油性。

【炮制作用及应用】

炮制品名	炮制作用及应用
生巴豆	生品有大毒，仅供外用蚀疮。
巴豆霜	去油制霜后降低毒性，缓和泻下作用，多用于寒积便秘、乳食停滞、腹水、二便不通、喉风、喉痹。

【炮制研究】

（1）巴豆为剧烈的泻下药，含脂肪油34%～57%。巴豆油分解后产生的巴豆油酸和巴豆中含有的少量树脂，能刺激肠蠕动，引起泻下作用。0.01～0.05 g巴豆油即引起泻下，大量的巴豆油能引起剧泻、呕吐，甚至造成大量失水死亡。巴豆脂肪油还会致癌。压榨去油，可

以降低药物中巴豆油的含量，缓和峻下作用。（巴豆制霜脂肪油含量下降至18%～25%）

（2）巴豆中所含的巴豆毒素，属于一种毒性球蛋白，系一种细胞原浆毒，能溶解红细胞，使局部细胞坏死变性，但加热至110℃，毒性即可消失。制霜时加热蒸制，一方面可加快去油过程，另一方面可破坏巴豆毒素，从而降低毒性。

（3）巴豆霜入丸散剂要注意过100目筛。

【注意事项】

（1）生巴豆有剧毒，操作时应加注意，并应戴手套及口罩防护。

（2）工作结束时，可用冷水洗涤裸露部分，不宜用热水洗。如有皮炎症状时，可用绿豆、防风、甘草煎汤内服。

（3）压榨去油时，药物要加热才易出油；如用粗纸包压时要勤换纸，以使油充分渗在纸上。

（4）用过的布或纸立即烧毁，以免误用。

柏子仁

【来源】本品为柏科植物侧柏的干燥成熟种仁。

【炮制规格】柏子仁、炒柏子仁、柏子仁霜。

【炮制方法】

炮制品名	操作要点
柏子仁	除去杂质及残留的种皮。
炒柏子仁	文火炒至油黄色，有香气逸出。
柏子仁霜	取仁研如泥，布包，蒸热，压榨去油，反复多次，直至不再粘结成饼为度。

【成品性状】

炮制品名	鉴别要点
柏子仁	长卵圆形或长椭圆形，表面黄白色或淡黄色或淡黄棕色，质软，油润。
炒柏子仁	表面油黄色，略见焦斑，具焦香气。
柏子仁霜	散状粉末，淡黄色。

【炮制作用及应用】

炮制品名	炮制作用及应用
柏子仁	生用长于润肠通便、养心安神，多用于肠燥便秘。
炒柏子仁	生品有异味，可致人呕吐。炒后有焦香气，使药性缓和，消除呕吐的副作用。
柏子仁霜	制霜后消除致吐和滑肠致泻的副作用，多用于心神不安、虚烦失眠的脾虚患者。

【炮制研究】

实验证实，柏子仁制霜后，含油量明显降低，从而消除致吐和滑肠致泻的副作用。

二、渗析制霜法

1. 定义

药物经过物料析出细小结晶的方法,称为渗析制霜法。

2. 炮制目的

制造新的药物,增强疗效。如西瓜霜。

西瓜霜

【来源】葫芦科植物西瓜的成熟果实与芒硝经加工而成的白色结晶粉末。

【炮制规格】西瓜霜。

【炮制方法】

炮制品名	操作要点
西瓜霜	取新鲜西瓜切碎,放入不带釉的瓦罐内,一层西瓜一层芒硝,铺放数层,将口封严,悬挂于阴凉通风处,数日后即自瓦罐外面析出白色结晶,随析随扫下收集,至无结晶析出为止。西瓜每 100 kg,用芒硝 15 kg。

【成品性状】

炮制品名	鉴别要点
西瓜霜	本品为白色结晶粉末,味咸,有清凉感。

【炮制作用及应用】

炮制品名	炮制作用及应用
西瓜霜	西瓜能清热解暑,芒硝能清热泻火,两药合制,性味改变,起到了协同作用,使药物更加纯净,增强清热泻火之功。西瓜霜性味咸,寒。归肺、胃经。具有清热泻火、消肿止痛的功能。多用于咽喉肿痛、口舌热疮、牙疳、单双乳蛾。

三、升华制霜法

1. 定义

药物经过高温升华成结晶或细粉的方法,称为升华制霜法。

2. 炮制目的

纯净药物,如砒霜。

四、煎煮制霜法

1. 定义

药物经过多次长时间煎熬后成粉渣另作药用的方法,称为煎煮制霜法。

2. 炮制目的

缓和药性，综合利用，扩大药源。如鹿角霜。鹿角霜是梅花鹿或马鹿的角熬制胶后的角块，气微，味淡，具有温肾助阳、收敛止血的功能。

任务50 实战训练 巴豆去油制霜

一、能力目标

(1)能掌握去油制霜法的炮制目的、操作方法及注意事项。
(2)掌握判断去油制霜制品性状的标准。
(3)掌握下述品种的炮制作用：巴豆、千金子、柏子仁、瓜蒌子、大风子、木鳖子等。

二、知识准备

1. 去油制霜知识概述

取待炮制品碾碎如泥，经微热，压榨除去大部分油脂，含油量符合要求后，取残渣研制成符合规定的松散粉末的方法，称为去油制霜。

2. 去油制霜的目的

(1)降低毒性，缓和药性。如巴豆、千金子等有毒，泻下作用猛烈，去油制霜后可降低毒性，缓和泻下作用，保证临床用药安全有效。

(2)消除副作用。如柏子仁具有致呕吐和滑肠副作用，制霜后此类副作用可以得到缓解。

三、任务引入

根据《中国药典》2015年版附录炮制通则要求，制霜需要将炮制品研碎如泥，经微热，压榨除去大部分油脂，含油量符合要求后，取残渣研制成符合规定的松散粉末。

四、任务分析

1. 去油制霜的操作方法

取原药材，除去外壳和种皮后捣烂如泥，用吸油纸或布包裹，加热后压榨，反复换纸，吸去油脂至松散成粉，不再黏结。

2. 去油制霜的质量要求

制霜品为松散的粉末状，油脂含量达到规定标准。

3. 去油制霜的注意事项

(1)药物加热后更易渗出油脂,故需加热并趁热去油。

(2)通过勤换吸油纸可提高吸油速度,缩短炮制时间。

(3)有毒药物去油后用过的布或纸要及时烧毁,用的器具应清洗干净,防止中毒。

4. 去油制霜的重点药材

巴豆、千金子、柏子仁、瓜蒌子、大风子、木鳖子等。

五、任务实施

巴豆

(1)炮制方法:取净巴豆仁,碾如泥状,用草纸包严,加热并压榨去油,如此反复数次,至草纸不显油痕,药物松散成粉,不再黏结;或取仁碾细后测量脂肪油含量,加适量的淀粉,使脂肪油含量符合规定,混匀,即得。

(2)成品性状:淡黄色,味辛辣,性滞腻。

(3)炮制作用:去油制霜后降低毒性,缓和泻下作用,多用于寒积便秘、乳食停滞、腹水、二便不通、喉风、喉痹。

六、考核内容

(1)操作过程中注意安全,正确处理巴豆。

(2)制霜外观符合成粉标准。

(3)会计算去油率。

任务 51　其他制法

对某些药物采用烘、焙、煨、提净、水飞及干馏等加工炮制方法,统列为其他制法。其目的是:增强药物的疗效,改变或缓和原有的性能,降低或消除药物的毒性或副作用,使药物达到一定的纯净度,便于粉碎或贮存等。

由于部分药物的品种和性质不同,有的工艺比较复杂,有的具有毒性,故须严格掌握炮制操作规程,辅料用量及注意事项,以达到上述炮制目的。

一、烘焙法

1. 定义

将净选或切制后的药物用文火直接或间接加热,使之充分干燥的方法,称为烘焙法。

2. 目的

对某些昆虫或其他药物,为了便于粉碎和贮存,往往采用烘焙的方法进行处理。

3. 操作方法

烘，是将药物置于近火处或利用烘箱、干燥室等设备，使药物中所含水分徐徐蒸发。焙，是将净选后的药物置于金属容器或锅内，用文火经较短时间加热，并不断翻动，焙至药物颜色加深，质地酥脆为度。

烘焙法不同于炒法，一定要用文火，并要勤加翻动，以免药物焦化。

二、煨法

1. 定义

将药物用湿面或湿纸包裹，置于加热的滑石粉中；或将药物直接置于加热的麦麸中；或将药物铺摊吸油纸上，层层隔纸加热，以除去部分油脂，这些炮制方法统称为煨法。

2. 目的

煨法的目的是除去药物中部分挥发性及刺激性成分，从而降低副作用，或缓和药性，增强疗效。

3. 操作方法

(1)麦麸煨：将麦麸和药物同置于锅内，用文火加热并适当翻动，至麦麸呈焦黄色，药物呈深棕色或焦黄色时取出，筛去麦麸，放凉。

(2)滑石粉煨：将滑石粉置于锅内，加热炒至灵活状态，投入药物，翻埋至药物呈深棕色并有香气飘逸时取出，筛去滑石粉，放凉，用时捣碎。

(3)面裹煨：取面粉加适量水做成团块，再压成薄片，将药物逐个包裹；或将药物表面用水湿润，如水泛丸法包裹面粉，再湿润包裹至 3～4 层，晒至半干，投入盛有已炒热的滑石粉或热砂的锅内，适当翻动，至面皮呈焦黄色时取出，筛去辅料，放凉，剥去面皮。

(4)纸煨

法一：取药物用三层湿纸包好，埋入无烟热火灰中，煨至纸呈焦黑色，药物呈微黄色时取出，去纸放凉。

法二：取药物新切片，趁湿平铺于吸油纸上，一层药物一层纸，如此间隔平铺数层，上下用平坦木板夹住，以绳捆扎结实，使药物与吸油纸紧密接触，放于烘干室或温度较高处，煨至药物所含挥发油渗透到纸上，取出药物，放凉。

4. 注意事项

用滑石粉或麦麸煨，不同于炒法中的加滑石粉烫炒、加麦麸炒。这主要是辅料量、加辅料方法、受热程度和时间诸方面有所区别。一般煨法的辅料与药物同置于锅内，且辅料用量较大，煨制时火力较小，时间较长。

蜈　蚣

【来源】本品为蜈蚣科动物少棘巨蜈蚣干燥体。

【炮制规格】蜈蚣，焙蜈蚣。

【炮制方法】

炮制品名	操作要点
蜈蚣	取原药材，除去竹片及头足，用时折断或捣碎。
焙蜈蚣	取净蜈蚣，除去头足，用文火焙至黑褐色质脆时，放凉。

【成品性状】

炮制品名	鉴别要点
蜈蚣	扁平长条形，全体共22个环节，头部暗红或红褐色，略有光泽。背部棕绿或墨绿色，有光泽。腹部棕黄或淡黄，皱缩，质脆，断面有裂隙，气微腥，具特殊刺鼻臭气，味辛微咸。
焙蜈蚣	微挂火色，质脆，有焦腥气。

【炮制作用与应用】

炮制品名	炮制作用与应用
蜈蚣	蜈蚣性味辛、温，有毒。搜风定搐力强，多用于急慢惊风、破伤风等症的痉挛抽搐，癫痫。如万金散。也用于治疗顽固性头部抽掣疼痛、风湿痹痛等症。另可外用，如治疮疡肿毒、瘰疬溃烂、毒蛇咬伤的不二散。
焙蜈蚣	焙后降低毒性，矫味矫臭，并使之干燥，便于粉碎。多入丸散内服或外敷，功用同生品。

【炮制研究】

经焙后，由于经高温加热而使其酥脆，便于粉碎，同时也能灭菌去腥。

蜈蚣毒性成分为组织胺样物质及溶血蛋白质，焙后可破坏其毒性物质，从而达到降低毒性。

肉豆蔻

【来源】本品为肉豆蔻科植物肉豆蔻 *Myritica fragrans* Houtt 的干燥种仁。

【炮制规格】肉豆蔻、煨肉蔻、煨肉果。

【炮制方法】

炮制方法	操作要点
麦麸煨	将麦麸和肉豆蔻同置锅内，文火炒至麦麸呈焦黄色，肉豆蔻呈深棕色时取出，筛去麦麸，放凉，用时捣碎。肉豆蔻每100 kg，用麦麸40 kg。
滑石粉煨	将滑石粉置于锅内，加热炒至灵活状态，投入肉豆蔻，翻埋至肉豆蔻呈深棕色并有香气飘逸时取出，筛去滑石粉，放凉，用时捣碎。肉豆蔻每100 kg，用滑石粉50 kg。
面裹煨	取面粉加适量水做成团块，再压成薄片，将肉豆蔻逐个包裹；或将肉豆蔻表面用水湿润，如水泛丸法包裹面粉，再湿润包裹至3～4层，晒至半干，投入已炒热的滑石粉锅内，适当翻动，至面皮呈焦黄色时取出，筛去滑石粉，放凉，剥去面皮。用时捣碎。肉豆蔻每100 kg，用面粉50 kg。

【成品性状】

炮制品名	鉴别要点
肉豆蔻	为卵圆形或椭圆形，表面灰黄色或灰棕色，粗糙，有网状沟纹纵。切面可见棕黄相杂的大理石样纹理。具油性，气芳香而强烈，味辛辣而微苦。
煨肉豆蔻	表面棕黄色或淡棕色，显油润。香气更浓郁，味辛辣。

【炮制作用及应用】

炮制品名	炮制作用及应用
肉豆蔻	辛温气香，长于暖胃消食。下气止呕，用于脾胃虚寒，不思饮食。
煨肉豆蔻	除去部分油脂，免于滑肠，减少刺激性，增强固肠止泻作用。用于脾胃虚寒，久泻不止，食少呕吐。

【炮制研究】

肉豆蔻含脂肪油 25％～40％，挥发油 8％～15％。内含有毒物质肉豆蔻醚约 4％，服用过量可致中毒，产生昏迷、瞳孔散大及惊厥现象。煨制可除去部分脂肪油和挥发油，且挥发油的颜色变深，折光率增大。

药理实验证实，煨肉豆蔻对家兔离体肠管的蠕动有显著抑制作用。说明肉豆蔻煨后止泻作用增强而毒性降低。

诃　子

【来源】本品为使君子科植物诃子或毛诃子的干燥成熟果实。

【炮制规格】诃子、诃子肉、煨诃子、炒诃子肉。

【炮制方法】

炮制品名	操作要点
诃子	除去杂质，洗净，干燥。用时打碎。
诃子肉	洗净，润软，轧开去核，取肉，干燥。
炒诃子肉	取净诃子肉，文火炒至深棕色。
煨诃子	(1)取净诃子面粉泛成丸，置热砂中煨至面皮焦黄色，筛去砂，剥去面皮，去核取肉。 (2)取净诃子与麦麸同置锅内，文火煨至麦麸呈焦黄色，诃子呈深棕色，筛去麦麸，去核取肉。

【成品性状】

炮制品名	鉴别要点
诃子	长圆或卵圆形，表面黄棕色或暗棕色，气微，味酸涩而后甜。
诃子肉	不规则粒块状，深褐色或黄褐色，稍有酸气，味酸涩而后甜。
炒诃子肉	表面深黄色，断面黄褐色，微有香气，味涩。
煨诃子	表面深褐色，质地较松脆，味略酸涩。

【炮制作用及应用】

炮制品名	炮制作用及应用
生诃子(诃子、诃子肉)	长于清金敛肺利咽,用于失音久嗽。
炒诃子肉	缓和酸涩之性,用于消食化积。
煨诃子	酸涩之性增强,增强了涩肠止泻功效。

【炮制研究】

诃子含鞣质23.60%~37.36%,而核中仅含4.0%。诃子炮制后对动物实验性肠肌收缩有明显的抑制和拮抗作用。

木　香

【来源】本品为菊科植物木香的干燥根。

【炮制规格】木香、煨木香。

【炮制方法】

炮制品名	操作要点
木香	取杂质,洗净,润软,切厚片,晾干。
煨木香	取未干燥的木香片,平铺于吸油纸上,相间数层压实,置于烘干室或温度较高处,使挥发油渗透至纸上。取出,放凉。

【成品性状】

炮制品名	鉴别要点
木香	表面灰褐色或棕黄色,有特异香气。
煨木香	棕黄色,气微香。

【炮制作用及应用】

炮制品名	炮制作用及应用
木香	生品行气作用强,多用于脘腹胀痛。
煨木香	煨后实肠止泻作用增强。

【炮制研究】

木香煨后挥发油损失约20%,且挥发油的折光率、旋光度、比重等理化性质均有改变。药理实验证实煨木香水煎液抑制肠管蠕动的作用显著,且煨木香的挥发油抑制作用明显强于生木香挥发油。

三、水飞法

1.定义

利用粗细粉末在水中悬浮性不同,将不溶于水的矿物、贝壳类药物经反复研磨制备成极细粉末的方法,称为水飞法。

2. 水飞的目的

(1)去除杂质,洁净药物。

(2)获得质地细腻的粉末,便于内服和外用。

(3)防止药物在研磨过程中的粉尘飞扬,污染环境。

(4)除去药物中可溶于水的毒性物质,如砷、汞等。

3. 炮制方法

将药物适当破碎,置于乳钵内或其他容器内,加入适量清水,研磨成糊状,再加入多量清水搅拌,粗粉即下沉,细粉悬浮在溶液中,立即倾出混悬液,下沉的粗粉再行研磨,如此反复多次,直至研细为止。最后将不能混悬的杂质弃取,将前后倾出的混悬液合并静置,待沉淀后倾去上面的清水,将沉淀干燥研磨成细粉。

4. 注意事项

朱砂、雄黄粉碎时注意忌铁器。并注意温度,防止受热后增大药物的毒性。

5. 研究概况

朱砂的主要成分为硫化汞(HgS),尚含有少量的游离汞和可溶性汞盐,后者毒性极大,为朱砂的主要毒性成分。

用水飞加工,可以使之溶解在水中并弃去,从而降低了朱砂的毒性。实验证实,水飞次数越多可溶性汞盐的含量越少。

此外发现,晒干的朱砂中游离汞的含量较 60℃烘干者约高出 1 倍,因此朱砂在处理时应注意避免加热,更不宜用火制法,尤忌煅制。干燥时传统要求晾干。

雄黄主要含有硫化砷(As_2S_2),有时含有砷的氧化物(如 As_2O_3),服后易引起中毒。

水飞后,大大降低其中的可溶性砷盐的含量,从而降低毒性,再用稀酸溶液飞过效果更佳。硫化砷(As_2S_2)加热后分解生成剧毒的砒霜(As_2O_3),因此雄黄不可近火,尤忌煅制,干燥时亦应低温干燥,防止增大毒性。

炮制品名	炮制方法	炮制作用
朱砂	水飞成极细粉。	洁净药物,获得极细粉末,便于制剂及服用。并降低毒性,用于心悸易惊、失眠多梦、癫痫肿毒等。
雄黄	水飞成极细粉。	洁净药物,获得极细粉末,便于制剂及服用。并降低毒性,用于疮疖疔毒、疥癣、蛇虫咬伤、疟疾等。
滑石粉	水飞成极细粉。	洁净药物,获得极细粉末,便于制剂及服用。用于热淋、石淋、尿涩热痛、暑湿烦渴、湿热水泻,外治湿疹、湿疮、痱子。

任务 52 实战训练 水飞朱砂

一、能力目标

(1)能掌握水飞法的操作要领。

(2)熟悉水飞的目的。

(3)能掌握朱砂的炮制作用。

二、知识准备

某些不溶于水的矿物药，利用粗细粉末在水中悬浮性不同的性质，而分离制取细粉的方法称为水飞法。

水飞法的炮制目的如下：

(1)去除杂质，洁净药物，如雄黄。

(3)使药物质地细腻，便于内服和外用，提高其生物利用度，如朱砂。

(3)防止药物在研磨过程中粉尘飞扬，污染环境。

(4)除去药物中可溶于水的毒性物质，如砷、汞等。

三、任务引入

根据《中国药典》2015年版附录炮制通则要求，水飞需要药物加适量水研磨后再加水使细粉悬浮而收获得到，反复操作后合并混悬液，静置后取沉淀干燥，研散即可。

四、任务分析

将药物适当破碎，置乳钵中或其他适宜容器内，加入适量清水，研磨成糊状，再加多量水搅拌，略放置，倾出混悬液，静置后分取沉淀，干燥，再研散研细。

水飞的炮制要求：粉末纯净且极细腻。

五、任务实施

朱砂

(1)炮制方法：取原药材，除去杂质，用磁铁吸去铁屑，加适量水共研至细粉，再加多量水，搅拌，倾取混悬液。下沉部分如上法加水继续研磨，反复操作多次，除去杂质，合并混悬液，静置后分取沉淀，晾干，研散。

(2)成品性状：鲜红或暗红，无味，质重。

(3)炮制作用：朱砂味甘，微寒，有毒。归心经。清心镇经，安神解毒。用于心悸易惊、失眠多梦、癫痫发狂、小儿惊风、口疮、喉痹、疮疡肿毒。水飞后使药粉达到极细和纯净，便于制剂及冲服。

六、考核内容

(1)分组称取矿物药材朱砂粗品。

(2)能够利用水飞法的原理进行净制。

(3)能够正确计算得率。

模块三　中药饮片厂见习

☞ 项目一　中药饮片厂见习：参观

☞ 项目二　中药饮片厂见习：GMP 介绍

☞ 项目三　中药饮片厂见习：生产实训操作

项目一　中药饮片厂见习:参观

一、能力目标

(1)了解中药饮片厂平面布置及 GMP 设计要求。
(2)了解中药饮片安全生产要求。

二、知识准备

通过网络及图书查阅中药饮片厂的厂房、车间、设备、技术设计要求,包括建筑、生产工艺、安全技术要求等,同时掌握中药饮片生产的安全知识。

三、任务引入

根据中药饮片 GMP 实施指南,将中药饮片 GMP 生产对厂房、车间、设备、技术要求植入学生脑中,增强中药饮片 GMP 和安全生产的意识。

四、任务分析

中药饮片厂是学习中药炮制课程学生今后就业的主要单位,经过参观见习后,学生了解了中药饮片厂平面布置、GMP 设计要求及安全生产要求,并熟悉其设备及技术要求,有利于其把握中药炮制的方向,制订详尽的学习计划,逐步掌握中药炮制技术,为实习就业做好充分的准备。

五、任务实施

实训分组—见习准备(查阅资料)—实地见习—提交见习报告。

六、考核内容

写一份参观见习报告,视内容翔实、表述准确与否给予评分。

项目二　中药饮片厂见习：GMP 介绍

原国家食品药品监督管理局在《药品生产质量管理规范》(GMP)的基础上，颁发了《中药饮片 GMP 补充规定》，补充制定了《中药饮片 GMP 认证检查项目》，并在关于推进中药饮片产品、确认与验证、文件管理、生产管理、质量管理等方面做了规定，下面予以简要介绍。

1. 人员

企业的质量管理负责人、质量受权人应当具备医药专业大专以上学历、或中级专业技术职称或执业药师资格，同时应有中药饮片生产或质量管理 5 年以上的实践经验，其中至少有 1 年的质量管理经验。

关键人员均应为企业的全职在岗人员。其中，质量保证和质量控制人员应具备中药材和中药饮片质量控制鉴别真伪优劣的能力；炮制操作人员应具有中药炮制专业知识和实际操作技能，从事毒性中药材等有特殊要求的生产操作人员，应具有相关专业知识和技能，并熟知相关的劳动保护要求；养护、仓储保管人员应掌握中药材、中药饮片贮存养护知识与技能。

2. 厂房与设施

生产区应与生活区严格分开，不得设在同一建筑物内。生产区应按生产工艺流程合理布局，并设置与其生产规模相适应的净制、切制、炮炙等操作车间。厂房应易于清洁，不易产生脱落物，不易滋生霉菌；应有防止昆虫、啮齿类动物等进入的设施。一般中药材加工炮制区、净选区内应设有拣选工作台，工作台表面应平整，不易产生脱落物；炮制过程中有产热、产汽或产尘工序的区域，应安装排风、降温设施或捕尘设备；直接口服饮片（系指无须经过煎煮，可直接口服或冲服的中药饮片）粉碎、过筛、内包装等的生产区域，应参照 D 级洁净区（100000 级）的要求设置，企业应采取适当的微生物监控措施。毒性中药材加工炮制区，应与其他饮片生产区严格分开，并使用专用设施和设备，生产的废弃物应经过处理并符合要求。仓储区内中药材与中药饮片应分库存放；毒性或有特殊要求的中药材和中药饮片应设专库存放，并有相应的防盗及监控设施。贮存易串味、鲜活中药材应有专库或冷藏等设施。

3. 设备

应根据中药材、中药饮片的不同特性及炮制工艺的需要，选用能满足生产工艺要求的设备。与中药材、中药饮片直接接触的设备、工具、容器应易清洁消毒，不易产生脱落物，不对药品质量产生不良影响。

4. 物料和产品

购入物料应符合药品标准、包装材料标准和其他有关标准。所用物料不得对中药饮片质量产生不良影响。直接接触中药饮片的包装材料应至少符合食品包装材料标准。

中药饮片包装必须印有或者贴有标签，注明品名、规格、产地、生产企业、产品批号、生产日期、执行标准，实施批准文号管理的中药饮片还必须注明药品批准文号。毒性和有特殊需求的中药材、中药饮片外包装上应有明显的标志。

5. 确认与验证

企业应按品种进行工艺验证，关键工艺参数应在工艺验证中体现关键生产设备和仪器应进行确认，关键设备应进行清洁验证，且生产一定周期后应进行再验证。验证应有验证方案、验证报告以及记录，确保验证的真实性。

6. 文件管理

质量管理文件应包含物料的购进、验收、贮存养护制度；应包含每种中饮片的生产工艺规程和关键工艺参数、收率限度范围、质量标准、检验操作规程、批记录。其中，批记录主要包括：投料记录、生产设备编号记录、生产前的检查和核对记录、生产操作记录、清场记录、关键工艺执行情况检查审核记录、特殊问题和异常事件记录、检验记录和审核放行记录。

7. 生产管理

饮片生产企业不得外购中药饮片中间产品或成品进行分包装或改换包装标签。中药饮片应按照工艺规程组织生产，在同一操作间内同时进行不同品种、规格的中药饮片生产操作应有有效的隔离措施。净制后的中药材和中药饮片不得直接接触地面。洗涤中药材应当使用流动的饮用水，用过的水不得用于洗涤其他中药材，不得同时在同一个容器中洗涤、浸润不同的中药材。毒性中药材和中药饮片的生产操作应当有防止污染和交叉污染的措施，应对炮制全过程进行有效监控。

8. 质量管理

中药材和中药饮片应按法定标准进行检验；企业应配备必要的检验器，并有相应标准操作规程和使用记录；检验仪器应能满足实际生产品种要求，除重金属有害元素、农药残留、黄曲霉毒素等特殊检验项目和使用频次较少的大型仪器外，原则上不允许委托检验。每批中药材和中药饮片应当留样，中药材留样量至少能满足鉴别的需要，药饮片留样量应为两倍检验量，留样时间至少为 1 年。

项目三　中药饮片厂见习：生产实训操作

【目的】

建立川贝母粉饮片生产工艺规程，规范生产操作，确保产品质量。

【适用范围】

本文件适用于本公司川贝母粉饮片的生产全过程的控制。

【职责】

(1)执行：生产操作员。

(2)监督：QA、车间管理人员。

【内容】

1. 产品概述

1.1　产品名称：川贝母粉。

1.2　产品代码：YPO24

1.3　产品规格：每袋装 1.08 g

1.4　批量：90 kg

1.5　来源：本品为百合科植物川贝母、暗紫贝母、甘肃贝母、枚砂贝母、太白贝母、瓦布贝母的干燥茎。按性状不同分别习称“松贝”“青贝”“炉贝”和“栽培品”。夏秋二季或积雪融化后采挖，除去须根、粗皮及泥沙，晒干或低温干燥。

1.6　产品包装规格，见下表

序号	包装规格	包装材料
1	1.0g×6 袋/盒×150 盒/件	复合膜＋小盒＋说明书

1.7　成品性状：本品粉末类白色或浅黄色。

1.8　炮制方法：取净川贝母，研成细粉。

1.9　功能与主治：清热润肺，化痰止咳，散结消痈。用于肺热燥咳、干咳少痰、阴虚劳嗽、痰中带血、瘰疬、乳痈。

1.10　用量用法：研粉冲服，每次 1～2 g。

1.11　产品有效期：暂定 24 个月。

1.12　置通风干燥处，防蛀。

1.13　执行标准

《药品生产质量管理规范》2010 年版。

《中华人民共和国药典》2015 年版一部、四部。

《广西省中药饮片炮制规范》2005 年版。

2. 生产操作过程

工艺卫生符合要求，确认各设备完好、整洁，捕尘设施完好、运行正常。待 QA 确认无误签字后方可生产。

2.1 川贝母饮片的制法

2.1.1 拣选：将川贝母药材领到选药间，倒在选药台上，选去杂质，选好的药材用清洁的塑料筐收集，待 QA 确认无误签字后进入下一工序。

2.1.2 洗药：按《X-700 洗药机标准操作规程》进行操作，清洗药材至清洗水见本位或微浊无灰迹，用塑料筐收集进入下一工序。

2.1.3 干燥：领取除去杂质后的川贝母至干燥间，按《CT-C 型热风循环烘箱标准操作规程》进行操作，铺盘重量不得大于 2 kg，温度控制在 75～80℃，进行干燥，取出检制水分＜15.0%，收料，放凉，装袋贴上物料标签进入下一工序。

2.1.4 粗碎：按《CS-240 型中药破碎机标准操作规程》进行操作，将川贝母过 40 目的筛网进行粉碎，用物料桶收集至中间站，备用。

2.2 工作结束后，岗位负责人整理、收集记录，按《CT-C 型热风循环烘箱标准操作规程》和《CS-40 型中药破碎机清洁标准操作规程》进行清场，清场完毕，填写清场记录，QA 确认符合要求后，开具“清场合格证”，挂上“已清洁”状态标示牌。

2.3 灭菌前准备：按《生产前检查确认标准操作规程》确认灭菌间工艺卫生是否符合要求，确认灭菌柜是否已清洁、完好，压缩空气、蒸汽压力是否正常完好，设备上的仪器仪表是否完好，并且是否在校验期内，QA 确认无误后方可生产。

2.3.1 灭菌：按《XG1. DME-1.0 脉动真空灭菌器标准操作规程》进行操作，将川贝母粗粉，加入脉动真空天菌器物料盘，铺盘厚度不得大于 3 cm，设置灭菌 30 min，干燥时间 30 min。灭菌结束后，用洁净已消毒的 PE 袋或不锈钢桶收料，贴上物料标签转至中间站，备用。

2.4 粉碎前准备：按《生产前检查确认标准操作规程》确认粉碎间工艺卫生是否符合要求，确认粉碎机是否已清洁、完好，QA 确认无误后方可生产。

2.4.1 粉碎：中间站领取川贝母粉至微粉碎间，按《TC-50 流化床超音速气流粉碎分级机标准操作规程》进行操作，粉碎目数为 100 目，粉碎结束后，用洁净已消毒的 PE 袋或不锈钢桶收料，贴上物料标签，转入下一工序。

2.5 总混前的准备：按《生产前检查确认标准操作规程》确认总混间工艺卫生是否符合要求，确认总混机是否已清洁、完好，QA 确认无误后方可生产。

2.5.1 打开混合机进料盖，将物料倒入设备腔内，锁死盖子，按《HD-200 混合机标准操作规程》进行操作，混合时间为 30 min，电机转速为每分钟 15 转，混合结束后，用洁净已消毒的 PE 袋或不锈钢桶收料，贴上物料标签，转入下一工序。

2.5.2 工作结束后，岗位负责人整理、收集记录，按《XG1. DME-1.0 脉动真空灭菌器清洁标准操作规程》《TC-50 流化床超音速气流粉碎分级机清洁标准操作规程》《HD-200 混合机标准操作规程》进行清场，灭菌后室、细粉碎同、微粉间按《洁净区清场标准操作规程》进行清场，清场完毕，填写清场记录，QA 确认符合要求后，开具“清场合格证”，挂上“已清洁”状态标示牌。

附录 1

GZB

国家职业技能标准

职业编码：6-12-02-00

中药炮制工

中华人民共和国人力资源和社会保障部 制定
中华人民共和国国家中医药管理局

说　明

为规范从业者的从业行为，引导职业教育培训的方向，为职业技能鉴定提供依据，依据《中华人民共和国劳动法》，适应经济社会发展和科技进步的客观需要，立足培育工匠精神和精益求精的敬业风气，人力资源社会保障部联合国家中医药管理局组织有关专家，制定了《中药炮制工国家职业技能标准》（以下简称《标准》）。

一、本《标准》以《中华人民共和国职业分类大典（2015 年版）》为依据，严格按照《国家职业技能标准编制技术规程（ 2018 年版）》有关要求，以“职业活动为导向、职业技能为核心”为指导思想，对中药炮制工从业人员的职业活动内容进行规范细致描述，对各等级从业者的技能水平和理论知识水平进行了明确规定。

二、本《标准》依据有关规定将本职业分为五级/初级工、四级/中级工、三级/高级工、二级/技师、一级/高级技师五个等级，包括职业概况、基本要求、工作要求和权重表四个方面的内容。

三、本《标准》起草单位有：中国中药协会、南京中医药大学、北京中医药大学及有关中药企业等。主要起草人有：任玉珍、陆兔林、谭鹏等。

四、本《标准》审定单位有：人力资源社会保障部、国家中医药管理局。审定人员有：金世元、张世臣、贾天柱等。

五、本《标准》在制定过程中，得到人力资源社会保障部职业技能鉴定中心荣庆华、葛恒双、宋晶梅的精心指导，国家中医药管理局职业技能鉴定指导中心、中国中医科学院、中国中药协会、辽宁中医药大学、山东中医药大学、河南中医药大学等单位的积极参与和大力支持，在此一并感谢。

六、本《标准》业经人力资源社会保障部、国家中医药管理局批准，自公布之日起施行。

中药炮制工
国家职业技能标准

1. 职业概况

1.1 职业名称

中药炮制工

1.2 职业编码

6-12-02-00

1.3 职业定义

操作净制、切制或炮炙等设备，将中药植物、矿物、动物等药用原料制成中药饮片的人员。

1.4 职业技能等级

本职业共设五个等级，分别为：五级/初级工、四级/中级工、三级/高级工、二级/技师、一级/高级技师。

1.5 职业环境条件

室内，常温。

1.6 职业能力特征

具有一定的学习能力、表达能力和计算能力；视力、听力正常，嗅觉灵敏；具有空间感和形体知觉；手指、手臂灵活，动作协调，具有操作本职业相应器具及设备的能力；身体健康，无传染性疾病。

1.7 普通受教育程度

初中毕业(或相当文化程度)。

1.8 职业技能鉴定要求

1.8.1 申报条件

具备以下条件之一者，可申报五级/初级工：

(1) 累计从事本职业工作 2 年(含)以上。

(2)本职业学徒期满。

具备以下条件之一者，可申报四级/中级工：

(1)取得本职业五级/初级工职业资格证书(技能等级证书)后，累计从事本职业工作 4 年(含)以上。

(2)累计从事本职业工作 6 年(含)以上。

(3)取得技工学校中药学专业或相关专业毕业证书(含尚未取得毕业证书的在校应届毕业生)；或取得经评估论证、以中级技能为培养目标的中等及以上职业学校中药学专业或相关专业毕业证书(含尚未取得毕业证书的在校应届毕业生)。

具备以下条件之一者，可申报三级/高级工：

(1)取得本职业四级/中级工职业资格证书(技能等级证书)后，累计从事本职业工作 5 年(含)以上。

(2)取得本职业四级/中级工职业资格证书(技能等级证书)，并具有高级技工学校、技师学院毕业证书(含尚未取得毕业证书的在校应届毕业生);或取得本职业四级/中级工职业资格证书(技能等级证书),并具有经评估论证、以高级技能为培养目标的高等职业学校中药学专业或相关专业毕业证书(含尚未取得毕业证书的在校应届毕业生)。

(3)具有大专及以上中药学专业或相关专业毕业证书、并取得本职业四级/中级工职业资格证书(技能等级证书)后,累计从事本职业工作 2 年(含)以上。

相关专业:中药生产与加工、中药资源与开发、中草药栽培与鉴定、中药制药等专业。

具备以下条件之一者,可申报二级/技师:

(1)取得本职业三级/高级工职业资格证书(技能等级证书)后,累计从事本职业工作 4 年(含)以上。

(2)取得本职业三级/高级工职业资格证书(技能等级证书)的高级技工学校、技师学院毕业生,累计从事本职业工作 3 年(含)以上;或取得本职业预备技师证书的技师学院毕业生,累计从事本职业工作 2 年(含)以上。

具备以下条件者,可申报一级/高级技师:

取得本职业二级/技师职业资格证书(技能等级证书)后,累计从事本职业工作 4 年(含)以上。

1.8.2 鉴定方式

分为理论知识考试、技能考核以及综合评审。理论知识考试以笔试、机考等方式为主,主要考核从业人员从事本职业应掌握的基本要求和相关知识要求;技能考核主要采用现场操作、模拟操作等方式进行,主要考核从业人员从事本职业应具备的技能水平;综合评审主要针对技师和高级技师,通常采取审阅申报材料、答辩等方式进行全面评议和审查。理论知识考试、技能考核和综合评审均实行百分制,成绩皆达 60 分(含)以上者为合格。

1.8.3 监考人员、考评人员与考生配比

理论知识考试中的监考人员与考生配比不低于 1∶15,且每个考场不少于 2 名监考人员;技能考核中的考评人员与考生配比不低于 1∶5,且考评人员为 3 人(含)以上单数;综合评审委员为 5 人(含)以上单数。

1.8.4 鉴定时间

理论知识考试时间不少于 90 min;技能考核时间不少于 30 min;综合评审时间不少于 30 min。

1.8.5 鉴定场所设备

理论知识考试在标准教室进行;技能考核在具备相应设备设施及相应传统用具的场所或场地进行。

2. 基本要求

2.1 职业道德

2.1.1 职业道德基本知识

2.1.2 职业守则

(1)爱岗敬业,遵纪守法。

(2)精益求精,保证质量。

(3)自强不息,弘扬国粹。

(4)尊师爱徒,团结协作。

2.2 基础知识

2.2.1 中医药学基础知识

(1)中药药性。

(2)中药功用。

(3)中药鉴别。

2.2.2 中药炮制基础知识

(1)中药炮制概念。

(2)中药炮制目的。

(3)中药炮制对药性的影响。

(4)中药炮制基本方法。

2.2.3 中药配制基础知识

(1)中药原辅料称量。

(2)配料程序。

2.2.4 中药饮片包装的基本知识

(1)中药饮片包装概述。

(2)中药饮片包装作用。

(3)中药饮片包装要求。

(4)中药饮片包装标记和标志。

2.2.5 相关法律、法规知识

(1)《中华人民共和国药品管理法》相关知识。

(2)《中华人民共和国中医药法》相关知识。

(3)《中华人民共和国劳动法》相关知识。

(4)《中华人民共和国劳动合同法》相关知识。

(5)《药品生产质量管理规范》相关知识。

3. 工作要求

本标准对五级/初级工、四级/中级工、三级/高级工、二级/技师、一级/高级技师的技能要求和相关知识要求依次递进。高级别涵盖低级别的要求。

3.1 五级/初级工

职业功能	工作内容	技能要求	相关知识要求
1 中药净制	1.1 清除杂质	1.1.1 能用挑选、风选等方法清除中药材中的杂质 1.1.2 能用筛选、水选等方法清除中药材中的杂质 1.1.3 能用磁选等方法清除中药材中的杂质	1.1.1 挑选、风选等方法的原理及适用药物 1.1.2 筛选、水选等方法的原理及适用药物 1.1.3 磁选等方法的原理及适用药物
	1.2 手工清除非药用部位	1.2.1 能用挑拣等方法清除中药材中的非药用部位 1.2.2 能用剪切等方法清除中药材中的非药用部位 1.2.3 能用摘除等方法清除中药材中的非药用部位	1.2.1 去残根、去残茎、去芦、去枝梗的适用药物 1.2.2 香薷、柴胡、牛膝、淫羊藿等的来源和药用部位

续表

职业功能	工作内容	技能要求	相关知识要求
2 中药切制	2.1 切片	2.1.1 能将软化好的白芍等中药材按照要求切制成片 2.1.2 能将软化好的益母草等中药材按照要求切制成段	2.1.1 薄片、厚片的规格及适用品种 2.1.2 短段、长段的规格及适用品种 2.1.3 饮片常用切制方法、片型及适用品种
	2.2 干燥	2.2.1 能用自然干燥法对切制饮片进行干燥 2.2.2 能用干燥设备对已确定干燥温度的切制饮片进行干燥	2.2.1 饮片干燥方法及适用品种 2.2.2 常用饮片干燥设备的使用方法
	2.3 粉碎	2.3.1 能识别药筛的种类和规格 2.3.2 能用干法粉碎法粉碎中药 2.3.3 能利用药筛制备指定规格的粉末	2.3.1 药筛的种类和规格 2.3.2 粉碎度知识 2.3.3 粉末规格知识 2.3.4 干法粉碎常用设备及适用品种
3 中药配制	3.1 领料	3.1.1 能识读配料单 3.1.2 能按照配料单进行精确配料	3.1.1 领料程序 3.1.2 配料单及配方计量知识
	3.2 配料	3.2.1 能检查并确认称量器具的精准度 3.2.2 能根据配料单位称量中药材和中药饮片（除贵细、毒性药品外）	3.2.1 中药配料操作规程 3.2.2 常用称量器具的使用方法 3.2.3 常用称量器具的维护保养
4 饮片包装	4.1 饮片内包装	4.1.1 能识别内包装材料的种类和规格 4.1.2 能按照饮片包装量要求进行包装操作 4.1.3 能填写包装记录单	4.1.1 中药饮片常用内包装材料的种类和规格 4.1.2 中药饮片的包装量要求 4.1.3 中药饮片包装的一般操作规程 4.1.4 包装记录单的填写规定
	4.2 饮片外包装	4.2.1 能识别外包装材料的种类和规格 4.2.2 能使用包装机械包装中药饮片	4.2.1 中药饮片常用外包装材料的种类和规格 4.2.2 中药饮片常用包装设备知识 4.2.3 包装车间清场程序

3.2 四级/ 中级工

职业功能	工作内容	技能要求	相关知识要求
1 中药净制	1.1 分离不同药用部位	1.1.1 能用摘除、剪切、挑选等多种方法分离麻黄、紫苏等中药材的不同药用部位 1.1.2 能用挑、挖、筛等多种方法分离莲子、瓜蒌、花椒等中药材的不同药用部位	1.1.1 麻黄、紫苏等中药材的药用部位及其功效 1.1.2 莲子、瓜蒌、花椒等中药材的药用部位及其功效
	1.2 手工清除非药用部位	1.2.1 能用刮削、挖剔的方法清除中药材的非药用部位 1.2.2 能用刷、烫的方法清除中药材的非药用部位	1.2.1 去皮壳、去毛、去瓤、去核、去心的方法及适用品种 1.2.2 黄柏、枇杷叶、骨碎补、枳壳等的来源和药用部位 1.2.3 根茎类、花类、全草类等药用部位的净度要求
2 中药切制	2.1 软化	2.1.1 能对陈皮、何首乌等中药材进行常规软化处理 2.1.2 能判断陈皮、何首乌等中药材的软化程度	2.1.1 中药材软化方法的分类及适用品种 2.1.2 中药材软化程度检查方法及适用范围
	2.2 切片	2.2.1 能将软化好的陈皮等中药材按照要求切成丝 2.2.2 能将软化好的何首乌等中药材按照要求切成块	2.2.1 丝的规格及适用品种 2.2.2 块的规格及适用品种 2.2.3 陈皮、何首乌等中药材切制饮片质量要求 2.2.4 常用切制设备的使用方法
	2.3 粉碎	2.3.1 能用低温粉碎法粉碎树脂类中药 2.3.2 能用低温粉碎法粉碎黏性类中药	2.3.1 低温粉碎法适用药物 2.3.2 低温粉碎法常用设备
3 中药炮炙	3.1 炒制	3.1.1 能用清炒法（炒黄、炒焦、炒炭）对莱菔子等进行炮制 3.1.2 能用加固体辅料炒法（麸炒、砂炒、土炒、米炒、蛤粉炒、滑石粉炒）对苍术等进行炮制	3.1.1 炒制操作方法 3.1.2 炒黄、炒焦、炒炭的适用品种及炒制品的质量要求 3.1.3 固体辅料的种类及质量要求 3.1.4 各类加辅料炒法的适用品种及炒制品的质量要求 3.1.5 常用炒制设备的使用方法及维护保养
	3.2 炙制	3.2.1 能用酒炙法、醋炙法、蜜炙法对黄连等中药进行炮制 3.2.2 能用盐炙法、姜炙法对黄柏等中药进行炮制 3.2.3 能用油炙法对淫羊藿等中药进行炮制	3.2.1 酒炙、醋炙、蜜炙的操作方法、适用品种、注意事项及质量要求 3.2.2 盐炙、姜炙的操作方法、适用品种、注意事项及质量要求

续表

职业功能	工作内容	技能要求	相关知识要求
3 中药炮炙			3.2.3 油炙的操作方法、适用品种、注意事项及质量要求 3.2.4 炙法中酒、醋、盐、姜、蜜、油等辅料的品种、质量要求、注意事项及其用量 3.2.5 常用炙制设备的使用方法及维护保养
	3.3 烘焙和煨制	3.3.1 能用烘焙法对蜈蚣等中药进行炮制 3.3.2 能用煨制法对肉豆蔻等中药进行炮制	3.3.1 烘焙法的操作方法、适用品种、注意事项及质量要求 3.3.2 煨制法的操作方法、适用品种、注意事项及质量要求
4 中药配制	4.1 毒性类中药领料、配料和复核	4.1.1 能按规定领取毒性类中药及辅料 4.1.2 能按规定称量和复核毒性类中药及辅料	4.1.1 毒性类中药品种 4.1.2 毒性类中药管理 4.1.3 毒性类中药使用要求
	4.2 贵细类中药领料配料和复核	4.2.1 能按规定领取贵细类中药及辅料 4.2.2 能按规定称量和复核贵细类中药及辅料	4.2.1 贵细类中药品种 4.2.2 贵细类中药管理 4.2.3 贵细类中药使用要求
5 饮片包装	5.1 包装	5.1.1 能按照待包装饮片的质量检查内容进行对照检查 5.1.2 能检查各种饮片包装机械是否处于完好状态	5.1.1 待包装中药饮片质量检查内容 5.1.2 包装机械操作方法
	5.2 检查	5.2.1 能检查饮片装量 5.2.2 能检查铝箔、复合膜包装饮片是否存在漏气现象	5.2.1 中药饮片生产质量管理对包装的相关规定 5.2.2 中药饮片包装质量要求 5.2.3 饮片装量的检查方法 5.2.4 铝箔、复合膜包装饮片出现漏气的原因及解决方法

3.3 三级/高级工

职业功能	工作内容	技能要求	相关知识要求
1 中药净制	1.1 手工清除非药用部位	1.1.1 能对鳖甲等中药材用浸漂、刀刮等方法清除残肉、头尾等非药用部位 1.1.2 能对斑蝥等中药材用掰除、剥除等方法清除足、翅等非药用部位	1.1.1 去残肉、去头尾、去足、去翅的方法及适用药物 1.1.2 鳖甲、蕲蛇、斑蝥等的来源和药用部位
	1.2 机械清除非药用部位	1.2.1 能用相关设备清除皮壳、毛等非药用部位 1.2.2 能用相关设备清除核等非药用部位	1.2.1 净制设备的使用方法 1.2.2 净制设备的维护保养

续表

职业功能	工作内容	技能要求	相关知识要求
2 中药切制	2.1 切片	2.1.1 能用镑法将水牛角等制成饮片 2.1.2 能用刨法将苏木等制成饮片 2.1.3 能用劈法将松节等制成饮片	2.1.1 镑法的操作及适用品种 2.1.2 刨法的操作及适用品种 2.1.3 劈法的操作及适用品种 2.1.4 常用切制设备的维护保养
	2.2 干燥	2.2.1 能调节一般中药饮片的干燥条件 2.2.2 能调节含芳香挥发性成分中药饮片的干燥条件	2.2.1 饮片干燥方法的选择及适用品种 2.2.2 饮片干燥条件或设备的选择及适用品种 2.2.3 干燥设备的维护保养
3 中药炮炙	3.1 煅制	3.1.1 能用明煅法、煅淬法、闷煅法对白矾等中药进行炮制 3.1.2 能对煅制设备进行维护保养和故障排除	3.1.1 明煅、煅淬、闷煅的适用药物、注意事项及质量要求 3.1.2 石决明等中药饮片的性状特征 3.1.3 煅制设备的使用方法 3.1.4 煅制设备的维护保养
	3.2 蒸制、煮制、燀制	3.2.1 能用蒸法、煮法、燀法对地黄等中药进行炮制 3.2.2 能对蒸制、煮制、燀制所用炮制设备进行维护,保养和故障排除	3.2.1 蒸制、煮制、燀制的适用药物及辅料、注意事项及质量要求 3.2.2 肉苁蓉、山茱萸等中药饮片的性状特征 3.2.3 蒸制、煮制设备的使用方法 3.2.4 蒸制、煮制设备的维护保养
4 饮片包装	4.1 毒性类中药包装核查	4.1.1 能进行待包装饮片及包装材料的品种、规格、数量的估算与复核 4.1.2 能对毒性类中药饮片进行特殊包装 4.1.3 能对毒性类中药饮片包装进行复核	4.1.1 常用包装材料内控质量标准 4.1.2 待包装饮片及包装材料数量、规格的估算与复核方法 4.1.3 毒性类中药饮片的特殊包装要求
	4.2 贵细类中药包装核查	4.2.1 能对贵细类中药饮片进行特殊包装 4.2.2 能对贵细类中药饮片包装进行核查 4.2.3 能对包装设备进行维护保养	4.2.1 贵细类中药饮片的特殊包装要求 4.2.2 包装设备维护保养

3.4 二级/技师

职业功能	工作内容	技能要求	相关知识要求
1 中药切制	1.1 软化	1.1.1 能用综合软化方法对川芎等质地坚硬的中药材进行合理软化 1.1.2 能针对中药材的不同情况调节软化设备的工艺参数	1.1.1 中药材的软化原则 1.1.2 软化工艺的选择及设备选型的相关知识 1.1.3 中药材软化工艺参数的调节方法及注意事项
	1.2 败片处理	1.2.1 能解决切制过程中出现的连刀片、皱纹片等问题 1.2.2 能解决切制、干燥过程中出现的翘片、油片等问题	1.2.1 连刀片、皱纹片等问题的解决方法 1.2.2 翘片、油片等问题的解决方法
2 中药炮炙	2.1 复制和提净	2.1.1 能用复制法炮制半夏、天南星等中药 2.1.2 能用提净法制备芒硝等中药	2.1.1 复制法适用品种、注意事项及质量要求 2.1.2 提净法适用品种、注意事项及质量要求
	2.2 制霜和水飞	2.2.1 能用去油制霜法制备巴豆霜、千金子霜、柏子仁霜等品种 2.2.2 能用渗析制霜法制备西瓜霜等品种 2.2.3 能用水飞法制备朱砂、雄黄细粉等品种 2.2.4 能对制霜和水飞所用炮制设备进行维护保养和故障排除	2.2.1 去油制霜法适用品种、注意事项及质量要求 2.2.2 渗析制霜法适用品种、注意事项及质量要求 2.2.3 水飞法适用品种、注意事项及质量要求 2.2.4 制霜和水飞所用炮制设备的使用方法和维护保养
3 管理与培训	3.1 管理	3.1.1 能编写生产过程管理相关文件 3.1.2 能核算主要物料消耗和得率，进行物料平衡 3.1.3 能编制饮片生产工艺、设备使用与养护、清洁验证等技术文件 3.1.4 能对中药饮片进行保管、储藏及养护	3.1.1 生产管理基本知识 3.1.2 物料消耗与物料平衡知识 3.1.3 饮片生产工艺、设备使用与养护、清洁验证等相关知识 3.1.4 中药饮片保管、储藏及养护技术 3.1.5 中药饮片的取样原则及质量控制
	3.2 培训	3.2.1 能对三级/高级工及以下人员进行培训 3.2.2 能对三级/高级工及以下人员进行净制、切制、炮炙、配制、包装等工序操作指导 3.2.3 能指导三级/高级工及以下人员进行相关设备的操作与维护保养	3.2.1 培训计划和教学大纲的要求 3.2.2 安全操作规程的培训内容 3.2.3 饮片净制、切制、炮炙生产工艺流程与设备操作规程 3.2.4 中药饮片配制工艺流程与设备操作规程 3.2.5 中药饮片包装工艺流程与设备操作规程

3.5 一级/高级技师

职业功能	工作内容	技能要求	相关知识要求
1 中药切制	1.1 切片	1.1.1 能对毒性类中药材进行切制与粉碎 1.1.2 能对贵细类中药材进行合理软化、切制	1.1.1 毒性类中药材的切制与粉碎方法及注意事项 1.1.2 贵细类中药材的软化、切制方法及注意事项
	1.2 切制工艺优选创新	1.2.1 能将传统软化方法与现代工艺技术相结合确定槟榔、白芍等中药材的软化工艺参数 1.2.2 能将传统手工切制方法与现代技术相结合确定槟榔、白芍等中药材的切制工艺参数	1.2.1 特殊中药材软化优选方法的选择原则 1.2.2 特殊中药饮片切制优选方法的选择原则
2 中药炮炙	2.1 发酵、发芽和干馏	2.1.1 能用发酵法制备六神曲等品种 2.1.2 能用发芽法制备麦芽等品种 2.1.3 能用干馏法制备竹沥等品种	2.1.1 发酵、发芽、干馏的操作方法、适用品种、注意事项 2.1.2 六神曲、淡豆豉、胆南星等中药饮片的质量要求 2.1.3 麦芽等中药饮片的质量要求 2.1.4 竹沥等中药饮片的质量要求
	2.2 炮制工艺优选创新	2.2.1 能将传统质量要求与现代技术相结合确定中药饮片的炒制工艺技术参数 2.2.2 能将传统质量要求与现代技术相结合确定中药饮片的蒸制、煮制工艺技术参数	2.2.1 炒制工艺的优选及质量要求 2.2.2 蒸制、煮制工艺的优选及质量要求
3 管理与培训	3.1 管理	3.1.1 能指导审核生产过程管理相关文件 3.1.2 能按照相关规定指导中药饮片的生产管理 3.1.3 能指导审核中药饮片生产工艺、设备确认和清洁验证等	3.1.1 中药饮片质量管理知识 3.1.2 中药饮片常用分析检验方法与技术要求
	3.2 培训	3.2.1 能对二级/技师及以下人员进行本职业理论知识和应用技术培训 3.2.2 能指导二级/技师及以下人员进行中药饮片生产各项操作 3.2.3 能指导二级/技师及以下人员使用中药炮制、配制的新方法、新工艺、新设备	3.2.1 培训讲义、培训计划和教学大纲的编写 3.2.2 安全操作规程的编写 3.2.3 行业发展动态及其走向 3.2.4 中药炮制、配制的新方法、新工艺、新设备的原理及操作规程

4. 权重表

4.1 理论知识权重表

项目 \ 技能等级		五级/初级工(%)	四级/中级工(%)	三级/高级工(%)	二级/技师(%)	一级/高级技师(%)
基本要求	职业道德	5	5	5	5	5
	基础知识	25	20	20	20	20
相关知识要求	中药净制	15	10	10	—	—
	中药切制	35	20	20	20	20
	中药炮炙	—	30	40	45	40
	中药配制	10	5	—	—	—
	饮片包装	10	10	5	—	—
	管理与培训	—	—	—	10	15
合计		100	100	100	100	100

4.2 技能要求权重表

项目 \ 技能等级		五级/初级工(%)	四级/中级工(%)	三级/高级工(%)	二级/技师(%)	一级/高级技师(%)
技能要求	中药净制	20	10	10	—	—
	中药切制	50	30	30	25	15
	中药炮炙	—	45	50	50	55
	中药配制	10	5	—	—	—
	饮片包装	20	10	10	—	—
	管理与培训	—	—	—	25	30
合计		100	100	100	100	100

附录 2　2015 版药典炮制通则

中药炮制是按照中医药理论，根据药材自身性质，以及调剂、制剂和临床应用的需要，所采取的一项独特的制药技术。

药材凡经净制、切制或炮炙等处理后，均称为“饮片”；药材必须净制后方可进行切制或炮炙等处理。

本版药典规定的各饮片规格，系指临床配方使用的饮片规格。制剂中使用的饮片规格，应符合相应品种实际工艺的要求。

炮制用水，应为饮用水。

除另有规定外，应符合下列有关要求。

一、净制　即净选加工。可根据具体情况，分别使用挑选、筛选、风选、水选、剪、切、刮、削、剔除、酶法、剥离、挤压、燀、刷、擦、火燎、烫、撞、碾串等方法，以达到净度要求。

二、切制　切制时，除鲜切、干切外，均须进行软化处理，其方法有：喷淋、抢水洗、浸泡、润、漂、蒸、煮等。亦可使用回转式减压浸润罐、气相置换式润药箱等软化设备。软化处理应按药材的大小、粗细、质地等分别处理。分别规定温度、水量、时间等条件，应少泡多润，防止有效成分流失。切后应及时干燥，以保证质量。

切制品有片、段、块、丝等。其规格厚度通常为：

片　极薄片 0. 5mm 以下，薄片 1～2mm，厚片 2～4mm；

段　短段 5～10mm，长段 10～15mm；

块　8～12mm 的方块；

丝　细丝 2～3mm，宽丝 5～10mm。

其他不宜切制者，一般应捣碎或碾碎使用。

三、炮炙　除另有规定外，常用的炮炙方法和要求如下：

1. 炒　炒制分单炒（清炒）和加辅料炒。需炒制者应为干燥品，且大小分档；炒时火力应均匀，不断翻动。应掌握加热温度、炒制时间及程度要求。

单炒（清炒）　取待炮炙品，置炒制容器内，用文火加热至规定程度时，取出，放凉。需炒焦者，一般用中火炒至表面焦褐色，断面焦黄色为度，取出，放凉；炒焦时易燃者，可喷淋清水少许，再炒干。

麸炒　先将炒制容器加热，至撒入麸皮即刻烟起，随即投入待炮炙品，迅速翻动，炒至表面呈黄色或深黄色时，取出，筛去麸皮，放凉。

除另有规定外，每 100 kg 待炮炙品，用麸皮 10～15 kg，

砂炒　取洁净河砂置炒制容器内，用武火加热至滑利状态时，投入待炮炙品，不断翻动，炒至表面鼓起、酥脆或至规定的程度时，取出，筛去河砂，放凉。

除另有规定外，河砂以掩埋待炮炙品为度。

如需醋淬时，筛去辅料后，趁热投入醋液中淬酥。

蛤粉炒　取碾细过筛后的净蛤粉，置锅内，用中火加热至翻动较滑利时，投入待炮炙品，

翻炒至鼓起或成珠、内部疏松、外表呈黄色时，迅速取出，筛去蛤粉，放凉。

除另有规定外，每 100 kg 待炮炙品，用蛤粉 30～50 kg。

滑石粉炒 取滑石粉置炒制容器内，用中火加热至灵活状态时，投入待炮炙品，翻炒至鼓起、酥脆、表面黄色或至规定程度时，迅速取出，筛去滑石粉，放凉。

除另有规定外，每 100 kg 待炮炙品，用滑石粉 40～50 kg。

2. 炙法 是待炮炙品与液体辅料共同拌润，并炒至一定程度的方法。

酒炙 取待炮炙品，加黄酒拌匀，闷透，置炒制容器内，用文火炒至规定的程度时，取出，放凉。

酒炙时，除另有规定外，一般用黄酒。除另有规定外，每 100 kg 待炮炙品用黄酒 10～20 kg。

醋炙 取待炮炙品，加醋拌匀，闷透，置炒制容器内，炒至规定的程度时，取出，放凉。

醋炙时，用米醋。除另有规定外，每 100 kg 待炮炙品，用米醋 20 kg。

盐炙 取待炮炙品，加盐水拌匀，闷透，置炒制容器内，以文火加热，炒至规定的程度时，取出，放凉。

盐炙时，用食盐，应先加适量水溶解后，滤过，备用。除另有规定外，每 100 kg 待炮炙品用食盐 2 kg。

姜炙 姜炙时，应先将生姜洗净，捣烂，加水适量，压榨取汁，姜渣再加水适量重复压榨一次，合并汁液，即为“姜汁”。姜汁与生姜的比例为 1:1。

取待炮炙品，加姜汁拌匀，置锅内，用文火炒至姜汁被吸尽，或至规定的程度时，取出，晾干。

除另有规定外，每 100 kg 待炮炙品，用生姜 10 kg。

蜜炙 蜜炙时，应先将炼蜜加适量沸水稀释后，加入待炮炙品中拌匀，闷透，置炒制容器内，用文火炒至规定程度时，取出，放凉。

蜜炙时，用炼蜜。除另有规定外，每 100 kg 待炮炙品，用炼蜜 25 kg。

油炙 羊脂油炙时，先将羊脂油置锅内加热溶化后去渣，加入待炮炙品拌匀，用文火炒至油被吸尽，表面光亮时，摊开，放凉。

3. 制炭 制炭时应“存性”，并防止灰化，更要避免复燃。

炒炭 取待炮炙品，置热锅内，用武火炒至表面焦黑色、内部焦褐色或至规定程度时，喷淋清水少许，熄灭火星，取出，晾干。

煅炭 取待炮炙品，置煅锅内，密封，加热至所需程度，放凉，取出。

4. 煅 煅制时应注意煅透，使酥脆易碎。

明煅 取待炮炙品，砸成小块，置适宜的容器内，煅至酥脆或红透时，取出，放凉，碾碎。

含有结晶水的盐类药材，不要求煅红，但需使结晶水蒸发至尽，或全部形成蜂窝状的块状固体。

煅淬 将待炮炙品煅至红透时，立即投入规定的液体辅料中，淬酥（若不酥，可反复煅淬至酥），取出，干燥，打碎或研粉。

5. 蒸 取待炮炙品，大小分档，按各品种炮制项下的规定，加清水或液体辅料拌匀、润透，置适宜的蒸制容器内，用蒸汽加热至规定程度，取出，稍晾，拌回蒸液，再晾至六成干，切片或段，干燥。

6. 煮 取待炮炙品大小分档，按各品种炮制项下的规定，加清水或规定的辅料共煮透，至切开内无白心时，取出，晾至六成干，切片，干燥。

7. 炖 取待炮炙品按各品种炮制项下的规定，加入液体辅料，置适宜的容器内，密闭，隔水或用蒸汽加热炖透，或炖至辅料完全被吸尽时，放凉，取出，晾至六成干，切片，干燥。

蒸、煮、炖时，除另有规定外，一般每 100 kg 待炮炙品，用水或规定的辅料 20～30 kg。

8. 煨 取待炮炙品用面皮或湿纸包裹，或用吸油纸均匀地隔层分放，进行加热处理；或将其与麸皮同置炒制容器内，用文火炒至规定程度取出，放凉。

除另有规定外，每 100 kg 待炮炙品，用麸皮 50 kg。

四、其他

1. 燀 取待炮制品投入沸水中，翻动片刻，捞出，有的种子类药材，燀至种皮由皱缩至舒展、易搓去时，捞出，放入冷水中，除去种皮，晒干。

2. 制霜(去油成霜) 除另有规定外，取待炮制品碾碎如泥，经微热，压榨除去大部分油脂，含油量符合要求后，取残渣研制成符合规定的松散粉末。

3. 水飞 取待炮制品，置容器内，加适量水共研成糊状，再加水，搅拌，倾出混悬液。残渣再照上法反复操作数次，合并混悬液，静置．分取沉淀，干燥，研散。

4. 发芽 取待炮制品，置容器内，加适量水浸泡后，取出，在适宜的湿度和温度下使其发芽至规定程度，晒干或低温干燥。注意避免带入油腻，以防烂芽。一般芽长不超过 1cm。

5. 发酵 取待炮制品加规定的辅料拌匀后，制成一定形状，置适宜的湿度和温度下，使微生物生长至其中酶含量达到规定程度，晒干或低温干燥。注意发酵过程中，发现有黄曲霉菌，应禁用。

参考文献

[1] 国家药典委员会中华人民共和国药典(2015 年版一部). 北京:中国医药科技出版社,2015.

[2] 龚千锋. 中药炮制学. 北京:中国中医药出版社,2007.

[3 叶定江. 中药炮制学. 上海:上海科学技术出版社,1996.

[4] 李松涛. 中药炮制技术. 北京:化学工业出版社,2006.

[5] 李光甫. 中药炮制工程学. 北京:化学工业出版社.2007.

[6] 张中社. 中药炮制技术. 北京:人民卫生出版社,2009.

[7] 叶定江. 中药炮制学. 北京:人民卫生出版社,2011.

[8] 刘波. 中药炮制技术. 3 版. 北京. 人民卫生出版社,2017.

[9] 胡昌江. 临床中药炮制学. 北京:人民卫生出版社, 2008.

[10] 原思通. 医用中药饮片学. 北京:人民卫生出版社,2001.

[11] 吕文海. 中药炮制学. 北京:科学出版社,1992.

[12] 金世元,王琦. 中药饮片炮制研究与临床应用. 北京:化学工业出版社,2004.

[13] 张炳鑫. 中药饮片切制工艺学. 北京:中国医药科技出版社,1998.

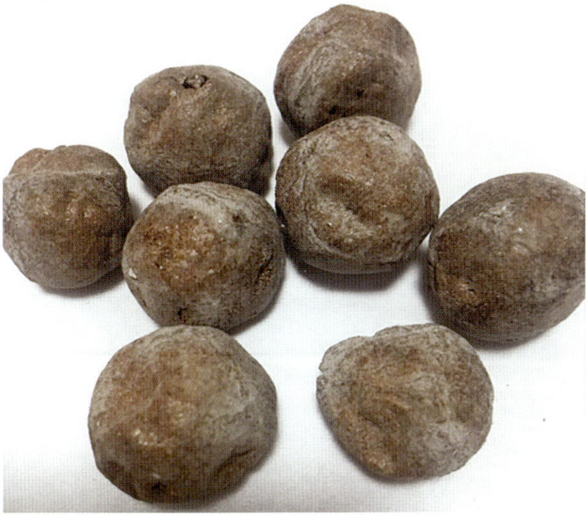

阿胶(蛤粉炒)

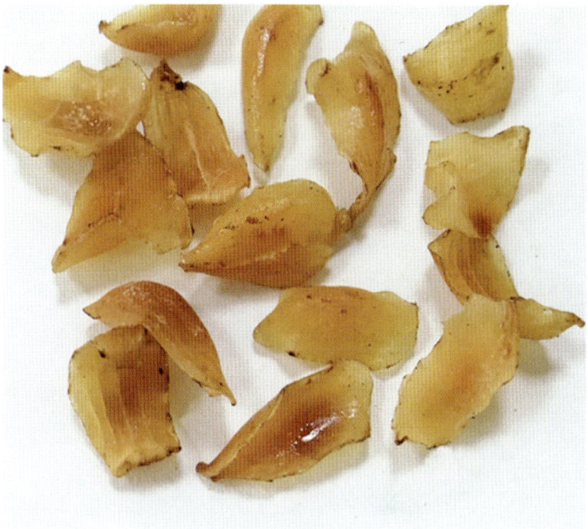

百合(蜜炙)

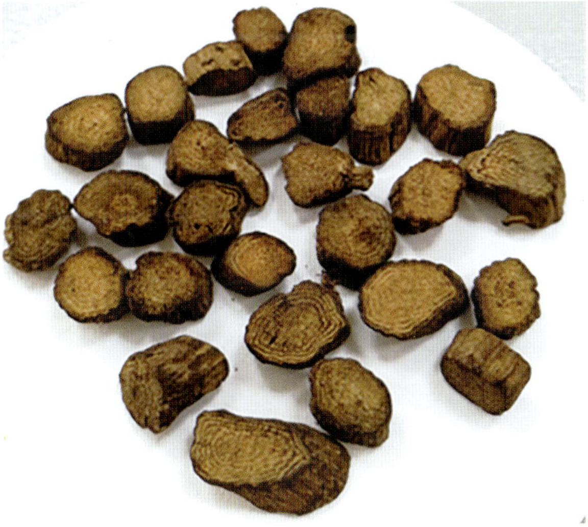

川牛膝(酒炙)

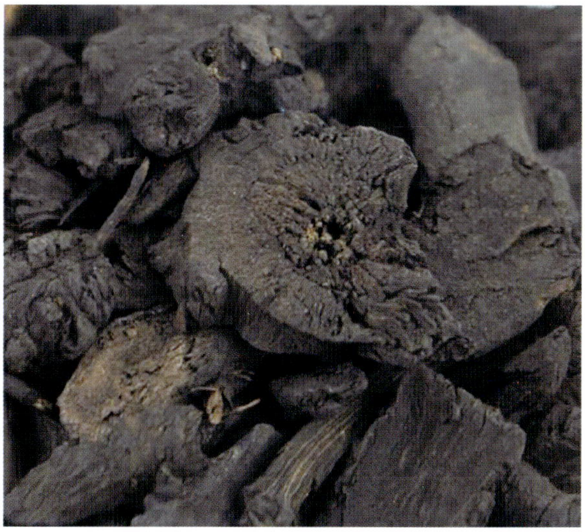

地榆(炒炭)

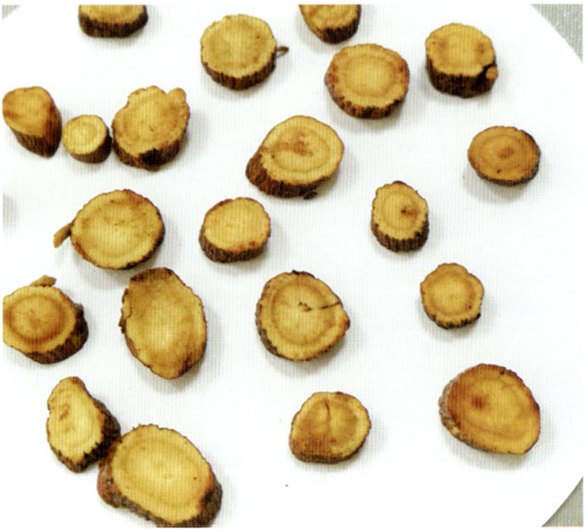

甘草(蜜炙)

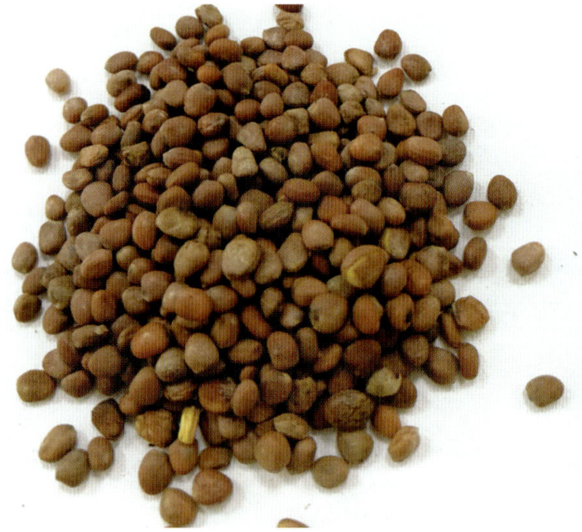

莱菔子(炒黄)

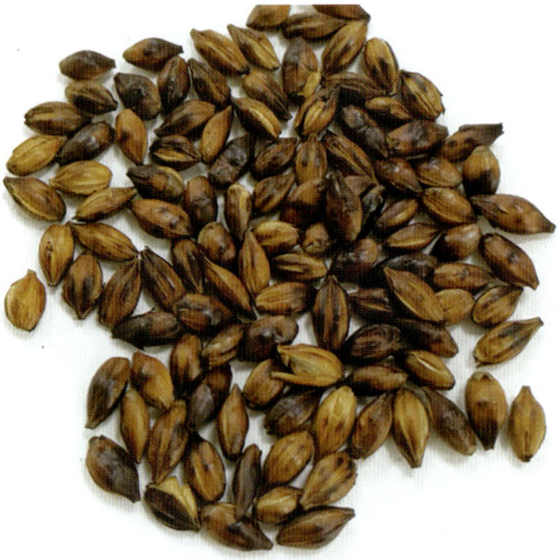

麦芽(炒焦)

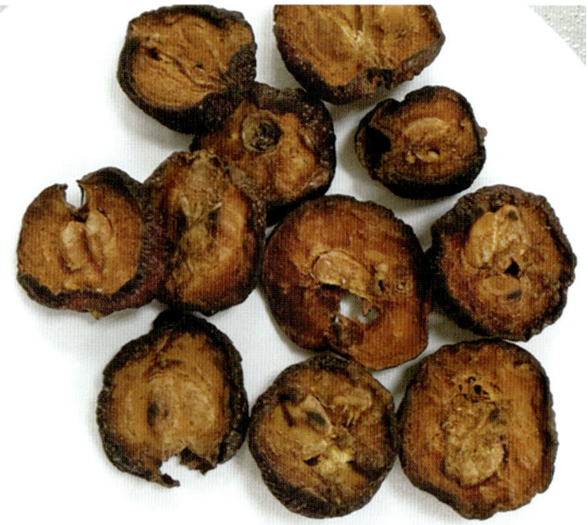

山楂(炒焦)

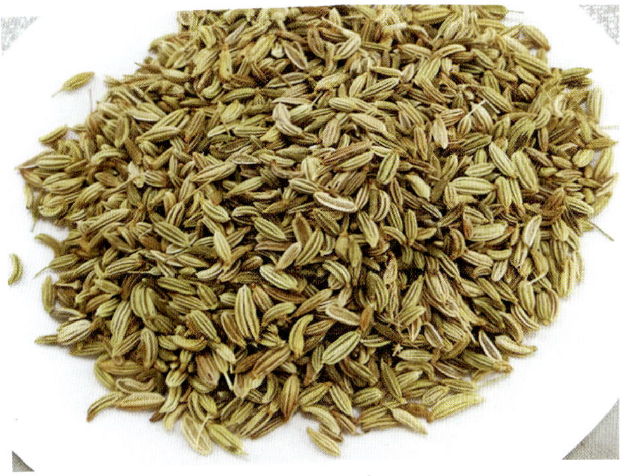

小茴香(盐炙)

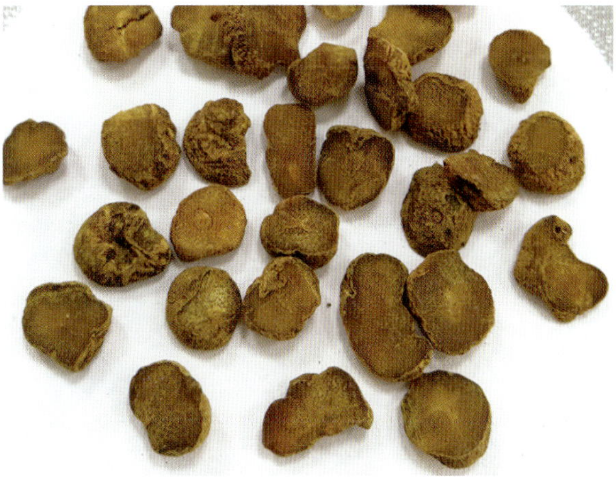

延胡索(醋炙)

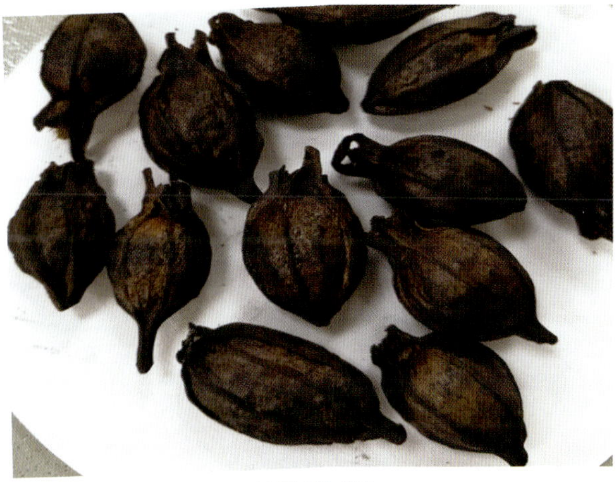

栀子(炒焦)

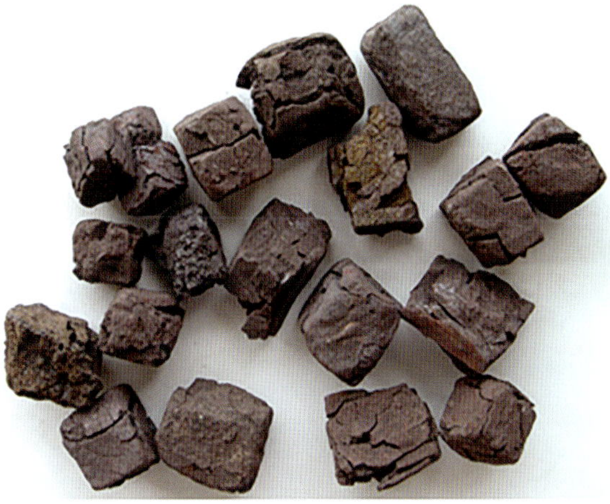

自然铜(明煅)

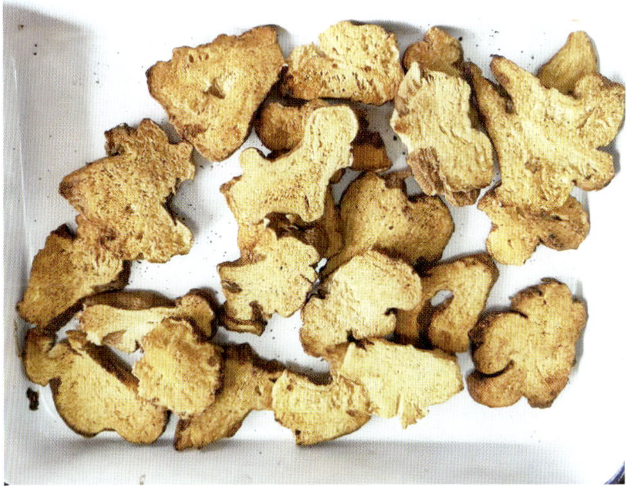

白术(麸炒)

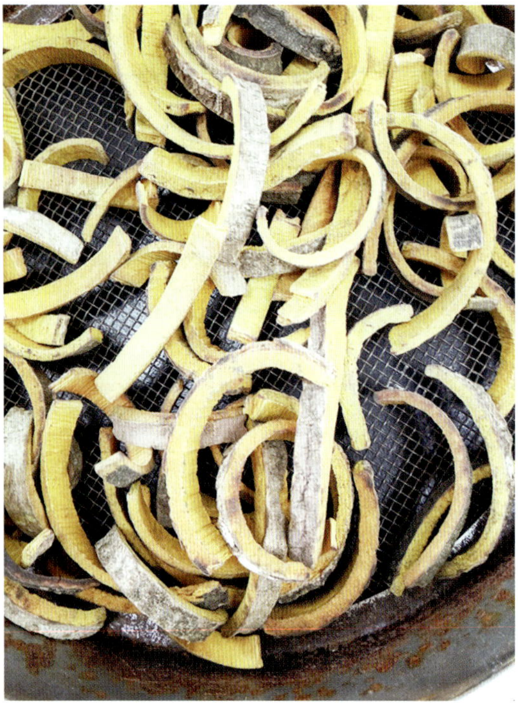
黄柏(盐炙)

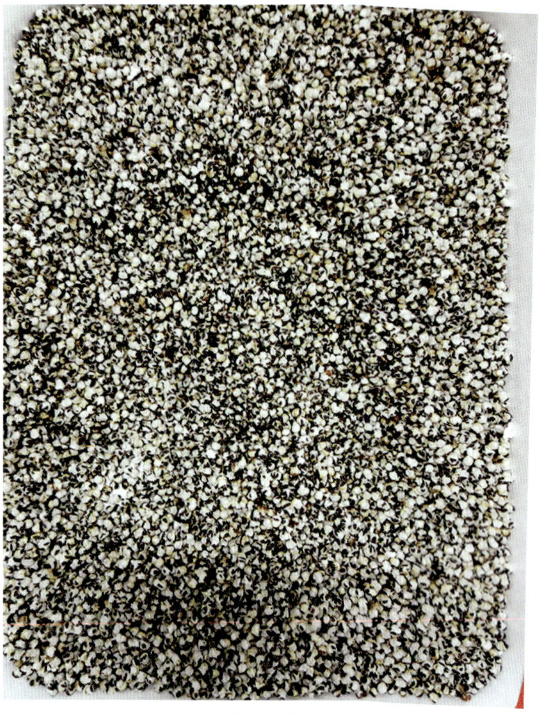
王不留行(炒黄)

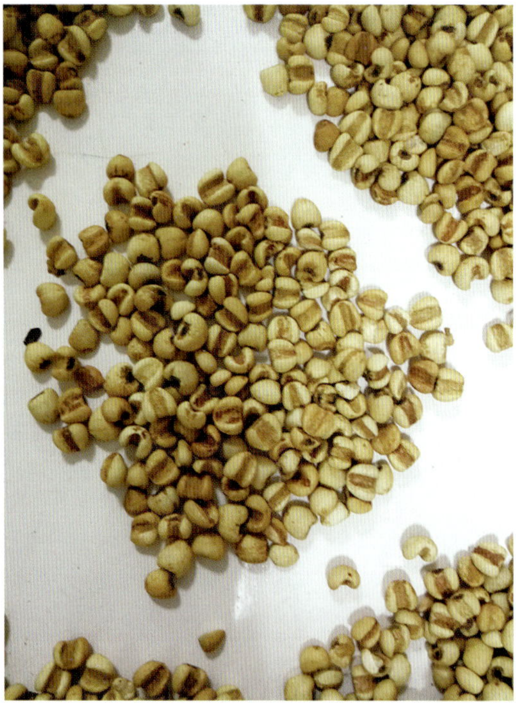
薏苡仁(麸炒)

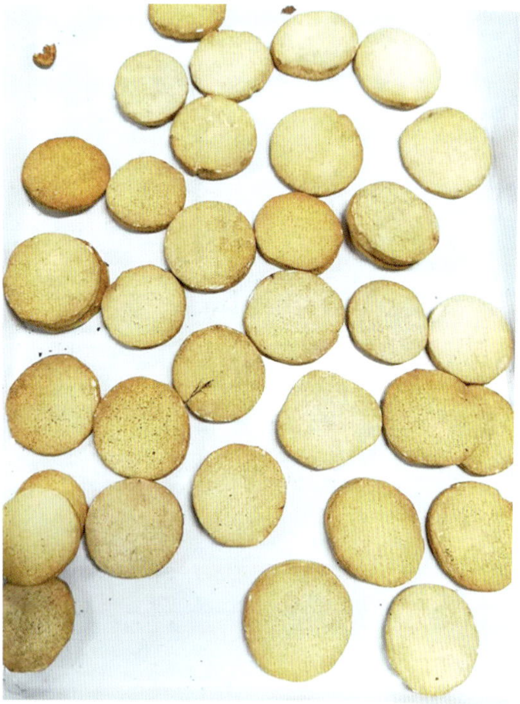
泽泻(麸炒)